Spirale

La grande aventure de Monsieur bébé

n° 80 - décembre 2016

Administration :
Éditions érès
33, avenue Marcel-Dassault - 31500 Toulouse
Tél. : 05 61 75 15 76 - Fax : 05 61 73 52 89
www.editions-eres.com

Abonnements :
CRM ART - Éditions érès
CS 15245 - 31152 Fenouillet cedex
Tél. : 05 61 74 92 59 - Fax : 05 17 47 52 67
Conditions d'abonnement :
1 an (4 numéros) : 45 €
(voir bulletin d'abonnement en dernière page)

Publié avec le concours du Centre national du livre

Couverture :
Conception : Michel Gélabert
Réalisation : Anne Hébert
Maquette :
Conception : Studio gasoline graphic
Mise en page : G.N. Impressions (31)
Impression : France Quercy - Mercuès
ISSN : 1278-4699
Commission paritaire n° 1016 T 85530

33, avenue Marcel-Dassault, 31500 Toulouse
www.editions-eres.com

80

Spirale

La grande aventure de Monsieur bébé

Bébé

Dans sa famille et ses différents lieux d'accueil et de soins

Coordonné par

Patrick Ben Soussan

érès

Spirale

Édito

Bébé dans sa famille et ses différents lieux d'accueil et de soins

1 Naissance

2 Accueil dans la petite enfance

3 Psychologie

4 Société & culture

Les rubriques

Ce numéro comporte un encart libre, *L'école des parents*.

Le courrier de la rédaction est à adresser à :
Patrick Ben Soussan
Département de psychologie clinique
Institut Paoli-Calmettes
Centre régional de lutte contre le cancer Provence-Alpes-Côte d'Azur
232, boulevard Sainte-Marguerite
BP 156
13273 Marseille cedex 9
bensoussanp@ipc.unicancer.fr

Édito

« Tu veux être mon ami ? »

« Tu veux être mon ami ? »

Cokie Roberts : *Bonjour, Monsieur Trump. Il y a eu des incidents avec des enfants. Des enfants blancs qui ont désigné leurs camarades de classe à la peau noire en leur disant "vous serez expulsés lorsque Donald Trump sera président". Il y a eu des incidents avec des enfants blancs criant à des Hispaniques lors d'un match de basket "nous allons construire un mur pour vous tenir à l'écart". Êtes-vous fier ? Est-ce quelque chose que vous avez créé dans le discours politique et social américain dont vous êtes fier ? [...]*

Donald Trump : *Cokie, je parle de construire un mur mais souvent, je dis aussi : "Il va y avoir une grande et belle porte dans ce mur et les gens vont venir dans notre pays parce que nous voulons que les gens viennent." Nous voulons que les gens viennent dans notre pays, mais nous voulons qu'ils viennent dans la loi.*

Cokie Roberts : *Mais les enfants, Monsieur Trump ? Qu'est-ce que les enfants entendent de vous et comment ils réagissent à cela ?*

Donald Trump : *Eh bien, je pense que les gens réagissent de façon très positive.*

Cokie Roberts : *Les enfants, je parle des enfants !*[1] »

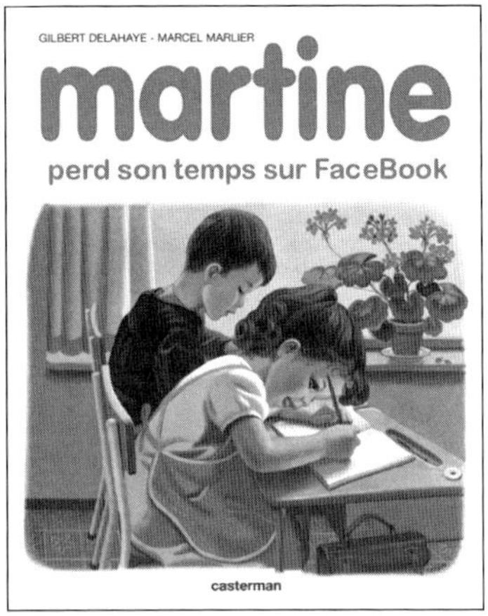

« Veux-tu être mon ami ? »

Si vous likez la page Spirale sur Face de bouc, vous serez un de nos 600 ou 700 amis. Ma mère me disait souvent que les vrais amis se comptent sur les doigts de la main – elle ne désignait qu'une main. Mais apparemment, elle se trompait. Enfin, en son temps, l'amitié ne tenait pas qu'à un clic et n'était pas en réseau. Elle avait encore la figure de l'échange entre le Petit Prince, qui « cherche des amis » et le renard, qui aimerait bien être apprivoisé[2]. Et la voix de Montaigne quand il évoquait son amitié pour La Boétie : *« Cette amitié de quoi je parle est indivisible, chacun se donne si entier à son ami qu›il ne reste rien à départir ailleurs*[3]. »

Spirale a 700 amis. Comment se fait-ce ? C'est possible d'avoir autant d'amis dans la vraie vie ? Tiens, dans la « life », on construit aussi des murs ? Qu'en penserait le Newton de la pomme et de la gravitation universelle, l'un des plus grands scientifiques de tous les temps, qui écrivait dans les années 1700 : « Les hommes construisent trop de murs et pas assez de ponts » ?

Il y a dans le monde 1,79 milliard d'utilisateurs actifs de Facebook, dont 31 millions en France. 1,8 million de Likes sont distribués chaque minute. Il y a 350 millions de photos ajoutées chaque jour sur le site, qui en présentait, fin 2016, 240 milliards.

Et parmi ces 240 milliards, combien sont des photos de bébés ou de tout jeunes enfants ? Le savez-vous ? Savez-vous que près de 90% des enfants de moins de 2 ans ont leur photo sur Fesse-book, postée par leurs parents ou un proche ? Les médias américains ont même inventé un mot, « sharenting », contraction de *parents* et de *sharing* (partage), pour désigner ces parents qui postent et partagent des photos de leurs enfants sur les réseaux sociaux.

La recherche est connue, même si un brin datée. En 2010, Research Now avait interrogé pour AVG, une société pionnière en matière de logiciels de sécurité, 2200 femmes mères d'un enfant de moins de 2 ans, la semaine du 27 septembre, en Europe (Grande-Bretagne, Allemagne, France, Italie, Espagne), aux États-Unis, au Canada, en Australie, en Nouvelle-Zélande et au Japon. L'étude révélait que 81% des enfants de moins de 2 ans avaient alors un profil numérique, clairement une empreinte numérique, avec des photos d'eux postées en ligne. Aux États-Unis, 92% des enfants sont ainsi présents en ligne avant l'âge de 2 ans, ils sont 74% en France, 73% en moyenne en Europe. Et cette histoire commence bien tôt, puisque 33% des mères américaines avaient posté des photos de leurs nouveau-nés, elles étaient 26% en France. Plus tôt encore ? Eh bien, oui, 34% des mères américaines avaient posté leurs échographies anténatales, 13% des Françaises. Plus tôt encore ? Les jeunes parents d'aujourd'hui ont parlé de leur rencontre, de leur couple, ils ont prévenu qu'ils avaient décidé de mettre un ou plusieurs enfants en route, ont annoncé la grossesse en cours, ont décidé, à tous ces temps forts de leur vie, de partager leur bonheur sur les réseaux sociaux. Le faire-part de naissance qu'ils adressent à leurs proches et à tout l'univers *via* leur mur ou leur story publics est à tout coup formaté au 2.0. C'est ainsi que le « *digital birth* », l'âge moyen de naissance sur le web, se situait en 2010 en moyenne à 6 mois pour un tiers des bambins. Et Facebook devient l'album-photo de bébé, version nouvelle génération. Vous l'avez remarqué, les bébés sont partout sur le web, comme les chats. Ils baillent aux corneilles, sourient sans dents, grimacent, font leurs premiers pas, prononcent leurs premiers mots, trônent sur le pot, se barbouillent de chocolat, sont déguisés en Zorro ou en princesse, soufflent leurs premières bougies, enfin bref, des milliards de photos d'enfants circulent sur le web, s'affichent souvent en photo de profil (des mères bien plus que des pères, fallait-il le préciser ?), assurent une visibilité prodigieuse à nos petites têtes blondes et brunes, dès l'aube de leurs vies.

Mais tous ces parents et ces proches qui mettent en ligne les photos de leurs enfants, si tôt, sur Fesse de bouc, sur Instagram, Snapchat…, savent-ils que ces photos, à l'instant même où elles sont en ligne, ne leur appartiennent plus, que la notion de vie privée sur les réseaux sociaux est encore gravement floue et que le droit à l'oubli et au déréférencement relève de procédures certes légales et instituées en Europe, mais encore un brin complexes à gérer – tant mieux pour vous si vous lisez couramment l'anglais et les polices de très petits caractères ! Si publier des photos de vos enfants en ligne n'est pas (encore !) un crime, sachez quand même, chers parents « sociaux », que vous prenez, ce faisant, quelques risques insoupçonnés ! Ainsi, ces mises en garde répétées aux États-Unis sur le « digital kidnapping », voler la photo d'un bébé ou d'un enfant postée par un internaute sur sa page Facebook ou son compte Instagram, et la reposter ici ou là, voire faire passer l'enfant pour le sien, se fabriquer une famille et se mettre en scène en quelques clics et autant de copiés-collés. Je passe sur les dérives pédophiles et certains scénarios malsains qui utilisent ces photos volées. Facebook travaille actuellement à une innovation qui permettrait d'avertir les personnes qui partagent des photos d'enfants en public (style fenêtre pop-up qui s'ouvrirait alors avant publication avec une formule de mise en garde). Mais le danger apparaît alors soudain bien plus grand, car il s'agirait de créer des algorithmes de reconnaissance d'image qui détermineraient si la photo est une photo d'enfant. Les mêmes algorithmes pourraient être utilisés, pardon, sont déjà utilisés pour le programme de recherche de Facebook concernant la reconnaissance faciale, intitulé Deepface. La société, qui possède 250 milliards de photos personnelles et qui mène son grand combat contre Google pour la maîtrise des images, est dotée d'une technologie permettant d'identifier tout un chacun. Pour l'instant, si l'on ne connaît pas le nom d'une personne, on ne pourra jamais la retrouver, mais avec la reconnaissance faciale, cela sera possible à partir d'une simple image. Cela sera possible de dresser le portrait à 20 ans d'une personne à partir d'une photo d'elle enfant. Cela sera possible, à partir de vos photos mises en ligne, de tout savoir sur vos enfants, ce qu'ils sont, où ils sont, ce qu'ils font… On peut certes trouver un côté sympathique à l'idée de retrouver des gens, mais de la même manière, cela pourrait faciliter certaines pratiques inquiétantes. D'autres évolutions technologiques, aujourd'hui bien avancées, portent en elles autant d'inquiétudes : reconnaissance faciale à partir de vidéos, reconnaissances vocales et sonores… En gros, et pour faire vite, pensez-vous encore que les réseaux sociaux sont nos amis ? Et d'autant, les amis de vos enfants ? Oubliez-vous si facilement que derrière une photo, une simple et anodine photo, il y a des tas de métadonnées : heure de la prise de vue, endroit où la photo a été prise (*via* la géolocalisation, très souvent activée sur les smartphones) ? À partir d'une photo, une simple et anodine photo, on peut, en une analyse sommaire mais bientôt incroyablement sophistiquée, déceler finement ses centres d'intérêts reflétés (habits, meubles, nourriture, contexte…) et ainsi vous proposer, l'air de rien, des pubs taillées sur mesure.

Et puis, il y a aussi ce qui a défrayé les médias et le web à l'automne 2016. Parce que, ça y est, on y arrive. Les premiers-nés sur Facebook (qui fête ses 13 ans en février 2017) sont en âge de jeter un coup d'œil dans le rétroviseur virtuel et de se retourner contre leurs « sharents ». Les internautes de 2005, qui trouvaient que c'était trop mignon de faire tourner sur leur timeline la nouvelle coupe de cheveux façon David Beckham de leur petit dernier, les premiers pipis sur la moquette, les chutes hilarantes, la première danse en Maya l'abeille à la kermesse de maternelle, la séquence doigt dans le nez chez Tatie Danielle – je passe sur l'épopée rots, pets et jets de bouillie –, vont peut-être devoir rendre des comptes à leurs niards. Ceux-là qui adultes devenus n'apprécieront peut-être pas vraiment une publicité aussi éternelle et universelle, voire vacilleront devant cette image déformante et déformée que le miroir digital des réseaux sociaux donne d'eux. Roland Barthes écrivait : « Ce que la photographie reproduit à l'infini n'a lieu qu'une fois[4]. » Les adultes de demain pourront-ils le croire, eux qui auront perdu leur virginité numérique si tôt ? Eux dont les centaines de photos, depuis leur naissance, voire avant, auront été gardées, stockées, forwardées, immortalisées dans le Cloud… Et rien ne s'est perdu, rien ne se perd sur le Net, alors ce cliché si trognon qui vous faisait tant sourire, et tous vos « amis » itou, du petit tirant la langue avec son doudou tout sale et déchiré, avec ses chaussettes trouées et sa couche débordante, peut-être que votre ado boutonneux et râleur ne va pas trop y goûter. Peut-être qu'il jugera même qu'une telle image peut lui porter préjudice, pendant son adolescence, lors d'un premier recrutement, d'une recherche de profil…

C'est ce qui a défrisé la chronique en septembre 2016, on ne parlait jusqu'alors que de prévention contre le danger que représentait la publication de photos de ses enfants sur Facebook ou le web. On s'est mis à parler alors des conséquences juridiques, en sachant que la loi pourrait bien être appliquée par les enfants eux-mêmes, contre leurs parents. Au motif d'avoir posté une photo d'eux quand ils étaient petits sans leur demander l'autorisation !

Une fausse information qui est arrivée à se répandre, y compris dans des médias professionnels censés vérifier leurs sources, rapportait l'histoire d'une jeune Autrichienne qui aurait porté plainte contre ses parents parce qu'ils avaient posté sur Facebook des centaines de photos d'elle, et cela depuis qu'elle était toute petite. Les parents auraient refusé de retirer ces clichés du réseau social alors que l'adolescente de 18 ans les jugeait embarrassants. Publiée sur le site du tabloïd autrichien *Die Ganze Woche*, l'info est rapidement devenue virale et s'est déversée partout, de site en site, de blog en blog, dans les journaux, les télés…

Une fausse info, très révélatrice des prochaines, elles à coup sûr documentées et indiscutables ?

Allez, pour en rester sur une note de réalité, sachez juste que tout enfant, dès l'âge très jurisprudentiel de 13 ans, peut poursuivre ses parents en justice en invoquant l'article 9 du Code civil, relatif au respect de la vie privée. Le tarif encouru pour ce type de préjudice : 45 000 euros d'amende !

Ceci n'est pas arrivé en France, ni aux États-Unis. Pas encore…

Je vous souhaite à toutes et à tous une très belle année 2017, Spirale a 20 ans, Facebook en a… 13 !

---

1. Donald Trump, alors candidat républicain à la présidence des États-Unis d'Amérique, interviewé par la journaliste Cokie Roberts, sur la NPR, le 9 mars 2016 : http://www.newsbusters.org/blogs/nb/mark-finkelstein/2016/03/09/angry-cokie-asks-trump-are-you-proud-promoting-schoolkid-racism

2. « C'est une chose trop oubliée, dit le renard. Ça signifie "créer des liens"… – Créer des liens ? – Bien sûr, dit le renard. Tu n'es encore pour moi qu'un petit garçon tout semblable à cent mille petits garçons. Et je n'ai pas besoin de toi. Et tu n'as pas besoin de moi non plus. Je ne suis pour toi qu'un renard semblable à cent mille renards. Mais, si tu m'apprivoises, nous aurons besoin l'un de l'autre. Tu seras pour moi unique au monde. Je serai pour toi unique au monde… » (A. de Saint-Exupéry, *Le petit prince*, Paris, NRF Gallimard, 1940.

3. Montaigne (1580) *Les essais*, « De l'Amitié », livre I, chapitre 28.

4. R. Barthes, *La chambre claire*, Paris, Gallimard, 1980.

20 sur 20

Patrick Ben Soussan
pédopsychiatre,
responsable du département de psychologie clinique, Institut Paoli-Calmettes,
Centre régional de lutte contre le cancer
Provence-Alpes-Côte d'Azur, Marseille

bensoussanp@ipc.unicancer.fr

En 2016, Spirale a eu 20 ans.

Vous souvenez-vous de la célèbre phrase de Paul Nizan, qui ouvre son roman *Aden Arabie* : « J'avais vingt ans. Je ne laisserai personne dire que c'est le plus bel âge de la vie » ? Vous souvenez-vous qu'elle devint un des slogans des étudiants de Mai 68 ? De ceux qui clamaient : « Ce n'est qu'un début, continuons le combat », « Fermons la télé. Ouvrons les yeux », « L'imagination au pouvoir », « Prenez vos désirs pour la réalité »...

À *Spirale*, nous avons décidé de garder l'esprit de Mai, résolument. De rester intelligents, dans ces temps d'obscurantisme. Engagés, dans ces périodes d'abstention. Solidaires, en ces contrées de l'individualisme forcené. Accueillants et affables, dans ce magma de haine et de discorde qui nous enveloppe. Sereins. Optimistes. Et vaillants. Nous avons décidé de continuer à faire de cette revue une belle revue..., et des vingt années à venir, de belles années. Il y a, vous en conviendrez, du boulot ! Mais, à *Spirale*, nous ne rechignons pas au travail. À travailler pour vous.

Parce que vous nous avez lus, feuilletés, consultés, enthousiastes ou blasés. Vous nous avez achetés, prêtés, offerts, certains nous ont même maraudés, dans une salle d'attente ou une bibliothèque, et hop, un *Spirale* dans le sac, ni vu ni connu. Nous avons connu ebay, leboncoin, les étagères des occases chez Gibert, et l'idée de circuler des uns aux autres nous ravit toujours. Vingt ans à circuler, vous imaginez ! Ça jaunit les feuilles, ça corne les pages, ça tache de café, plus rare de ketchup, plus souvent de Coca. *Spirale* pourrait en raconter des histoires, sur ses lecteurs, leurs habitudes – et pas qu'alimentaires… Comment lisez-vous cette revue ? Attablé à votre bureau, debout dans le bus ou le métro, avachi dans votre sofa, assis sur le trône, en salle de garde, à la BU ? Le jour, la nuit ? Seul, accompagné, en tribu ? Vous biffez, surlignez, annotez, fichez ? Vous en parlez, échangez, transmettez, rangez, jetez, conservez ? Qui collectionne *Spirale* depuis son numéro 0 ? Qui s'en sert de cale-meuble (grrrr !) ? Qui lui réserve une place de choix dans sa bibliothèque, dans sa vie ?

Patrick Ben Soussan

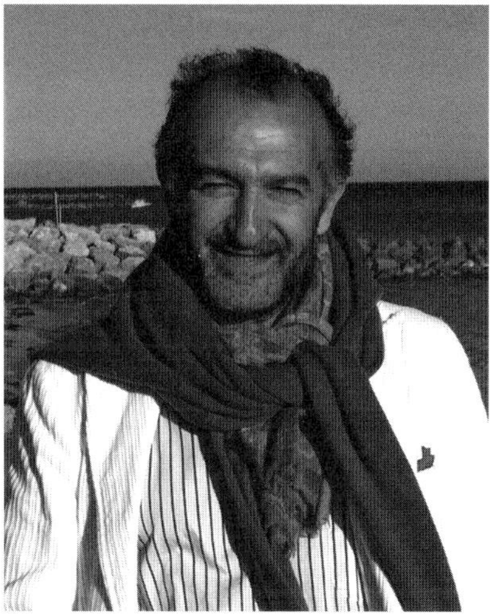

Allez, osons – parce qu'au total tout se résume là, non ? : aimez-vous *Spirale* ? Précisons : le collège qui conçoit et crée cette revue pour vous (et aussi un peu pour nous !) ne se satisfait pas de l'intérêt intellectuel qu'il pourrait susciter. Éveiller votre pensée, vous apporter des connaissances, transférer des savoirs, ok ! Mais nous en voulons plus. Ben quoi, ce ne sont pas que les lecteurs qui ont des attentes et des demandes, l'équipe de la revue aussi en a, des espoirs, des vœux, des… allez, tentons, des désirs. Oui, c'est cela, nous vous espérons désirants. Nous avons envie que vous aimiez *Spirale*, que *Spirale* vous anime à sa lecture, vous affecte, vous perturbe, vous énerve par ses raccourcis parfois, ses prises de position, ses élans, que *Spirale* vous rende savant, explorateur, chercheur, vous rende curieux, vous interroge et réponde à certaines de vos interrogations, vous étonne, vous donne envie de chercher plus, de questionner davantage, de comprendre mieux, encore, toujours, d'être des esprits bouillonnants mais aussi des humains sensibles, émus. À *Spirale*, nous pensons obstinément que la cognition est affectée, qu'elle n'est pas séparable de l'émotion, du sensible, que le savoir s'acquiert mieux quand il est conté, que les histoires sont notre humanité. Nous voulons que *Spirale* vous raconte des histoires, rien à faire d'une revue universitaire de plus, didactique, orthodoxie et règles de publication, sérieux d'ascète et format imposé, abaques et mesures à tous les étages. Nous voulons que *Spirale* vous raconte des histoires sans classification ni référentiels exigés, attention, des histoires sérieuses, intelligentes, scientifiquement pertinentes quand il le faut, mais aussi des histoires de vie, des histoires cliniques, des histoires drôles. Si elle doit parler de maladie, *Spirale* parlera plus de la maladie du malade, de son roman de la maladie, de sa vie malade que d'anatomopathologie ou de pièce opératoire, moins « des kilos de viande », comme disait Dolto, que des sujets souffrants, plus des bébés petites personnes que des experts précoces en compétences sociales, plus des mères agitées et des pères émus que de soutien à la parentalité, plus de soignants déboussolés que de burn-out… *Spirale* vous parlera en français – désolé, même pas d'*abstract* ni de *keywords*. Franchouillarde, *Spirale* ? Un petit village gaulois dans l'océan des publications contemporaines ? Yes !

Si *Spirale* s'est métamorphosée en vingt ans, son format, sa couverture, sa maquette, son collège, elle garde toujours cette voie. Elle gardera toujours cette voix. Et puis, vous la connaissez maintenant, cette revue, vingt ans je vous disais, vingt ans qu'elle existe, vingt ans ensemble, c'est une grande histoire, non ? Le temps d'une génération. Vingt ans que *Spirale* dit la grande aventure de monsieur Bébé. Vingt ans, ça fait combien de pages ? Combien d'auteurs ? Combien de lecteurs ? Vingt ans et un seul credo depuis sa naissance en 1996 : faire des liens, créer des ponts, mettre en synergie, en débats, encourager la rencontre, la confrontation, dans les univers de la périnatalité et de la petite enfance, de la pédiatrie à la psychanalyse, de l'obstétrique à la périnatalité, de l'accueil à la culture, d'ici en ailleurs. Alors oui, *Spirale* est sur Facebook[1], sur Twitter[2]. Spirale a son site[3] (souvent en travaux, comme on dit). Mais *Spirale* est toujours *Spirale*. Et continue d'avoir besoin de vous, de vous tous, auteurs, lecteurs, professionnels, parents.

Continuez de nous mettre au défi, encouragez-nous, participez, écrivez, engagez-vous à nos côtés. *Spirale*, vingt ans après, compte toujours sur vous. Dites-nous ce que vous pensez de cette revue – votre revue –, ce que vous souhaitez qu'elle soit, qu'elle dise, qu'elle engage. Ce qui vous hérisse, vous lasse, vous ravit.

Pour que, ensemble, nous construisions la revue *Spirale* de demain et des vingt prochaines années.

Pour vous redire tout cela autrement, nous avons trouvé *the* moyen : le numéro de la revue que vous tenez sous vos yeux ou dans vos mains. Un numéro d'anthologie, genre collector. Un numéro qui réunit les vingt articles qui ont été les plus plébiscités, lus, partagés en vingt ans. De « La mort d'un bébé au fil de l'histoire », écrit par Marie-France Morel en 2004, à « Nounou d'hier, assistante maternelle d'aujourd'hui : l'évolution d'une véritable profession », de Luce Dupraz en 2008, en passant par « Des sens au sens. La place de la sensorialité dans le cours du développement » de Bernard Golse, en 2011, ou « Comment naît-on père ? », de Joël Clerget en 2015, et encore « Allaitement maternel : l'insuffisance de lait est un mythe culturellement construit » de Gisèle Gremmo-Féger, en 2003.

Par ce florilège de textes, dénichés parmi près de mille, connus ou à redécouvrir, vous saisirez ce qu'est *Spirale*, son timbre et ses éclats, ses manières d'être. Et du coup, puisque ces textes sont ceux que vous avez élus sur ces vingt dernières années, vous ne manquerez pas de vous reconnaître, lecteurs, vos intérêts et votre histoire. Ce numéro est au total un éventail de choix de ce que nous sommes à *Spirale*, de ce que vous êtes, lecteurs, et de ce que le monde est devenu.

En vingt ans, n'a-t-il pas tant changé le monde du bébé et de sa famille, le monde des professionnels de la petite enfance, qu'ils exercent dans des champs parfois si distants du soin, de l'accueil, de la culture, de la justice, de l'éducation ? Sommes-nous les mêmes, nous aussi, qui écrivons ou lisons ? Certains d'entre nous seront encore là dans vingt ans. D'autres auront quitté l'aventure. Ils sont partis ailleurs, pour continuer leurs travaux, débuter d'autres projets, ils ont changé de pays, de job. Ils s'appelaient Paul Marciano, Didier Cohen-Salmon, Françoise Galland, Paul Cesbron, Alberto Konicheckis, Anne-Françoise Cabanis, Hélène Dutertre-Le Poncin ; et puis, pour les rubriques de Spirale, Odile Perino, Claudie Gordon-Pomares, Mimi Comtesse, Eventhia Senderens. Certains nous ont abandonnés en route – ils auraient pu rester encore un peu à nos côtés, non ? – pour gagner des cieux éthérés, Myriam David, Jacky Israël. Ils nous manquent si fort, tous.

Qui d'entre nous lira le numéro 160 de Spirale, en 2036, quand la revue fêtera ses 40 ans ? Parce que, à n'en pas douter, *Spirale* en 2036 donnera encore de la voix.

Heureux anniversaire, *Spirale*, longue vie à tes lecteurs, longue vie aux membres de ton collège et longue vie aux éditions érès !

1. https://fr-fr.facebook.com/Spirale-919491758101535/
2. https://twitter.com/assospirale
3. www.spirale-bebe.fr

Les livrets

Bébé dans sa famille et ses différents lieux d'accueil et de soins

1 Naissance

Comment naît-on mère ?[1]

Yvonne Knibiehler[2]
professeur émérite d'histoire,
université de Provence

yvonne.k.@club-internet.fr

Yvonne Knibiehler

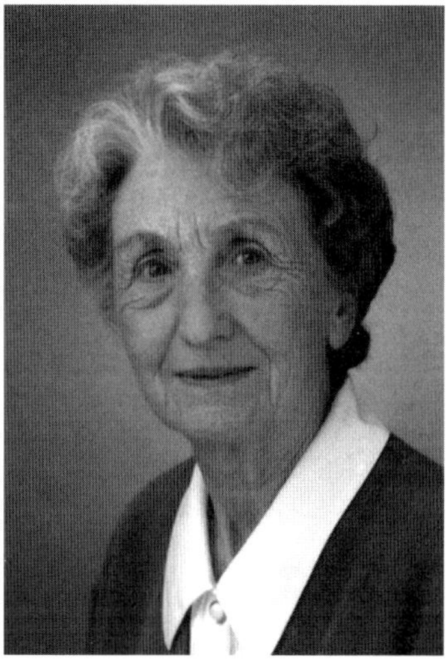

Le mot parentalité confond les deux parents, pour des raisons sans doute excellentes. Cet amalgame plaît aux féministes « universalistes » parce qu'elles se méfient comme de la peste de toute distinction qui pourrait menacer l'égalité entre les femmes et les hommes. Je me proclame féministe à la face du ciel, et même universaliste ! Alors pourquoi m'être engagée, il y a quarante ans, dans l'étude de la maternité ? Il y a, je crois, deux raisons. Première raison : devenir mère a été pour moi une véritable révélation. Il y a un avant et un après. Avant, j'étais une intellectuelle à 100 %, vouée aux études, à l'intellect. Après, je découvris un autre monde, entièrement nouveau, dominé par l'émotion, la disponibilité absolue à un autre être, ce tout petit, tellement dépendant, tellement vulnérable. J'ai pouponné avec jubilation, et j'ai eu trois enfants en moins de cinq ans. Seconde raison : la condition maternelle m'a instruite sur la différence entre les sexes. Jusque-là, cette différence m'apparaissait certes plaisante, mais sans portée sociale. Nous naissons femelle ou mâle, soit, mais nous faisons des vies semblables, à très peu près. Devenue mère, j'ai soudain perçu la raison d'être originelle du féminin, à savoir la procréation, qui assure la survie de l'espèce. Une femelle ne *devient* pas mère, elle *l'est* ontologiquement, en puissance, bien avant d'être fécondée. Une *femme*, même si elle n'a pas d'enfant, même si elle n'en veut pas, est une mère *potentielle,* jusqu'à sa ménopause. Potentialité qui l'identifie socialement, qu'elle y consente ou non. Cette constatation m'a obligée à réfléchir aussi sur les pères et la paternité, donc sur le « genre ».

Au début de l'âge adulte, partagée entre ma vie familiale et ma vie professionnelle, j'ai connu quelques années de bénigne schizophrénie. Jusqu'au jour où j'ai fait converger les deux, en

Le dési

devenant historienne de la maternité. Ce qui m'a conduite à écrire aussi une histoire des pères. Ce qui m'a forcée à visiter les autres sciences humaines, car un tel sujet, plus que tout autre, oblige à la pluridisciplinarité. Aujourd'hui, je déplore que les discours sur la maternité prolifèrent, en tous sens, séparément. Biologistes et médecins, juristes et sociologues, psychistes de toutes provenances, tous en savent beaucoup sur la maternité, mais leurs savoirs sont clivés : à chacun son métier ! Et les principales intéressées se laissent mijoter dans ces différentes sauces, sans savoir comment s'approprier les recettes. D'ailleurs, depuis que le bébé est une personne, c'est lui qui donne le ton, lui qui inspire la plupart des investigations. « 1001 bébés », dites-vous ! La mère reste à l'arrière-plan. Vous objecterez que désormais, parmi les autorités scientifiques, juridiques, politiques, les femmes sont nombreuses, les mères aussi. C'est vrai. Mais, dans l'espoir de devenir « des hommes comme les autres », elles préfèrent oublier, ou passer sous silence les spécificités du féminin.

Quelques difficultés s'ensuivent, qui marquent fortement le devenir mère en ce début du XXIe siècle. J'évoque sommairement les plus préoccupantes, en suivant le parcours initiatique féminin : le désir d'enfant, la naissance, les liens familiaux, les liens sociaux. Quatre étapes. Toutes confirment que nous arrivons à la fin d'un système.

Une enquête récente de l'INED-INSERM révèle que la pilule et le stérilet sont en recul : plus d'un couple sur dix pratique le retrait ou respecte le cycle d'ovulation. Pratiques anciennes, qui exigent une collaboration entre conjoints, ce que les femmes apprécient hautement. D'un autre côté, la sodomie et la fellation ont beaucoup progressé parmi les jeunes. C'est une autre manière d'éviter la fécondation, tout en restaurant fermement la domination masculine. Dans les deux cas, on touche aux limites des conquêtes réalisées pendant les années 1970. La « libération sexuelle » fut certes une grande victoire, légitimement célébrée. Mais quarante ans après, nous constatons qu'elle n'a pas résolu tous les problèmes anciens, et qu'elle en a produit de nouveaux. À la fois elle freine le désir, mais elle l'exalte aussi et le pervertit. Comment ?

Primo, la maternité de libre choix a changé la nature du désir. Auparavant, il suffisait d'attendre : désir passif. Aujourd'hui, une décision réfléchie est nécessaire : elle incombe en dernier ressort à la future mère qui va renoncer à la pilule ou faire ôter le stérilet. Responsabilité angoissante, puisqu'elle engage un avenir qu'on ne peut pas maîtriser. À « l'enfant désiré », j'impose la vie, je lui dois donc le meilleur. Mais comment le lui assurer ? Rares sont, il est vrai, les jeunes femmes qui pensent leur maternité au-delà du cocon familial. Pourtant, elles disposent de tous les droits qui leur permettent d'intervenir dans la vie publique : elles pourraient proposer et promulguer des lois qui amélioreraient leur condition et l'avenir de leur enfant ! Mais elles n'en prennent pas conscience : elles continuent à subir, au lieu d'agir. Les lois les plus libérales ne suffiront pas si les femmes ne sont pas mûres, psychologiquement, pour s'en approprier les applications.

Secundo, le slogan « Un enfant si je veux quand je veux » a rendu la stérilité inacceptable. Biologistes et médecins ont inventé différents modes de procréation assistée, qui ouvrent des perspectives vertigineuses. Le désir féminin de procréer peut s'exalter jusqu'à la folie (une femme dit avoir demandé et reçu vingt-deux inséminations artificielles, en vain). Des techniques comme la FIV et l'ICSI[3] sont lourdes et coûteuses, non seulement en argent mais en temps et en souffrance : pourtant, les requérantes ne se laissent pas intimider, non plus que par les très nombreux échecs, non plus que par l'extrême fragilité des nouveau-nés. La déréliction s'en trouve accrue... Autre souci : les spécialistes savent à présent examiner et trier les embryons, soigner et opérer les fœtus. D'où l'apparition d'un nouveau fantasme, le désir d'un enfant « parfait »...

En outre, la procréation assistée réussit à dissocier la génitrice de la gestante, engendrant du même coup des problèmes de filiation. Qui est la mère ? celle qui donne ses ovocytes ? celle qui porte et accouche ? celle qui accueille et élève ? À quoi s'ajoutent de graves problèmes éthiques. Problème du secret : faut-il laisser un enfant dans l'ignorance de ses origines ? Problème de la marchandisation : faut-il rétribuer les donneurs de gamètes, la mère porteuse, et autres intermédiaires ? Problèmes que posent les demandes des homosexuel(le)s, des bisexuels, des transsexuels...

> *Dans l'espoir de devenir « des hommes comme les autres », elles préfèrent oublier, ou passer sous silence les spécificités du féminin.*

La demande *d'adoption* est une autre expression du désir d'enfant, un autre exemple de dérapage. L'adoption « de cœur » a toujours existé : elle consiste simplement à accueillir un enfant sans famille et à l'élever comme sien. Mais l'adoption « de droit » s'inscrit dans un cadre juridique, et depuis les années 1960, les adoptions légales se sont multipliées. Un couple peut ainsi s'approprier un enfant mis au monde par une autre femme, un autre couple, dans un autre pays, les géniteurs étant officiellement effacés. Si l'adoptant recherche un tout-petit, c'est presque toujours parce que la demande émane d'une femme, pour qui la maternité psychologique remplacera la maternité biologique. On connaît à présent les effets pervers de ce système. Certains adoptés, lorsqu'ils en prennent conscience, s'indignent que l'on ait ainsi disposé d'eux à leur insu, et veulent retrouver leur famille d'origine. Mais le pire est que des agences organisent un marché d'enfants adoptables, avec catalogue, mentionnant les caractéristiques et les prix. L'enfant devient une marchandise.

Autre question : faut-il permettre à une femme atteinte d'un handicap lourd et transmissible de devenir mère ? Pourquoi pas ?, répond cette dernière. Je suis heureuse de vivre malgré mon handicap, mon enfant le sera aussi. Approuvons cet optimisme, non seulement par compassion mais parce que l'eugénisme n'a jamais rien apporté de bon.

Les problèmes éthiques seraient sans doute moins obsédants si nous prenions la peine d'enseigner à nos jeunes cette vérité : on peut faire une vie riche et utile sans élever soi-même des enfants ! Les pères de l'Église le disaient déjà : ils approuvaient et soutenaient les filles qui, résistant à la puissance paternelle, refusaient le mariage et l'enfantement, pour se vouer à la méditation, à la prière et au service de Dieu. Ce fut une première étape de l'émancipation féminine. Il y a là, je crois, un élément essentiel de l'éducation dite « sexuelle ». Nous sommes plus de sept milliards sur notre planète polluée. Les données de la démographie devraient être mises à la portée de tous, afin que chacune, chacun sache gouverner son désir d'enfant en pleine connaissance de cause, au-delà d'une exigence égoïste et bornée.

La naissance

Un heureux événement ? En vérité c'est un processus qui comporte cinq séquences. La première est la naissance *génétique* de l'embryon, suivie d'une gestation, riche d'« espérances », comme on disait naguère. La deuxième séquence est brève, mais chargée de violence : c'est l'accouchement, naissance *biologique*, merveilleuse découverte. C'est toi mon bébé, je te vois, je te connais. C'est moi ta maman, tu me vois, tu me connais ! Les psychistes préfèrent parler de séparation… Troisième séquence : la naissance *psychique*. Maman et ses proches guettent, avec une émotion émerveillée, le premier regard, le premier sourire, les premières vocalisations. La naissance *sociale*, quatrième séquence, se réduit à une formalité administrative : la déclaration du nouveau-né à l'état civil. La dernière est d'ordre *symbolique* et *festif* : c'est la présentation du nouveau-né à la communauté, famille et amis, qui l'accueillent et le reconnaissent ; elle s'accompagne, chez les croyants, d'une cérémonie religieuse, que bon nombre de non-croyants tiennent à conserver.

Ces cinq étapes ont été bousculées par des agents extérieurs qui mettent la mère à rude épreuve. Les deux principaux sont la médicalisation et la pression économique : deux rouleaux compresseurs, mais de plus en plus contestés.

La médicalisation est en train de changer de genre, si l'on peut dire. Depuis la révolution pasteurienne, la gynécologie, l'obstétrique et la pédiatrie avaient été confisquées par les hommes médecins, hommes de pouvoir, qui ont disqualifié la culture féminine traditionnelle de l'enfantement. Aujourd'hui, le nombre des femmes médecins dépasse celui des hommes médecins. Certaines se bornent encore à vouloir être des hommes comme les autres, mais de plus en plus nombreuses sont celles qui se sentent femmes et mères en recevant les confidences de leurs patientes. Pendant ce temps, le plus vieux métier du monde, celui de sage-femme, s'est ouvert aux hommes, en vertu du principe selon lequel les métiers n'ont pas de sexe. La médicalisation de la naissance sera-t-elle bouleversée par ces deux mutations ? Expériences à suivre de près ! L'innovation essentielle est peut-être que les « usagères » osent à présent réclamer une meilleure maîtrise de leur propre corps : elles déposent un projet de naissance, elles dénoncent l'odieux baby-blues, elles insistent sur l'importance des émotions. Elles ont raison, il faut les entendre, il faut re-féminiser tout un pan de la médicalisation. Mais soyons claire : personne ne songe sérieusement à « démédicaliser ». La médicalisation exprime une intention prométhéenne qui, désormais, nous tient lieu de transcendance. Maîtriser les forces de la vie et de la mort, c'est remplacer Dieu le Père !

Le facteur économique évolue, lui aussi. Depuis les Trente Glorieuses, l'offre fait pression sur la demande, les besoins ne cessent de croître et de se diversifier, plus personne ne connaît la limite entre le nécessaire et le superflu. Les futures mères et les jeunes mères constituent des cibles de choix : rien n'est trop beau pour le petit comme pour elles-mêmes. Du côté des cliniques d'accouchement, le désir d'augmenter les recettes incite à multiplier les examens, les interventions, les soins – de préférence ceux qui sont les mieux remboursés par les assurances sociales. Mais, à présent, on touche aux limites de ce système. Un déficit « abyssal » impose à la Sécurité sociale d'épargner les deniers publics. Les cliniques sont sommées de « rentabiliser » leur gestion : des « protocoles » sont mis en œuvre pour réduire les dépenses, parfois au préjudice des personnels et des usagers. Désormais, le pouvoir abusif de l'argent est dénoncé de tous côtés, mais jusqu'ici sans résultats bien appréciables.

> *Si nous prenions la peine d'enseigner à nos jeunes cette vérité : on peut faire une vie riche et utile sans élever soi-même des enfants !*

Après la naissance biologique, la relation maman-bébé, longtemps évoquée comme une idylle sans nuage, est aujourd'hui analysée avec réalisme par des écrivaines comme Marie Darrieussecq et Eliette Abécassis. Et pourtant, en même temps, de nouveaux apôtres femmes, disciples de la Leche League américaine, prêchent, avec succès, l'allaitement maternel exclusif jusqu'à 6 mois, prolongé au-delà si possible. Manière, disent-elles, d'assurer non seulement la santé du nourrisson mais aussi son éveil affectif et mental, et aussi la santé de la mère. Le message de ces « maternantes » est-il conciliable avec le féminisme dominant, qui vise à libérer le sujet-femme des obligations dites « maternelles » ? Laquelle des deux tendances l'emportera ?

Quant à l'accueil *symbolique* du nouvel être humain, de nouveaux usages sont peut-être en gestation. Les monothéismes occidentaux avaient inventé des rites religieux riches de sens pour les jeunes parents : la circoncision des garçons pour les juifs et les musulmans, le baptême pour chrétiens (de plus, ces derniers célèbrent la naissance du Christ, la Nativité – Noël). Bien des familles, même si elles ont pris leurs distances à l'égard des croyances et des pratiques de leurs aînés, conservent ces rites ou y reviennent. Il est vrai que, face à la richesse des symboles religieux, la déclaration à l'état civil paraît bien terne et pauvrette. Les premiers républicains, pendant la Révolution française, avaient voulu substituer, ou du moins ajouter, un baptême civique au baptême chrétien ; cette expérience avorta bientôt. Mais depuis les années 2000, elle suscite un nouvel engouement. J'ai été invitée au baptême laïque d'une petite Mélissa, dans un joli village du Luberon. La cérémonie, organisée par les parents et amis (il n'existe pas de modèle officiel), fut très émouvante. Monsieur le maire, ceint de son écharpe, s'est engagé solennellement à tout faire pour que Mélissa puisse recevoir la meilleure éducation possible. La maman versait des larmes d'émotion et de joie, elle n'était pas la seule !

Rêvons un peu, notre démocratie est devenue pitoyablement poussive ! Organiser chaque année, dans chaque commune, le 31 décembre, une belle cérémonie pour accueillir et fêter les nouveau-nés de l'année écoulée, ce serait peut-être une jolie manière de commencer à « réenchanter » la République...

Les liens familiaux

Celle qui a longtemps différé sa grossesse, longtemps désiré son enfant, souhaite d'autant plus devenir une « bonne mère ». Mais la définition de la bonne mère n'a rien de canonique, elle se modifie selon les époques, les lieux, et les milieux. Elle n'a été figée qu'à partir des Lumières, sous l'influence de Rousseau. De nos jours deux questions majeures nous obsèdent : faut-il être mère à temps plein ? Faut-il que le père s'implique dans les tâches dites « maternelles » ?

La première question oppose le sujet mère au sujet femme, la mère au foyer et la mère « au travail ». En vérité, les femmes ont toujours travaillé, mais ce fut longtemps pour aider leur mari ou leur père, dans le cadre familial, sans rétribution. Puis, la philosophie des Lumières a engendré l'idéologie des deux sphères : la sphère privée confiée aux femmes pour qu'elles assument les tâches de reproduction et qu'elles gèrent le ménage ; la sphère publique réservée aux hommes, chargés de produire des richesses et d'organiser la cité. Ce partage définissait les femmes comme « mères au foyer », modèle qui a dominé jusqu'à la fin du baby-boom. Modèle qui fascine encore bien des mères, surtout dans les milieux modestes. Ensuite, la prospérité des Trente Glorieuses a aspiré les femmes, mères comprises, hors du foyer familial, du côté du travail salarié. Elles ont dû se couler dans les cadres rigides que le Code du travail a élaborés au temps de la révolution industrielle : cadres prévus par des hommes, pour des hommes, alors exonérés des tâches domestiques. Cadres qui rejetaient la maternité et la paternité « hors travail », hors salaire, comme si élever des enfants était une activité de loisir. Pour les mères de jeunes enfants, ce moule masculin du « travailleur » est un instrument de torture qui les épuise et les culpabilise. Elles aimeraient tant « profiter de leur bébé », vivre tranquillement l'idylle charnelle et affective des premiers mois ! Mais tout se passe comme si le nouveau-né constituait une gêne, une charge, à évacuer au plus tôt. Elles n'osent pas se plaindre, par crainte d'être renvoyées définitivement aux langes et aux casseroles. Perdre un job, ce n'est pas seulement renoncer à plus d'aisance matérielle, c'est aussi perdre toute autonomie économique, rester dépendante d'un conjoint qui peut disparaître ; c'est se priver d'une reconnaissance sociale légitime et gratifiante. Chantage cruel !

Leur réaction spontanée a été d'appeler le père à l'aide. Et certes, les « nouveaux pères » ont répondu positivement. Mais le bon partage s'avère difficile à trouver, et surtout, il reste toujours précaire, soumis aux changements d'emploi du temps, aux aléas des déplacements, aux besoins divers des enfants qui grandissent. Et, plus que tout, aux dispositions personnelles, à l'histoire personnelle, à l'humeur personnelle de chacun des parents. Comment domestiquer un homme qui s'y refuse ? Il est finalement assez vain de compter en heures et minutes le temps que l'un et l'autre consacrent à la vie domestique. Il vaut mieux une négociation au jour le jour entre conjoints, si possible…

Parmi les autres membres de la famille, la grand-mère maternelle est le plus souvent sollicitée. En christianisme, elle est symbolisée par sainte Anne, que Léonard de Vinci a transfigurée… Mais de nos jours, grand-mère habite loin, elle travaille ; ou bien elle tient à sa liberté de sujet femme. Et d'ailleurs, elle ne s'entend pas toujours bien avec sa fille ou son gendre… Les jeunes parents sont presque tous réduits à bricoler des solutions aléatoires. Le problème de l'enfant malade reste quasi insoluble.

> *La médicalisation exprime une intention prométhéenne qui, désormais, nous tient lieu de transcendance. Maîtriser les forces de la vie et de la mort, c'est remplacer Dieu le Père !*

Le féminisme universaliste refuse toute discrimination entre la mère et le père, supposés parfaitement permutables. Pour ma part, je situerais volontiers la spécificité maternelle, le « noyau dur » de la maternité, dans les trois premières années. Mais attention, je ne parle pas ici de l'enfant, qui peut être élevé par n'importe quelle personne compétente et dévouée, je pense à *la mère* elle-même : c'est pendant les trois premières années de son petit que la maternité lui procure non seulement le plus de jubilation mais aussi une maturation décisive. C'est bien à tort que notre société marâtre méprise, comprime, mutile cette précieuse expérience féminine, qui apporte tant au sujet femme. Vers

3 ans, le petit n'est plus un bébé, il entre dans l'enfance ; il faut commencer à poser des limites et à les faire respecter. L'idylle prend fin : l'enfant l'oublie, mais la mère en garde la nostalgie jusqu'à ses derniers jours.

Vers 3 ans, les enfants deviennent des filles ou des garçons. Dès lors, les féministes universalistes veulent prévenir le sexisme, en effaçant entre eux toute différence : mêmes jouets, mêmes vêtements, mêmes activités. Et pourtant, ce sont bien les féministes universalistes qui ont su admirablement réhabiliter le corps féminin dans sa différence, notamment en déniant le « manque de pénis », en expliquant que les organes fertiles des filles, précieux trésor, existent bel et bien, cachés et protégés à l'intérieur du corps. Elles ont présenté comme un privilège le pouvoir de porter et donner la vie, même si on a le droit de s'en abstenir. C'est là l'autre spécificité de l'éducation maternelle : le père ne saurait décrire le vécu menstruel, ni les procédures du coït... Mais, pour la mère, valoriser sa fille n'est pas rabaisser son fils. Maman se réjouit des succès de sa fille, mais elle s'inquiète et se mobilise si son fils rencontre des difficultés, « décroche » au collège, suit de mauvaises fréquentations. L'amour maternel empêche le féminisme de déraper vers la guerre des sexes.

Rappelons que jadis comme naguère, des rites collectifs aidaient les jeunes à quitter les jupes de maman et le cocon familial et à s'intégrer parmi leurs pairs. Ces rites aidaient aussi les mères à se séparer de leur progéniture. Accompagnement symbolique qui fait aujourd'hui gravement défaut. Il mériterait sans doute d'être lui aussi repensé.

Les liens sociaux

La maternité est trop souvent pensée comme une affaire privée. Sachons voir que c'est aussi une affaire publique, et de plus en plus. Ce déplacement des frontières entre vie privée et vie publique s'est fortement accéléré au cours du XXe siècle. Pour preuves : c'est l'État providence qui met en œuvre la politique familiale ; ce sont les juges qui sanctionnent les maltraitances et qui tranchent les conflits entre les parents ; ce sont les travailleurs sociaux qui assistent les mères seules et les familles recomposées. La République démocratique veut pouvoir compter sur les mères : c'est bien le sens réel de « l'aide à la parentalité ». Bien des innovations confirment cette tendance : je ne retiens que les plus marquantes.

Première innovation : la professionnalisation des modes de garde. Élever de jeunes enfants est une tâche très absorbante, souvent pénible. Depuis la plus haute Antiquité, des mères se font aider, ou même parfois remplacer entièrement par d'autres femmes. C'est souvent le mari qui l'exige, pour éviter de partager son épouse avec un nourrisson braillard et sale… La grande différence entre autrefois et aujourd'hui, c'est que jadis les parents gardaient toute autorité sur les nourrices, bonnes d'enfants et gouvernantes, qu'ils choisissaient et rétribuaient eux-mêmes. Aux nounous d'antan, on demandait surtout d'« aimer les enfants » et de bien s'entendre avec la mère. Alors que, depuis la fin des années 1970, la loi impose que les gardiennes soient agréées par les pouvoirs publics (la PMI), lestées d'une formation initiale et continue, dotées d'un statut qui précise leur salaire et leurs conditions de travail, et elles restent sous le contrôle de travailleurs sociaux. Un problème surgit : la mère, le père, qui ne reçoivent aucune formation, risquent de se trouver en situation d'infériorité face à une assistante maternelle agréée. Qui décidera ce qui est mieux pour l'enfant ? Pire : des lois récentes permettent la gestion de l'accueil par des entreprises privées, ce qui ouvre la porte à la marchandisation, avec tous les risques inhérents, entre autres, l'aggravation des inégalités sociales. Ainsi, dans les quartiers pauvres, les mères ont beaucoup de peine à trouver une gardienne, et les gardiennes y subissent des conditions de travail bien plus pénibles.

Autre innovation. Depuis les années 1980, « les métiers n'ont pas de sexe ». Ce slogan vise à promouvoir les femmes vers les métiers les plus prestigieux et les mieux rétribués. Mais les filles anticipent la vie familiale : désireuses d'avoir des enfants et de les élever à loisir, elles évitent les carrières trop exigeantes. Ajoutons que certains métiers plaisent aux filles justement parce qu'ils prolongent la fonction maternelle : soins du corps, enseignement, écoute et accompagnement psychologique, aide sociale. L'amour maternel est l'emblème du *care*, terme anglais qui désigne une manière gratuite et empathique de s'occuper des autres. Les hommes n'ignorent pas le *care*, bien entendu, mais pour l'heure, c'est encore un concept plus féminin que masculin. Il risque d'être laminé par les valeurs dominantes de la société marchande : productivité, rentabilité, compétitivité. Faut-il se résigner à sa disparition ? Pour promouvoir l'égalité entre les hommes et les femmes, il vaudrait sûrement mieux valoriser les métiers dits « féminins », qui ne sont ni moins utiles, ni moins pénibles, ni moins créatifs que les métiers dits « masculins ». Mieux rémunérés, ils seraient mieux reconnus, ils attireraient des hommes, ils cesseraient d'être désignés comme féminins. Cela suppose de réviser de fond en comble le Code du travail et l'échelle des rémunérations, en excluant toute distinction selon le sexe. Mais même si cette refondation est un jour réalisée, on peut parier qu'il y aura, pour longtemps encore, plus de femmes dans certains métiers, plus d'hommes dans d'autres. Pourquoi pas ? L'essentiel est que tous soient reconnus et rétribués à leur juste mérite.

Mais l'innovation la plus déterminante est sans doute l'osmose croissante entre la vie publique et la vie privée. En 1794, Danton disait déjà : « Les enfants appartiennent à la République avant d'appartenir à leurs parents. » La République démocratique, qui s'est imposée à la fin du XIXe siècle, a d'abord voulu garder les mères au foyer, au service de la famille, comme pour conserver un modèle de dévouement gratuit. Cette étape est aujourd'hui révolue, obsolète. La page est tournée, il faut commencer à écrire la suivante. Mais qui va s'en charger ? Et quels thèmes seront traités en priorité ?

> *La maternité est trop souvent pensée comme une affaire privée. Sachons voir que c'est aussi une affaire publique, et de plus en plus.*

Autre avatar : nous arrivons au temps de la mondialisation. Les institutions internationales veulent promouvoir les « droits de l'enfant ». C'est dire que l'humanité unifiée s'attribue les responsabilités parentales. Ne nous faisons pas d'illusion : elle ne sera pas une mère parfaite. Saura-t-elle au moins devenir une mère « suffisamment bonne » ? À nous tous de l'y aider. L'amour maternel est un des leviers qui pourraient faire bouger le monde !

La mondialisation favorise les migrations, lesquelles posent le problème si délicat des cohabitations culturelles. Pour traduire en langage maternel la fraternité et la laïcité républicaines, voici les mots qui me viennent : « Traite l'enfant de l'autre comme tu voudrais que l'autre traite ton enfant. »

---

1. Ce texte est paru dans le n°73 de *Spirale*, 2015, p. 32-41.

2. Yvonne Knibiehler a dirigé l'ouvrage *Questions pour les mères*, paru aux éditions érès en 2014, dans la collection « 1001 BB ».

3. Fécondation *in vitro*, et FIV avec micro-injection intracytoplasmique d'un spermatozoïde.

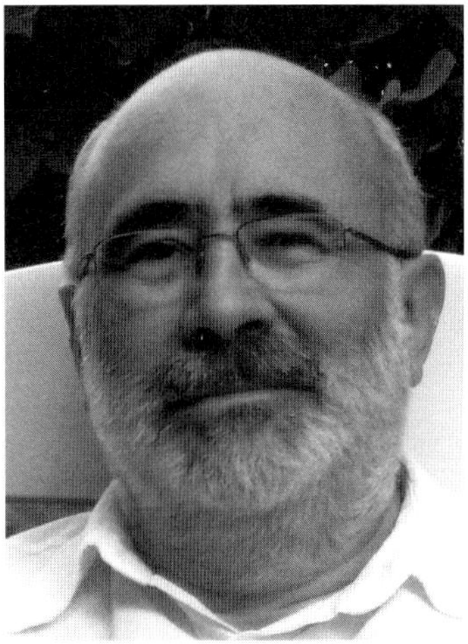

Comment naît-on père ?[1]

Joël Clerget
psychanalyste, écrivant, praticien en haptonomie pré et postnatale, Lyon

joel.clerget@free.fr

« La timidité étrange des pères, dans leurs rapports avec leurs enfants, m'a donné, depuis, beaucoup à penser. »

Colette, Sido

Dans *L'art d'accommoder les bébés,* Geneviève Delaisi de Parseval et Suzanne Lallemand avaient écrit : « On n'est (ou ne naît) pas père ou mère naturellement : on le devient[2]. » Elles avaient déjà repéré l'équivoque qui nous permet d'entendre : on *naît* père ou on *n'est* père. En fait, on n'est jamais père tout seul. La naissance d'un père et d'un papa se vit à travers la venue d'un homme à la paternité. Cette expérience implique la référence à la fonction paternelle, notamment en ce qui concerne la nomination d'un bébé. Naître veut dire prendre son origine et venir au monde. Le verbe naître dit un processus et non un état. Nous naissons père de par l'œuvre du désir en nous, avec sa part inconsciente, comme il en est de tout désir. Nous devenons père sans savoir exactement ce que veut dire être père. Nous le découvrons en le vivant. Devenir père est un chemin.

Je nais père de ce que *j'aurai été* un fils et de ce que *j'aurai adopté* mon enfant. Je ne parle pas là de la seule disposition légale, mais d'un acte symbolique d'adresse, d'appel et de reconnaissance. C'est ainsi que le futur antérieur exprime une rétroaction qui implique, pour un homme devenant père, une question : qu'est-ce qu'*avoir eu* un père ? Si le père est celui qui désire la mère et celui qu'une mère désire, comme le disait Lacan, il convient d'envisager la référence paternelle dans l'alliance vécue du désir et de l'amour, dans leur conjugaison, jamais évidente pour ce qui concerne les relations entre un homme et une femme, entre deux hommes, entre deux femmes. Les temps des sujets concernés s'accordent-ils au trajet de vie qu'ils ont à vivre comme parents ?

Un homme n'est jamais père tout seul alors même qu'il est *entamé* par la fonction paternelle (Michèle Montrelay). Pour une large part, un père naît dans la dépendance d'une parole maternelle. Le discours d'une mère véhicule-t-il « du père » ? Comment *du père* peut-il être présent dans la vie d'un enfant quand la toute-puissance d'un fantasme maternel dont l'enfant est l'objet tente de rejeter la présence paternelle ? Le culte maternel exclut la culture paternelle. Un père apporte avec patience et détermination les signifiants de sa présence auprès de *son* enfant. Le désir d'une mère ou le désir de mère en une femme est lui-même *interprété* par la référence paternelle. Le désir d'une mère pas toute à son enfant tient à ce que la métaphore paternelle vient en révéler et en éclairer l'énigme. Cette interprétation propose à l'enfant une version, une *père version*, pour parler à nouveau comme Lacan, une version sexuée du désir maternel recevable par son enfant, parce que référée, de façon vécue, au désir de l'Autre. Du lieu d'un bébé, cette énigme est une question ouverte : qui désire-t-elle en dehors de moi qui la fait désirer que je vive autre à elle ? Si un père répondait : « Moi », il fermerait la question en répondant au désir maternel par le fait de se mettre lui-même en place d'être lui son seul objet. Or, l'énigme qui nous fait désirer et nous rend désirant est toujours à maintenir agissante et vivace au cœur de chacun d'entre nous. Elle n'a pas à être résolue. En effet, si le père a pour fonction de révéler et de porter cette énigme maternelle, c'est en tant qu'elle se rapporte au manque structurant le désir humain. Cette énigme se vit dans le comment une femme reçoit et vit une grossesse dans son corps, au sens où dans le corps de l'enfant se poursuit ce qui a débuté dans le corps de la femme enceinte promise à devenir sa mère[3]. La naissance d'un père commence à pareille source.

Comment naît-on père ? Pas sans mère. Cela veut dire que l'on n'est père qu'à poser une partenaire du nom de mère. L'on est père de ce qu'étant soi-même sorti de l'orbe maternel, l'on rencontre une Autre qui *se rend* à la maternité, avec nous, grâce à nous, parfois malgré nous. Bref, l'on ne devient pas père de soi seul, de soi tout seul. L'on naît père aussi avec le bébé que nous avons été. Je dis le bébé que nous fûmes et que nous ne sommes plus. Car si au moment où elle devient maman, une mère a deux bébés sur les bras : son enfant et le père de celui-ci, la tâche ne va pas lui être facilitée. Je n'insiste pas. Le bébé participe également à la naissance du père.

Compter avec le père du nom

Naître, c'est se mettre à compter *jusqu'au chiffre quatre*, car, en toute rigueur, un enfant n'apprend pas à compter, à lire ou à écrire, il s'y met, plus ou moins facilement. Qu'est-ce à dire ? Comment la mathématique intervient-elle en la matière ? Tout d'abord, il s'agit de partir et de sortir du fantasme unitaire dans lequel règnent le Un et le Tout clos sur eux-mêmes : « Moi me suis fait tout seul. » Puis, il convient de faire avec le deux : « Ma maman et moi, tout seuls. »

Ensuite, compter avec le père comme troisième. Enfin, un enfant peut dire : papa, maman, moi-même et quelques autres avec nous, c'est-à-dire aller au quatre, notamment par la médiation d'autres extrafamiliaux. De fait, un papa n'occupe pas une place de tiers, ce qui est réservé au phallus – excusez le gros mot ! – mais, bel et bien réellement, une place de troisième. C'est le *tiers* (phallique) en position de quatrième qui permet la relation des trois autres termes. Chacun des termes du trio mère-père-enfant est un troisième pour les deux autres. Les relations de ce ternaire sont fondées sur l'instance du langage opérant comme quatrième terme. Ainsi, la mère est troisième relativement au père et au bébé ; le bébé, troisième relativement au père et à la mère ; le père, troisième relativement à la mère et au bébé. Le quatrième terme d'une structure résolument quaternaire articule les rapports des trois autres en les fondant symboliquement. La naissance d'un père est coextensive à celle d'une mère – et, pour ce qui nous concerne personnellement, pas n'importe laquelle, puisqu'il s'agit de *notre* mère. *Sa* mère, pour ce bébé-là. Le père fait partie d'une triangulation dont la position de tiers l'exclurait. Il est membre d'un trio dans lequel chaque élément est en relation. *Un père n'est pas un tiers, il est un troisième.*

On n'est père qu'à s'inscrire dans un tel champ sémantique et mathématique où seule l'expérience enseigne. En effet, un enfant *aura eu* un père quand l'épreuve d'un papa lui aura signifié la rigueur toute mathématique et la valeur tout affective et aimante qui lui dit, non pas, moi je suis la force qui sépare, mais ma voix te donne à entendre la présence de ta maman quand je te parle comme papa. Quelles qu'en soient les réalités vécues. Ce qui me lie à elle et à toi, si différemment, c'est le désir qui anime nos vies et nous permet d'être en relation tous les trois, séparés et reliés par des paroles qui disent la présence en témoignant de l'altérité. Je te rencontre, mon cher fils, ma fille chérie, quand d'autres avec moi contribuent à te faire vivre et exister.

> *Je nais père de ce que j'aurai été un fils et de ce que j'aurai adopté mon enfant.*

La conception du père comme troisième promeut sa contribution et sa participation au devenir mère de la femme qui donne naissance à leur enfant. L'on a trop pensé le père comme un tiers séparateur *s'interposant entre* mère et enfant. Or, il est un troisième, non pas seulement entre, mais *avec*. Avec la maman, un papa participe à ce qu'un enfant vive dans leur intervalle, dans leur entre-deux, l'entre-d'eux de leur relation vivante. Et c'est *mon papa*, dit l'enfant. Le père sécateur est vite un père-sécuteur. Le père n'a pas pour fonction de priver un enfant de sa mère. *Un père n'est pas entre mère et enfant interposé*. Il est *avec la mère* dans sa relation à l'enfant. Chacun des deux parents, parlant de l'autre à l'enfant, donne à entendre le troisième sans lequel il ne serait pas venu au monde. *Un papa est avec la maman et avec le bébé, auprès d'eux*[4].

La fonction du papa n'est pas celle d'une force d'interposition qui devrait séparer la mère de l'enfant et l'enfant de la mère – telle une intervention militaire ou sur le mode d'un arrachement.

C'est sa présence réelle, imaginaire et symbolique qui sépare, non une action ou une intervention de type expulsif. Le père n'est ni un ours ni un gorille devant *pucer* l'enfant du lit de sa mère pour y prendre la place. « Ôte toi de là que j'm'y mette » n'est pas à proprement parler une devise de père ! Ce serait plutôt celle d'un enfant jaloux. La place et la position d'un père relèvent d'une *intercession*, au sens où intercéder veut dire intervenir en faveur de quelqu'un auprès d'une autre personne. Ainsi, comme la mère, mais tout différemment, il intercède auprès de la mère en faveur de l'enfant et auprès de l'enfant en faveur de la mère. Mère et enfant, dans ce concert, intercèdent, chacun à leur manière, auprès du père pour qu'il existe en faveur de l'un et de l'autre. Ce traitement de faveur opérant au bénéfice de chacun des trois relève du *care* comme du *cure*, de la disposition à se traiter chacun avec bienveillance, à lui accorder son aide. L'on naît père dans un espace relationnel de coprésence. L'on ne devient pas véritablement parent en se conformant à un modèle ou en incarnant une idée, mais en étant soi au milieu d'autres. La présence d'un père à la naissance de son enfant n'est pas celle d'un spectateur. Elle est plutôt celle d'un témoin respectueux de l'intimité qui se dispense entre eux trois. Il *attesticule*, en quelque sorte, de la vérité de la scène natale et de ses suites.

Père pas comm

Je suis père pas comme une mère. Un père devrait-il occuper une place dupliquant la part maternelle, un enfant ayant alors « deux mères » ? Deux mères, n'est-ce pas résolument trop ? Le réel de la gravidique portance n'est pas le lot des hommes. Dès le ventre maternel, notre accompagnement s'accomplit de gestes à paroles en paroles gestées, gestuelles et gestantes. Nos paroles d'hommes en passe d'être père sont la geste de la vie dans le contact de l'être et dans le don du nom. Non point que notre enfant dût porter à tout coup notre patronyme. Non, notre appel de papa à notre enfant lui donne son nom de petit d'homme de façon irréfragable, irréfutable. Eh oui, on est père dans la fraternité des hommes devenus pères, ceux d'avant, nos ancêtres sur la ligne des générations, ceux d'aujourd'hui, nos contemporains, et ceux de demain, nos fils étant du lot. Notre appel de mère et de père donne donc à notre petit tout à la fois son nom d'être humain dans l'humanité partagée et son nom propre, celui qui l'inscrit sous le nom par lequel il est *nommé*, quelles qu'en soient les modalités régionales ou culturelles, prénommé chez nous pour ce qui concerne un bébé. Savez-vous ce que c'est que nommer ? Il faut que je vous l'explique[5]. Nommer, c'est appeler à être en donnant la force d'exister. Et cette réalité prend corps dans la vie d'un sujet par l'appel de son nom et l'adresse à sa personne. Voilà ce qu'est aussi un père, non sans une mère. Dans l'alliance du proche et du lointain se donne la tension de l'éveil auprès des choses et des êtres. Je montre à mon enfant l'hippopotame représenté dans le livre d'images, et l'enfant commence par dire *potame*. Puis en l'absence de l'image, il en vient à désigner, en un temps ultérieur, ce qui s'est assez inscrit de langage en lui pour manier symboliquement les choses en leur absence réelle. Ainsi, regardant un soir la lune inclinée sur la voûte du ciel en son premier croissant, je dis à l'aîné de mes petits-fils : « Tu vois, c'est le berceau de Kirikou. » Il pige tout de suite de quoi il s'agit. De retour dans sa famille, le soir même, il montre la lune à son petit frère et dit : « Regarde, c'est le berceau de Kirikou. » Il ne dit pas du tout, c'est papy qui me l'a dit. Non. Il s'approprie spontanément cette trouvaille poétique qui le réjouit. Il la fait sienne pour la partager. Comme quoi, la faucille d'or dans le champ des étoiles garde à jamais ses pouvoirs métaphoriques et ce, dès le plus jeune âge.

Mais pour cela, il *aura fallu* un lieu de rencontre et un lien de présence. Dans la présence d'un parent avec son bébé, par le temps passé ensemble, le temps se transforme en présence. Mon enfant, je passe du temps avec toi, je suis présent à toi, dans le présent, temps et don, de la présence. Ce temps présent engendre une présence. Il génère de la durée.

Un papa, c'est donc un *type* qui fait des choses avec ses enfants et passe du temps avec eux. Tel est le souhait de la plupart des hommes, souvent empêchés, à tout le moins embarrassés, car tout papa est un père imparfait. Mais il le fait en homme, en papa, en père, pas comme une maman, pas comme une mère. J'aimerais que la dissymétrie des places et des fonctions de *chacun* des parents soit davantage reconnue et prise en compte. La plupart des hommes souhaitent s'occuper de leurs enfants, être avec eux, mais *pas tout le temps*. Les papas sont quasi unanimes à ce sujet. Un homme, Alex, témoigne de ce que passer une journée entière avec ses enfants, c'est merveilleux, mais tout le temps, alors ça, non. De plus, le même homme, au grand dam de sa femme, quand il est avec ses enfants ne fait rien d'autre : il est pleinement occupé par cet emploi. Ne lui demandez pas, en plus, d'assurer des tâches telles que laver le linge ou la vaisselle, repasser, balayer, faire le ménage ! Faire les courses, si, parfois, mais pour le fun partagé avec les enfants.

Et le désir allié à la parole qui nomme nous tient en relation. L'on naît père par un acte de nomination. Ta maman dit : « Ton papa. » Et je te dis : « Ta maman. » Tu dis à ton tour : « Mon papa. Ma maman. » Et je te dis, avec ta maman : « Mon fils, ma fille. » Pas seulement, mon enfant chéri, mon caribou d'amour, mon crapaud bien aimé ou ma puce adorée…, ces gentils noms qui sont des hypocoristiques.

En nommant le père, pas seulement en désignant l'individu géniteur aux diverses fortunes, une mère engendre son enfant dans la fonction mathématique des comptes. Ainsi, compter pour un père et pouvoir compter sur un père, c'est pouvoir se compter soi-même un parmi les autres. Ce trois fois rien qui fait la rencontre dont *je* suis issu est le petit rien qui se transmet dans une voix portant la parole. Françoise Dolto avait perçu combien les sonorités de la voix d'une mère parlant du père véhiculent la valeur signifiante du Nom-du-Père. Sa voix change et se charge de la présence du père quand cet homme, le papa de *leur* enfant, est aimé d'elle et désiré, car elle est la voix de l'amour et du désir alliés. Cette voix d'Autre perçue dès le sein maternel avec toute la sensorialité et la motricité concernées, notamment tactile, dit la présence paternelle autre à la part maternelle. « J'épèle, en moi, ce qui est l'apport de mon père, ce qui est la part maternelle » écrit Colette dans *Sido*[6]. Elle poursuit : « Le capitaine Colette n'embrassait pas les enfants : sa fille prétend que le baiser les fane. S'il m'embrassait peu, du moins il me jetait en l'air, jusqu'au plafond que je repoussais des deux mains et des genoux, et je criais de joie. » Et encore : « Elle nous sembla parfois scandaleuse, la sociabilité qui l'appelait vers la politique des villages, les conseils municipaux, la candidature au conseil général, vers les assemblées, les comités régionaux où *l'humaine rumeur répond à la voix humaine*[7]. » Colette use de deux termes différents pour désigner ce qui lui vient de l'un et l'autre parent. Elle dit le mot *part* pour évoquer le côté maternel. Elle dit le mot *apport* pour ce qui concerne le père. Elle souligne avec finesse la dissymétrie existant entre les deux. *Un père* apporte à une femme la possibilité d'être mère, et à son enfant celle d'être un fils ou une fille de la vie, de la Parole et de la Cité.

Le culte maternel exclut la culture paternelle.

Je nais père pas comme mon père. « À père avare, fils prodigue », dit la maxime. Voilà un embarras pour de nombreux pères. Ne voulant *pas faire comme leur* père, ils n'en demeurent pas moins tributaires des manières d'être et de faire de leur paternel. Comment donc *être soi* dans l'exercice singulier de son propre devenir père et papa ? Ce qu'une mère pose comme place du père pour son enfant dépend, certes, de la place qu'elle lui accorde et qu'elle transmet, largement à son insu, comme rapport au Nom-du père, mais cela dépend aussi de la place que le père prend et occupe différemment de la place attendue ou projetée par la mère. Non pas discours ou sanctions autoritaires, mais place de qui parle avec autorité, sachant dire non aux exigences d'un enfant aliéné à la toute-puissance de ses impérieuses exigences. Non point tant séparateur que conciliateur ; conciliateur à conciliabules, des conciliabules bien propres, justement, à faire sortir de la bulle maternelle.

Comment naît-on père dans la culture, voire dans la puériculture ? Pour ce faire, il convient de traverser les images édictées par les manuels dits « d'éducation ». Ils enferment le père dans des rôles. Ils le confinent dans des comportements. Comme la mère, du reste. Doit-il toujours être cantonné au rôle d'éternel *intrus* dans la relation mère/bébé ? Que serait alors un paternage qui prenne en compte les trois partenaires, père, mère et bébé, à des titres évidemment différents ? Un papa ne vit une paternité que par la médiation réelle, imaginaire et symbolique d'une mère, quelle que soit la situation vécue. Nous avons donc à nous déprendre d'un naturalisme impénitent. Il nous faut distinguer le *fait* de la division sexuelle et sa répartition en homme et femme, et les *modalités* selon lesquelles les différentes tâches sont imaginairement et symboliquement imparties ou réparties à l'un ou l'autre sexe, selon les cultures et les moments de l'histoire. Le système des représentations culturelles définit et circonscrit des images de l'homme et de la femme dans leurs fonctions paternelles et maternelles[8]. Or l'enjeu, quant à naître père, pour un homme, n'est nullement réductible au registre des seules représentations. En effet, l'engagement de la subjectivité d'un homme en paternité est de présentation. Il s'accomplit dans une effective présence, y compris parfois purement symbolique, car il s'agit là de sa parution.

antasme de père naissant

Un homme devient père avec des *fantasmes*. Cette naissance du père par le fantasme permet de signifier le rapport singulier qu'un homme papa entretient avec *un* bébé. Le fantasme permet de rêver l'enfant. Cette capacité à fantasmer déploie les potentialités de l'être père en devenir et les possibilités incarnées d'être un papa, à sa manière bien à lui, dans son rapport différencié à la maman et au bébé. Elle instaure aussi la genèse du fantasme chez l'enfant.

Par exemple, dans l'allaitement, la part du père peut consister à protéger la mère de tout ce qui peut s'immiscer entre elle et *leur* bébé, entre autres des discours plus ou moins contradictoires la définissant comme soi-disant bonne mère, c'est-à-dire enfermée dans les protocoles et les canons de la normativité. Le père permet à une femme d'être mère. Il contribue aussi à ce que le bébé, orienté vers la tétée, ne connaisse pas un débordement d'excitation et de cris qui rende la tétée impossible, irrite ou décourage la maman. Le papa peut temporiser cette attaque de voracité qui procède de ce que le bébé manifeste « un amour vorace de vos seins », pour le dire avec Winnicott. La mère peut alors se protéger de la destructivité de son rejeton sans représailles ni rancune. Son unique tâche est de *survivre* quand le bébé la mord, la griffe, lui tire les cheveux ou lui donne des coups de pied. Le papa participe à cette *survivance*. C'est à cet endroit précis que D. Winnicott situe la naissance du fantasme. « Dans mes *rêves* et dans mon *fantasme*, je te détruis quand je pense à toi, parce que je t'aime », écrit-il[9]. La présence paternelle garantit cette non-destruction de l'objet (le sein) par le bébé. Le père contribue à ce que la maman vienne au bébé le sein gonflé d'une présence accueillante. Il dit au bébé combien son action est destructrice, sans le détruire ni lui en vouloir de détruire l'être qu'il chérit également si différemment. Il contribue à créer l'ambiance, les entours dans lesquels et par lesquels une femme devient mère et un bébé trouve place dans son entourage. Il assume la sécurité affective de la maman par la portance de son *être là*. Il apporte bien-être à la mère, ce par quoi le bébé éprouve sa présence de papa en sa maman. Cette portance paternelle est faite de *tact*, d'un tact qui fait vivre dans le contact, direct et différent avec le corps de l'un et l'autre, mère et enfant. Le papa suscite ainsi la créativité du bébé.

Le père entre dans un théâtre du don par où il est un homme *auprès de* la femme mère, à ses côtés et avec elle. Comme l'écrit D. Winnicott, le père « aide la mère à se sentir heureuse dans son corps et heureuse dans son esprit[10] ». De plus, un bébé est très sensible et réceptif à ce qui se passe *entre* son père et sa mère. C'est ainsi qu'il peut construire un fantasme autour de l'union de ses parents. Le papa donne réconfort. Différent des autres hommes, il enrichit la vie de son enfant. Sa participation ajoute au style maternel une extériorité, plus même, l'altérité d'une ambiance aérée de sa présence charnelle, imaginaire et symbolique, dans laquelle il prend soin de la maman et s'occupe de leur bébé. Mais il est aussi de la responsabilité de la mère de susciter le lien père/enfant, de leur laisser du temps à passer ensemble, parfois seul à seul, de le confier à autre qu'elle.

> « *J'épèle, en moi,*
> *ce qui est l'apport de mon père,*
> *ce qui est la part maternelle.* »
> Colette

L'on *naît* père par la présence réelle auprès de l'enfant, dans le concret de la vie quotidienne, par la présence dans l'espace psychique de la mère, dans la parole adressée à son enfant. C'est un homme qui naît père et papa dans ses manières d'homme. C'est un *homme* qui devient papa ; un homme, *fils* de son père et de sa mère, avec son imaginaire et son corps d'homme, ses trucs de mec, sa génitalité masculine. Dès la vie intra-utérine, un bébé ressent et reçoit *du père* dans les visitations intimes de l'homme papa venant honorer sa maman-femme. L'espace *mamaïsé* d'un bébé lui confère la sécurité et lui apporte une inscription dans la culture et dans la créativité, pour autant que sa maman fréquente la société d'autres personnes « au-delà du cercle étroit de sa famille nucléaire[11] ». Si le père est ressenti par un bébé comme l'homme qui rend sa maman *plus heureuse* et lui donne sécurité, « il reconnaît comme père l'adulte qui focalise les émois de désir de la mère[12] ». Dans un tel contexte, quand le père est présent, les enfants ont « l'expérience de vivre avec lui et d'apprendre à le connaître en tant qu'être humain, même au point de le trouver en défaut[13] ». En effet, nous naissons père de ce que notre enfant peut dire que nous ne sommes pas le père qu'il aurait voulu. Souffrir d'entendre cela est une voie ouverte à la prise en compte de notre réalité paternelle telle qu'elle est effectivement vécue par notre enfant.

Le désir de l'enfant nous désoriente et nous mène là où nous n'étions jamais allés, là où ne pensions pas même pouvoir aller un jour. Accepter de passer par l'autre parent pour résoudre une crise, c'est aussi le reconnaître dans sa position de père ou de mère, notamment quand une maman dépassée fait appel au père. Non pas qu'il eût à faire le gendarme, mais sa voix dit au bébé un calme et un apaisement, que les excitations, énervements, colères ou angoisses agitent sur un mode inquiétant. Ce recours à l'autre parent n'est point faiblesse ni néantisation de soi. Il est secours de l'autre quand on est deux à élever un enfant. Le recours de l'un à l'autre ouvre en chacun la réceptivité de soi à l'autre. Car la richesse de la parenté, c'est que chaque parent soit autre et différencié. Que le père vive au loin, soit décédé ou demeure anonyme.

Un parent est une personne, père et mère, qui donne à son enfant les moyens symboliques de vivre et de faire avec la vie et avec les autres. Tels pourraient être le sens et la portée d'une parentalité toujours à construire et à naître.

---

1. Ce texte est paru dans le n°73 de *Spirale*, 2015, p. 42-50.
2. G. Delaisi de Parseval, S. Lallemand, *L'art d'accommoder les bébés*, Paris, Odile Jacob, 2014, p. 269.
3. Cf. J. Clerget, « Le sein chronique », *Action et pensée*, revue de l'Institut international de psychanalyse et de psychothérapie Charles Baudouin, n° 61, janvier 2015.
4.Cf. J. Clerget, « Le temps du troisième n'est pas la place du tiers », *Comment un petit garçon devient-il un papa ?*, Toulouse, érès, 2015, p. 97-102. Bien que cela ne soit pas le sujet de cet article, il convient toutefois de préciser, afin de n'exclure personne élevant un enfant, que le désir et la loi ne sont pas à répartir entre père et mère, mais s'incarnent dans des vecteurs que peuvent porter l'un ou l'autre sexe.
5. « Savez-vous ce que c'est que faner ? Il faut que je vous l'explique : faner est la plus jolie chose du monde, c'est retourner du foin en batifolant dans une prairie ; dès qu'on en sait tant, on sait faner » (Lettre de Madame de Sévigné à Monsieur de Coulanges, son cousin. Les Rochers, 22 juillet 1671, éd. Firmin Didot, 1846).
6. Colette, *Sido*, Paris, Livre de Poche, 1973, p. 36.
7. *Ibid.*, p. 42.
8. G. Delaisi de Parseval, S. Lallemand, *op. cit.*, p. 257.
9. D. W. Winnicott, « L'allaitement au sein et la communication » (1968), dans *Le bébé et sa mère*, Paris, Payot, 2010, p. 53.
10. D. W. Winnicott, « Le père », dans *L'enfant et sa famille*, Paris, Petite Bibliothèque Payot, 1975, p. 119 (traduction modifiée). Cf. aussi J. Clerget, « La part du père », non publié.
11. F. Dolto, *Solitude*, Paris, Vertiges, 1985, p. 21.
12. *Ibid.*, p. 22.
13. D. W. Winnicott, « Le père », *op. cit.*, p. 121.

Allaitement maternel : l'insuffisance de lait est un mythe culturellement construit[1]

Gisèle Gremmo-Féger
pédiatre, consultante en lactation IBCLC, CHU de Brest

gisele.gremmo-feger@chu-brest.fr

L'insuffisance de lait, qu'elle soit réelle ou simplement perçue, est la première cause d'abandon de l'allaitement. L'enquête française de 1995 (Crost, 1998) révèle que chez les femmes ayant cessé d'allaiter avant neuf semaines, le principal motif d'arrêt invoqué est dans 38 % des cas une insuffisance de lait. La croyance que beaucoup de mères ne sont pas capables de produire assez de lait est profondément enracinée et extrêmement répandue. De nombreux cas cliniques de stagnation pondérale chez des nourrissons allaités tendent à renforcer l'idée que l'insuffisance de lait « sévit » de manière endémique. L'expression « syndrome d'insuffisance de lait » est apparue dans la littérature biomédicale et anthropologique au début des années 1980 (Gussler, Briesemeister, 1980 ; Greiner et coll., 1981). Ce nouveau syndrome a été rattaché aux pratiques d'allaitement inadaptées (mise à distance de la mère et de l'enfant et règles horaires rigides) et à la très large diffusion des laits industriels. Il englobe « l'insuffisance de lait » à proprement parler mais aussi l'insuffisance de lait dans une dimension qualitative, des doutes sur la qualité et la valeur nutritionnelle du lait étant aussi très fréquemment invoqués (Dykes, 2002 ; Obermeyer, Castle, 1996). La prévalence élevée de ce syndrome dans la plupart des pays occidentaux contraste avec sa rareté dans les pays où l'allaitement maternel est très valorisé et le recours aux laits artificiels beaucoup moins facile, de même qu'il était quasiment inconnu à l'époque où l'allaitement était encore la norme et le mode d'alimentation prépondérant dans les pays occidentaux (Gussler, Briesemeister, 1980 ; Greiner et coll., 1981 ; Dykes, 2002 ; Obermeyer, Castle, 1996 ; Renfrew, Woolridge, McGill, 2000).

La connaissance de la physiologie de la lactation et de la régulation de la production de lait ainsi que celle du comportement, des besoins et de la croissance des nourrissons permettent de comprendre que, dans un contexte où le lait artificiel est largement disponible et son utilisation depuis longtemps normalisée, le syndrome d'insuffisance de lait est un mythe culturellement construit.

Physiologie de la lactation

Le lait est fabriqué continuellement par les cellules de l'épithélium mammaire, il est sécrété et stocké dans les alvéoles jusqu'à ce que son extraction soit initiée. Le contrôle de la synthèse, de la sécrétion et de l'éjection du lait est complexe et multifactoriel (Neville, 1999 ; Hartmann, 2000). Il implique deux niveaux de régulation, le premier central, endocrine, l'autre local, autocrine.

Le contrôle endocrine s'exerce essentiellement par l'intermédiaire de la prolactine pour la sécrétion et de l'ocytocine pour l'éjection. La *prolactine* est sécrétée par l'antéhypophyse et stimule la synthèse du lait. La succion déclenche des pics de prolactine pouvant durer jusqu'à 75 minutes après le début de la tétée et qui se surimposent au taux sérique de base très élevé à l'accouchement. Cependant, la prolactine n'a qu'un rôle permissif sur la synthèse, elle ne régule pas le volume de lait produit, lequel dépend essentiellement de facteurs locaux : il n'a été retrouvé aucune corrélation entre le taux de prolactine et la synthèse du lait à court et à long termes (Hartmann, 2000 ; Cregan, Hartmann, 1999). *L'ocytocine* est libérée à partir de l'hypophyse postérieure et permet l'éjection du lait ; en effet, le lait a tendance à adhérer aux membranes plasmiques et il y a des forces de tension superficielle qui s'opposent à son écoulement dans les plus petits canaux galactophores (Houdebine, 1993). L'ocytocine agit sur les récepteurs des cellules myoépithéliales dont elle provoque la contraction : le lait est propulsé des alvéoles vers les canaux et les sinus lactifères d'où il peut être extrait. Mais la libération d'ocytocine peut être influencée par de nombreux facteurs : c'est le cas notamment du stress qui a un rôle inhibiteur. Newton a montré en 1948 que le stress psychologique ou la douleur diminuaient la production de lait ; ultérieurement, Ueda (1994) a pu montrer que la base physiologique est en fait une inhibition des décharges d'ocytocine.

Gisèle Gremmo-Féger

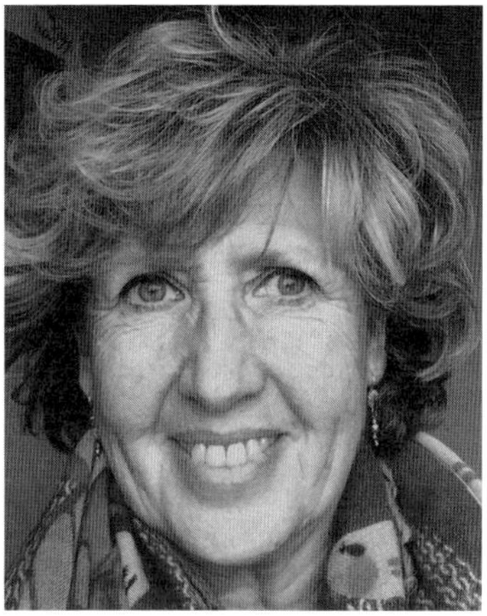

D'autres hormones jouent aussi un rôle dans le contrôle endocrine de la lactation et participent à l'établissement d'un « climat hormonal » favorable à l'établissement et à l'entretien de la lactation : hormones de croissance, insuline, gluco-corticoïdes et hormones thyroïdiennes.

L'insuffisance de lait, réelle ou ressentie, est la première cause d'abandon de l'allaitement.

Le contrôle endocrine n'explique pas complètement la régulation du volume de lait produit ; il existe un mécanisme de régulation locale qui exerce un rétrocontrôle négatif inhibant la synthèse lactée tant qu'il reste un important volume de lait résiduel dans les seins (Neville, 1999 ; Hartmann, 2000 ; Cregan, Hartmann, 1999). Le FIL (Feedback Inhibitor of Lactation) est une petite protéine du lactosérum synthétisée en même temps que les autres constituants du lait et qui en s'accumulant avec le lait alvéolaire freine la synthèse du lait. À l'aide d'une modélisation informatique qui permet de mesurer avec précision le volume et les variations de volume des seins entre les tétées, Hartmann et son équipe ont pu montrer que le taux de synthèse du lait varie considérablement (de 6 à 90 ml/h) en fonction du degré de remplissage des seins (Hartmann, 2000 ; Cregan, Hartmann, 1999). Le taux de synthèse du lait est inversement proportionnel au degré de remplissage et n'est pas le même dans les deux seins même si ceux-ci reçoivent la même stimulation hormonale. Le contrôle autocrine permet de comprendre que tous les facteurs qui limitent l'extraction du lait (tétées inefficaces, faible nombre de tétées, tétées trop courtes, anomalies du réflexe d'éjection) entraînent une diminution du volume de lait produit. C'est également la raison pour laquelle toutes les difficultés de l'allaitement peuvent se compliquer d'une insuffisance « secondaire » de lait. Inversement, une mère peut augmenter sa production lactée en améliorant l'efficacité de l'extraction du lait et en augmentant le nombre de tétées. Le contrôle autocrine régule le volume de lait produit dans le but de répondre aux besoins a priori imprévisibles de l'enfant, tout en évitant des dépenses énergétiques inutiles pour la mère. Le déterminant le plus important du volume de lait produit est l'efficacité et la fréquence de l'extraction du lait, donc la demande de lait, normalement par l'enfant lui-même, demande elle-même influencée par son appétit, et donc probablement son âge, son poids et son état de santé (Hartmann, 2000). La quantité de lait produite par une mère est beaucoup plus le reflet des besoins de son enfant que celui de sa capacité propre à produire du lait.

L'utilisation de la modélisation informatique a également permis de mettre en évidence qu'il existe d'importantes variations (80 à 600 ml) dans la capacité de stockage des seins d'un individu à l'autre et chez une même mère d'un sein à l'autre. Ces variations sont indépendantes de la capacité à produire suffisamment de lait mais elles peuvent avoir une influence sur le nombre de tétées et sur l'évolution de la lactation (Hartmann, 2000 ; Cregan, Hartmann, 1999).

Indépendamment des besoins et des rythmes individuels de chaque enfant, les mères dont les capacités de stockage mammaire sont faibles ont besoin de donner le sein plus souvent que celles dont les capacités de stockage mammaire sont grandes ; ainsi, certaines mères ont une physiologie de la lactation qui ne leur permet pas de s'adapter à des règles d'horaires rigides ou à un faible nombre de tétées. Chez les mères qui ont une faible capacité de stockage, des tétées espacées ou un engorgement peuvent rapidement entraîner une inhibition de la lactation.

L'établissement de la lactation suppose : 1) le développement normal de la glande mammaire ; 2) un « climat hormonal » adapté, comportant une chute du taux de progestérone, puis une sécrétion adéquate des hormones du complexe lactotrope, en particulier de prolactine ; 3) l'extraction du lait dans un délai post-partum variable selon les mères. L'entretien de la sécrétion lactée est essentiellement sous contrôle autocrine mais nécessite la persistance de pics de prolactine et le réflexe d'éjection.

Régulation du volume de lait produit

Les conclusions de toutes les études et les avis de tous les experts (Dewey, Lonnerdal, 1986 ; Woolridge, 1995) indiquent que la lactation est régulée par le principe de l'offre et de la demande, et que le déterminant le plus important du volume de lait produit est l'enfant lui-même, sa demande régulant l'offre, par le biais du contrôle autocrine. Il s'agit du principe physiologique fondamental qui sous-tend les pratiques à la base de la réussite de l'allaitement (Renfrew, Woolridge, McGill, 2000). Comme chez l'adulte, l'appétit de l'enfant contrôle la quantité ingérée et c'est l'apport calorique (ou l'apport de graisses) qui détermine la satiété (Woolridge, 1995). Si la concentration en graisses du lait est plus faible que la moyenne, l'enfant consomme une plus grande quantité de lait. Chez les mères dont les réserves de graisses sont très faibles et qui produisent un lait dont la valeur calorique peut être diminuée jusqu'à 15 %, le volume de lait produit est augmenté de 5 à 15 % (Neville, 1999). Quand la valeur calorique du lait est basse, les enfants s'adaptent en augmentant la durée des tétées et donc la « vidange » des seins, ce qui a pour effet d'augmenter le volume de lait produit (Tyson et coll., 1992).

Pour que ces mécanismes de régulation physiologique puissent fonctionner normalement, il faut que l'enfant ait l'opportunité d'autoréguler ses besoins qui peuvent être variables selon les périodes. *Il est donc indispensable que l'enfant tète de façon efficace et qu'il ait accès au sein sans restriction.* Si les mères adoptent ou sont encouragées à adopter des comportements où elles exercent le contrôle principal sur la conduite de l'allaitement, par exemple en imposant un nombre et une durée arbitraire de tétées, l'enfant risque de ne pas pouvoir réguler ses besoins nutritionnels de façon adéquate, sauf si ses capacités d'adaptation lui permettent de s'accommoder d'un schéma rigide et préétabli (Woolridge, 1995).

> *Le déterminant le plus important du volume de lait produit est l'enfant lui-même.*

Les études sur les volumes de lait consommés par des nourrissons allaités au cours des six premiers mois montrent qu'après établissement de la lactogenèse stade II, il existe une *période d'ajustement de la production de lait aux besoins de l'enfant* : on observe une augmentation initiale rapide du volume consommé (en moyenne 175 g/semaine) et donc une adaptation du volume produit avec généralement production de lait à la hausse, mais parfois à la baisse si la production initiale était supérieure aux besoins ; cette période dure jusque environ 4-6 semaines post-partum, puis le volume atteint une phase de plateau, l'enfant consommant en moyenne 750 g de lait par jour entre 1 et 6 mois ; l'augmentation jusqu'à l'âge de 6 mois est beaucoup plus lente (en moyenne 4 g/semaine) (Woolridge, 1995). Ces premières semaines de l'allaitement correspondent à une période de calibrage au cours de laquelle l'amplitude de la production lactée s'établit ; il est particulièrement important de veiller à ce que les tétées soient à la fois efficaces et suffisamment nombreuses. Tout ce qui va interférer avec l'établissement d'une production de lait suffisante (engorgement sévère, tétées peu efficaces, nombre ou durée des tétées insuffisants, compléments non nécessaires) risque de compromettre l'établissement de la lactation et la poursuite de l'allaitement.

Données sur la croissance et le développement du nourrisson

La croissance des enfants allaités est différente de celle des enfants nourris au lait artificiel (Dewey et coll., 1995) : plusieurs études ont montré que, comparativement aux enfants nourris au lait artificiel, les enfants allaités jusqu'au moins l'âge de 1 an grossissent plus vite pendant les deux à trois premiers mois et moins vite à partir du troisième ou du quatrième mois. Pendant les premières semaines de l'allaitement une courbe de poids hésitante ne doit pas être considérée comme normale. Si à partir de la fin de la première semaine, le nouveau-né ne prend pas au moins 120 à 130 g par semaine, il est probable qu'il ne consomme pas suffisamment de lait (Nelson et coll., 1989). Des mesures précoces visant plutôt à améliorer la conduite de l'allaitement qu'à introduire facilement des compléments sont préférables à une attitude attentiste afin d'éviter que les problèmes ne se compliquent d'une insuffisance de lait. En revanche, si la croissance d'un nourrisson en bonne santé, exclusivement allaité, a tendance à s'infléchir à partir du troisième ou du quatrième mois, il n'y a pas lieu de s'alarmer ni de conseiller à la mère d'introduire des compléments. Rappelons que les courbes de croissance actuellement disponibles dans les carnets de santé ont été établies sur des populations d'enfants essentiellement nourris au biberon. L'allaitement maternel étant la norme de l'alimentation infantile, la croissance des nourrissons allaités doit en constituer la référence et il est indispensable que l'on puisse disposer de courbes de croissance adaptées.

Hetty van de Rijt et Frans Ploo ont étudié pendant vingt-cinq ans le développement des bébés et l'attitude des mères face à cette évolution (Van de Rijt, Ploo, 2001). Ils ont découvert que tous les bébés normaux et en bonne santé présentent à certaines périodes de leur développement des moments difficiles faits de pleurs parfois incessants qui sont source d'anxiété et d'exaspération pour les parents. Ces périodes correspondent en fait à d'importants changements dans le développement psychomoteur des nourrissons et se manifestent par des modifications du comportement avec crises de pleurs ou agitation inexplicable. Ces jours difficiles précèdent l'apparition de nouvelles compétences, sorte de « bonds en avant », et surviennent à des âges sensiblement identiques et quasiment prévisibles pour la plupart des bébés. De même pour Brazelton (2003), il existe des moments de régression au cours du développement d'un enfant, juste avant les élans de développement, qui constituent des moments au cours desquels l'enfant reprend des forces pour mieux repartir en avant. Ces notions, bien connues des spécialistes du développement, sont à rapprocher de celles habituellement décrites dans les publications spécialisées dans l'allaitement maternel sous le terme de « poussées de croissance » et sur lesquelles nous reviendrons. Il s'agit en fait plus probablement de « poussées de développement », et leur survenue, classique notamment à la fin du premier mois et au début du deuxième, est souvent interprétée chez un nourrisson allaité comme le signe d'un manque de lait, ce qui va conduire à l'introduction injustifiée de compléments de lait artificiel et à l'abandon plus ou moins rapide de l'allaitement.

Description et classification de « l'insuffisance de lait »

Pour les parents et les professionnels de santé, le problème d'une « insuffisance de lait » se pose dans différentes circonstances : croissance pondérale lente ou stagnation pondérale, perte de poids, pleurs ou agitation de l'enfant, changement de ses rythmes de sommeil et notamment besoin de téter la nuit, nombre élevé de tétées, tétées très longues, ou encore perception de seins souples, disparition des « fuites » de lait. Il peut aussi s'agir de modifications dans l'aspect ou la fréquence des selles, faisant douter de la qualité du lait.

On ne connaît pas de manière précise l'incidence du problème, car il y a peu d'études disponibles. Il n'y a pas non plus de définition formelle de l'insuffisance de lait et dans ce contexte il est essentiel d'essayer de différencier (Renfrew et coll., 2000) :
- une incapacité physiologique maternelle à produire du lait ou assez de lait ;
- une insuffisance de lait « secondaire » ;
- la crainte ou la perception d'un manque de lait.

Quelques études ont cherché à évaluer le problème.

> *La croissance des enfants allaités est différente de celle des enfants nourris au lait artificiel.*

Neifert (1990) a suivi de manière prospective 319 primipares bien portantes, motivées et allaitant exclusivement un nouveau-né à terme : en prenant comme critère de production lactée suffisante une prise de poids d'au moins 28,5 g/j, 85 % des mères ont une lactation suffisante établie dans les trois semaines post-partum ; 15 % des mères n'ont pas pu établir une production de lait suffisante pendant cette même période en dépit d'une prise en charge optimale. Si le critère de définition retenu est une prise de poids de 20 g/j le nombre de mères ayant une insuffisance de production de lait à trois semaines est de 10,7 %. Dans deux tiers des cas cependant, l'insuffisance de production de lait n'a pas été considérée comme primitive mais secondaire à des difficultés ayant entraîné un mauvais transfert du lait à l'enfant et donc une baisse de lait.

Mathur (1992) a pris en charge et suivi 75 femmes dont soixante et onze avaient une production de lait insuffisante et quatre aucune production de lait ; 70 % des mères ont pu allaiter complètement après prise en charge visant à rétablir l'allaitement avec succès ; trois des quatre mères qui ne produisaient pas de lait ont pu allaiter normalement par la suite.

Woolridge (1995) rapporte que « l'insuffisance de lait » est le principal motif de consultations au centre de consultations d'allaitement à Bristol (Royaume-Uni). 465 femmes sur les 705 (66 %) vues sur une période de deux ans et demi ont été adressées pour cette raison. Dans la grande majorité des cas (85 %), il n'y avait pas d'insuffisance de lait et le problème s'est rapidement corrigé simplement par des conseils et du soutien. Une incapacité pathophysiologique à produire du lait (< 150 ml/jour) n'était retrouvée que dans 1,3 % des cas. Dans environ 10 % des cas, il existait une insuffisance de production de lait soit primitive (4,8 %), idiopathique, liée à la mère (150-350 ml/jour), soit acquise (5,2 %), généralement liée à une conduite inappropriée de l'allaitement (< 450 ml/jour).

L'insuffisance de lait liée à une incapacité pathophysiologique maternelle à produire du lait, ou assez de lait, est rare et concerne probablement moins de 5 % des mères.

Des anomalies anatomiques congénitales ou postchirurgicales peuvent être à l'origine d'une insuffisance de lait

Huggins (2000) rapportait que sur 34 cas de mères suivies de manière prospective et présentant différents degrés d'hypoplasie mammaire, 61 % n'ont pas réussi à établir une lactation suffisante. La production de lait était corrélée au degré d'hypoplasie.

La chirurgie mammaire peut avoir un impact sur la production lactée : dans l'étude de Neifert, 6,9 % des mères avaient subi une chirurgie mammaire. Le risque d'insuffisance de lait est multiplié par trois comparativement à celles qui n'ont pas été opérées. L'existence d'une incision péri-aréolaire multiplie le risque d'insuffisance de lait par cinq. Les quatre mères ayant subi une réduction mammaire (avec incision péri-aréolaire) sont celles dont la sécrétion lactée est la plus basse. Plusieurs autres études retrouvent des résultats comparables (Soderstrom, 1993 ; Widdice, 1993 ; Marshall ; Callan ; Nicholson, 1994 ; Hurst, 1996) et il est possible de les résumer en disant que la réussite de l'allaitement semble probable après chirurgie d'augmentation, surtout en l'absence d'incision péri-aréolaire, possible après chirurgie de réduction si le mamelon n'a pas été détaché du sein, et improbable après chirurgie quand le mamelon a été détaché du sein.

D'autres causes peuvent être théoriquement à l'origine d'une insuffisance de production de lait, mais très peu ont fait l'objet d'investigations particulières

Parmi les causes hormonales possibles, l'hypothyroïdie, bien que régulièrement citée dans les manuels d'allaitement comme cause d'insuffisance de lait, n'a pas été évaluée précisément. Trois cas de rétention placentaire associée à un échec de l'établissement de la lactation ont été décrits par Neifert (1987) ; la lactation s'est mise en route immédiatement après ablation des fragments placentaires respectivement à 1, 3 et 4 semaines. Le syndrome de Sheehan à l'origine d'un panhypopituitarisme de degré variable est régulièrement cité comme cause d'agalactie ; exceptionnel dans les pays développés, c'est la première cause d'insuffisance de lait dans les pays en développement (Mathur et coll., 1992). Cinq cas de déficits isolés en prolactine associés à des échecs d'allaitement ont été rapportés (Douchi et coll., 2001).

Le stress peut supprimer la lactation directement en inhibant la sécrétion de prolactine et d'ocytocine et indirectement en agissant sur le système nerveux central et le système nerveux sympathique (Lau, 2001).

Contrairement aux idées reçues, la production de lait est sans rapport avec les apports nutritionnels et la quantité de liquides absorbés par la mère. D'après Newman (2000), « les femmes sont en majorité parfaitement capables de produire tout le lait dont leur bébé a besoin pour au moins 4 à 6 mois et peuvent continuer à en produire plein pendant encore des mois et des années [...]. La plupart des mères ont la capacité de nourrir des jumeaux et même des triplés et certains femmes ont une surabondance de lait. Seul un petit nombre de femmes ne produisent réellement pas assez de lait, mais même ces femmes peuvent allaiter quoique pas exclusivement ».

L'insuffisance de lait « secondaire », plus fréquente, est généralement la conséquence d'une conduite inappropriée de l'allaitement ou d'une demande insuffisante de la part de l'enfant. Ces deux situations éventuellement intriquées sont à l'origine d'un calibrage à un niveau insuffisant de la production de lait par le biais du contrôle autocrine. Cette situation peut être prévenue par l'enseignement de bonnes pratiques d'allaitement (tétées efficaces, non limitées, à la demande) et le dépistage des situations à risque qui pourront bénéficier d'un suivi plus étroit et d'un accompagnement adapté. La prise en charge doit viser à optimiser la conduite pratique de l'allaitement. La décision de donner ou non des compléments et leur mode d'administration optimal sont à décider au cas par cas en fonction du contexte et des problèmes identifiés.

La perception d'un manque de lait est la situation la plus courante

Le comportement « normal » d'un bébé au sein étant assez mal connu, le besoin de téter fréquemment est souvent interprété comme étant un problème et en particulier un problème d'insuffisance de lait. Une agitation importante chez le bébé, des crises de pleurs plus fréquentes et prolongées sont une source d'angoisse importante pour la plupart des parents. Des attentes souvent irréalistes, notamment en termes de nombre de tétées ou de sommeil de nuit, et un manque de confiance dans la capacité des mères et de leur entourage tant familial que professionnel à nourrir leur bébé en les allaitant de façon exclusive, sont à l'origine de la perception d'une insuffisance de lait.

Contrairement aux idées reçues, la production de lait est sans rapport avec les apports nutritionnels et la quantité de liquides absorbés par la mère.

Les mères qui allaitent doivent être prévenues qu'elles risquent d'être confrontées à des périodes difficiles où elles auront l'impression de manquer de lait et douteront de leurs capacités à satisfaire les besoins de leur bébé. Les symptômes associent à des degrés divers (Newman, Pittman, 2000) une sensation maternelle de seins « mous » ou vides et d'un réflexe d'éjection diminué ou absent et un nourrisson en bonne santé et dont la croissance est satisfaisante mais qui a l'air tout le temps affamé et pleure sans raison. Ces périodes de sensation de manque de lait sont décrites dans la littérature sous le terme de *« transient lactational crisis »* (Hillervik-Lindquist et coll., 1991 ; Sjolin et coll., 1977 ; Verronen, 1982 ; McCarter-Spaulding, Kearney, 2001) et l'usage dans les pays francophones est de les désigner sous le terme de « poussées de croissance ». On a vu qu'il s'agit en fait plus probablement de « poussées de développement » pendant lesquelles l'enfant a besoin de plus de réconfort et de sécurité et donc de proximité physique.

Verronen (1982), dans une étude prospective d'un groupe de 150 mères, a observé la survenue d'une ou de plusieurs « poussées de croissance » chez 36 % des couples mère-bébé, durant les trois premiers mois de l'allaitement dans 75 % des cas. Les périodes duraient moins de quatre jours dans 61 % des cas et étaient surmontées avec succès pour toutes les mères, essentiellement en proposant le sein plus souvent (62 % des cas). Hillervik-Lindquist (1991) qui a suivi prospectivement 51 couples mère-bébé de 3 jours à 18 mois retrouvait ces périodes de perception d'insuffisance de lait chez plus de la moitié des mères (54,9 %), survenant dans 52,3 % des cas au cours des trois premiers mois, avec dans 60 % des cas un seul épisode, et deux épisodes ou plus dans 40 % des cas. Dans la mesure où il n'y avait pas de différence significative dans les volumes de lait consommé par les enfants pendant les périodes de crises comparativement à ceux mesurés une semaine après, les auteurs concluaient qu'il s'agit bien de la perception d'une insuffisance de lait et non d'une insuffisance de lait réelle, ce qui ne justifie ni l'apport de compléments ni l'arrêt de l'allaitement, mais des encouragements et du soutien. McCarter-Spaulding (2001) dans une étude de 60 mères retrouvait une corrélation significative ($p < 0.01$) entre les scores de confiance en soi et de compétence dans les soins à son enfant et la survenue d'épisodes de perception d'insuffisance de lait.

Conclusion

L'arrêt précoce de l'allaitement dans les semaines suivant la naissance est plus probablement la conséquence de facteurs psychologiques et socioculturels et de pratiques inappropriées que d'une incapacité physiologique endémique à produire suffisamment de lait (Renfrew et coll., 2000). L'insuffisance de lait « primaire » d'origine pathophysiologique est très rare. Dans la majorité des cas, il s'agit soit de la perception d'une insuffisance de lait, soit d'une insuffisance de lait secondaire, donc d'un phénomène transitoire et susceptible d'être corrigé par l'optimisation de la pratique de l'allaitement associée à des encouragements et un soutien visant à restaurer la confiance de la mère dans ses capacités à satisfaire les besoins de son bébé.

La prévention est la meilleure approche du problème ; elle repose sur l'enseignement et la pratique de tétées efficaces, non limitées, à la demande, et le dépistage des situations à risque.

Dans une culture où le poids des règles imposées par l'alimentation artificielle est si fort, où le besoin de définir des normes est si grand et où la quête de performance, reflétée chez un nourrisson par son aptitude à rester seul et à « faire ses nuits » précocement, est aussi obsédante, un besoin élevé de tétées du fait de la physiologie de la lactation et des besoins pas uniquement nutritionnels des nourrissons a de fortes chances de se solder par un arrêt précoce de l'allaitement. Notre environnement socioculturel ne favorise pas la proximité mère/bébé ; c'est pourtant le corollaire indispensable à la pratique d'un allaitement réellement à la demande.

La prévention est la meilleure approche du problème.

Pour dissiper enfin le mythe de l'insuffisance de lait, la formation des professionnels de santé et l'éducation des familles sont indispensables. Leurs objectifs sont de :

- faire comprendre que des apports nutritionnels insuffisants ne sont ni la principale ni la seule cause d'agitation et de pleurs chez le nourrisson, que l'allaitement repose sur le principe de l'offre et de la demande et que les nourrissons sont capables de réguler leurs besoins pour peu qu'ils tètent de façon efficace et aient accès au sein sans restriction ;
- faire savoir que la croissance des nourrissons allaités diffère de celle des enfants nourris au lait artificiel et qu'il faut se méfier de décisions inadéquates en cas de croissance qui pourrait paraître insuffisante ;
- faire en sorte que les mères n'adoptent pas des comportements conformes à des attentes culturelles irréalistes en matière d'allaitement et de comportement du nourrisson et dont la conséquence est de restreindre le nombre de tétées.

Bibliographie

BRAZELTON, T.B. 2003. « Comment bien traiter les bébés. Colloque le maternage : des savoirs traditionnels aux savoirs professionnels », *Journal de pédiatrie et de puériculture,* vol. 16, n° 2, mars.

CREGAN, M.D. ; HARTMANN, P.E. 1999. « Computerized breast measurement from conception to weaning : clinical implications », JHL , 15(2), p. 89-96.

CROST, M. et coll. 1998. « L'allaitement maternel à la maternité en France en 1995 : enquête nationale périnatale », *Arch. Pediatr*. 5, p. 1316-1326.

DEWEY, K.G. ; LONNERDAL, B. 1986. « Infant self-regulation of breast milk intake », *Acta Paediatr Scand.*, 75, p. 893-898.

DEWEY, K.G. ; PEERSON, J.M. ; BROWN, K.H. ; KREBS, N.F. ; MICHAELSEN, K.F. ; PERSSON, L.A. et coll. 1995. « Growth of breast-fed infants deviates from current reference data : a pooled analysis of US, Canadian, and European data sets », *Pediatrics*, 96, p. 495-503.

DOUCHI, T. ; NAKAE, M. ; YAMAMOTO, S. ; IWAMOTO, I. ; OKI, T. ; NAGATA, Y. 2001. « A woman with isolated prolactin deficiency », *Acta Obstet Gynecol Scand.*, avril 80(4), p. 368-370.

DYKES, F. 2002. « Western medicine and marketing : construction of an inadequate milk syndrome in lactating women », *Health Care Women Int.*, juillet-août, 23 (5), p. 492-502.

GREINER, T. ; VAN ESTERIK, P. ; LATHAM, M.C. 1981. « The insufficient milk syndrome : An alternative explanation », *Med Anthropol.*, 5, p. 233-260.

GUSSLER, J.D. ; BRIESEMEISTER, L.H. 1980. « The insufficient milk syndrome : A biocultural explanation », *Med Anthropol.*, 4, p. 145-174.

HARTMANN, P.E. 2000. « Régulation de la synthèse du lait chez les femmes », *Dossiers de l'allaitement*, hors-série, mars.

HILLERVIK-LINDQUIST, C. ; HOFVANDER, Y. ; SJOLIN, S. 1991. « Studies on perceived breast milk insufficiency. III. Consequences for breast milk consumption and growth », *Acta Paediatr Scand.*, 80, p. 297-303.

HOUDEBINE, L-M. 1993. « Régulation de la synthèse des protéines du lait », dans *Biologie de la lactation*, éd. Inserm/Inra.

HUGGINS, K. ; PETOK, E. ; MIRELES, O. 2000. *Markers, of lactation insufficiency : a study of 34 mothers. Current issues in clinical lactation 2000*, Sudbury, MA, Jones and Bartlett publishers, 1, p. 25-35.

HURST, N.M. 1996. « Lactation after augmentation mammoplasty », *Obstet Gynecol.*, 87(1), p. 30-34.

LAU, C. 2001. « Effects of stress on lactation », *Pediatr Clin North Am. Feb.*, 48(1), p. 221-234.

MARSHALL, D.R. ; CALLAN, P.P. ; NICHOLSON, W. 1994. « Breastfeeding after reduction mammoplasty », *Br J Plast Surg*, 47(3), p. 167-169.

MATHUR, G.P. ; CHITRANSHI, S. ; MATHUR, S. ; SINGH, S.B. ; BHALLA, M. 1992. « Lactation failure », *Indian Pediatr.*, 29, p. 1541-1544.

MCCARTER-SPAULDING, D.E. ; KEARNEY, M.H. 2001. « Parenting self-efficacy and perception of insufficient breast milk », *J Obstet Gynecol Neonatal Nurs*, 30, p. 515-522.

NEIFERT, M. ; DEMARZO, S. ; SEACAT, J. ; YOUNG, D. ; LEFF, M. ; ORLEANS, M. 1990. « The influence of breast surgery, breast appearance, and pregnancy-induced breast changes on lactation sufficiency as measured by infant weight gain », *Birth*, 17, p. 31-38.

Neifert, M.R. ; McDonough, S.L. ; Neville, M.C. 1987. « Failure of lactogenesis associated with placental retention », *Am J Obstet Gynecol.*, 140(4), p. 477-478.

Nelson, S.E. ; Rogers, R.R. ; Ziegler, E.E. ; Fomon, S.J. 1989. « Gain in weight and length during early infancy », *Early Hum Dev. Jul.*, 19(4), p. 223-239.

Neville, M. 1999. « Physiology of human lactation », *Clinics in Perinatology*, 26, p. 251-279.

Neville, M.C. ; Keller, R. ; Seacat, J. ; Lutes, V. ; Neifert, M. ; Casey, C. et coll. 1988. « Studies in human lactation : milk volumes in lactating women during the onset of lactation and full lactation », *Am J Clin Nutr.*, 48, p. 1375-1386.

Newman, J. ; Pittman, T. 2000. *Dr Jack Newman's guide to Breastfeeding*, Ontario, Harper Collins Publishers Ltd.

Newton, N. ; Newton, M. 1948. « The let down reflex in human lactation », *J Pediatr.*, 33, p. 698-704.

Obermeyer, C.M. ; Castle, S. 1996. « Back to nature ? Historical and cross-cultural perspectives on barriers to optimal breastfeeding », *Med Anthropol.*, mai, 17(1), p. 39-63.

Renfrew, M.J ; Woolridge, M.W ; McGill, H.R. 2000. *Enabling women to breastfeed. A review of practices which promote or inhibit breastfeeding with evidence-based guidance for practice*, London, The Stationery Office.

Sjolin, S. ; Hofvander, Y. ; Hillervik, C. 1977. « Factors related to early termination of breast feeding. A retrospective study in Sweden », *Acta Paediatr Scand.*, 66, p. 505-511.

Soderstrom, B. 1993. « Helping in the woman who has had breast surgery : a literature review », *JHL* 9(3), p. 169-171.

Tyson, J. ; Burchfield, J. ; Sentance, F. ; Mize, C. ; Uauy, R. ; Eastburn, J. 1992. « Adaptation of feeding to a low fat yield in breast milk », *Pediatrics*, 89, p. 215-220.

Ueda, T. 1994. « Influence of psychological stress on suckling-induced pulsatile oxytocin release », *Obstet Gynecol* 84(2), 259-62.

van de Rijt, H. ; Ploo, FX. 2001. *Pourquoi pleurent-ils ? Comprendre le développement de la naissance à un an*, Albin Michel.

Verronen, P. 1982. « Breast feeding : reasons for giving up and transient lactational crisis », *Acta Paediatr Scand*, 71, p. 447-450.

Widdice, L. 1993. « The effects of breast reduction and breast augmentation surgery on lactation : an annotated bibliography », *JHL* , 9(3), p. 161-167.

Woolridge, M.W. 1995. « Breastfeeding : physiology into practice », dans *Nutrition in Child Health*, Ed D.P Davies, Proceedings of conference jointly organised by the Royal College of Physicians and the British Paediatric Association. RCPL Press, p. 13-31.

1. Ce texte est paru dans le n°27 de *Spirale*, 2003, p. 45-59.

« Tu vas manger ! » Trouble alimentaire du nourrisson et du jeune enfant : du refus au forçage alimentaire[1]

Thomas Cascales
psychologue clinicien, psychanalyste (IPP/SPP),
Hôpital des enfants, Toulouse

cascales.t@chu-toulouse.fr

Jean-Pierre Olives
pédiatre, professeur des universités,
gastroentérologie et nutrition,
Hôpital des enfants, Toulouse

olives.jp@chu-toulouse.fr

Introduction

Si un nourrisson ou un jeune enfant développe des difficultés alimentaires (*feeding disorders*), il va les exprimer de façon essentiellement corporelle et comportementale. Dans la majorité des situations, le nourrisson détourne la tête, évite le sein ou le biberon par des mouvements saccadés du haut du corps, gesticule et semble utiliser l'ensemble de sa motricité pour lutter contre l'intention du parent qui souhaite le nourrir.

Face à cette blessure narcissique que représente le refus alimentaire, chaque parent adopte un comportement singulier. Certains forcent le passage, alors que les plus patients essaient de leurrer le nourrisson à l'aide d'accessoires ludiques et colorés. Les parents les plus vulnérables augmentent le refus alimentaire en forçant l'alimentation (Ramsay et coll., 2002), ceux qui trouvent en eux et dans l'environnement les ressources pour répondre de façon adéquate au nourrisson contribuent à la réduction du refus en évitant le forçage alimentaire (Chatoor et coll., 2000 ; Ammaniti et coll., 2004).

Pour les soignants en charge de ces nourrissons et jeunes enfants, chaque rencontre confirme la complexité du repérage diagnostique propre aux troubles alimentaires de cette tranche d'âge. Pour mettre en place un traitement aussi bien qu'un dispositif de soin, le clinicien se doit d'avoir quelques certitudes, ou tout au moins des repères diagnostiques fiables. Poser un diagnostic et faire le diagnostic différentiel conditionneront la prise en charge et la nature du traitement proposé.

En effet, certaines causes organiques, précocement traitées, vont voir les symptômes disparaître très rapidement. Cependant, le plus souvent, le trouble perdure, plusieurs facteurs sont intriqués, impliquant une prise en charge nécessairement pluridisciplinaire.

Thomas Cascales

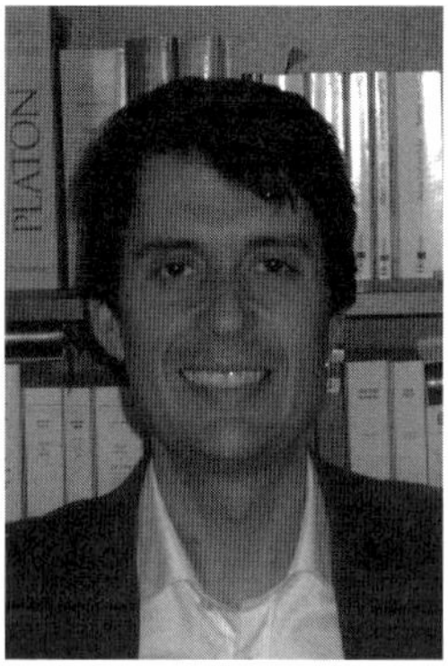

Jean-Pierre Olives

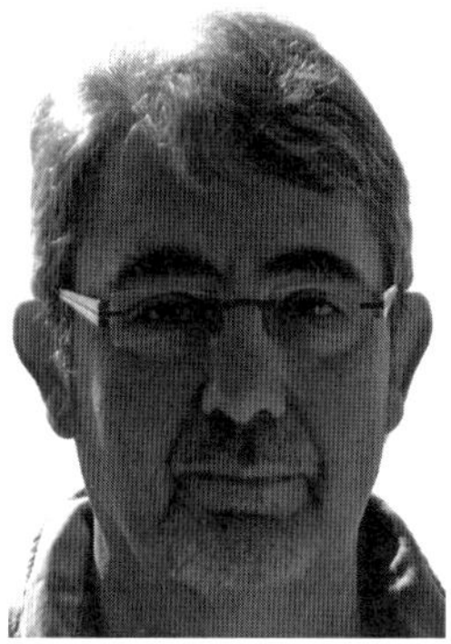

Pour répondre au mieux à ces besoins et à ces objectifs, nous avons choisi une approche clinique lors des consultations et des hospitalisations basée sur des interventions conjointes pédiatre-psychologue, combinant à la fois la dimension pédiatrique et l'approche psycho-éducative.

Données récentes

Entre 25 % et 50 % des jeunes enfants présenteraient des troubles du comportement alimentaire (Chatoor et coll., 2003 ; Ramsay, 2001 ; Arts-Rodas, Benoit, 1998 ; Lindberg et coll., 1994). Ces difficultés alimentaires peuvent être à l'origine d'une perte de poids ou d'une véritable malnutrition (1,4 % des nourrissons pour Dahl et ses coll. [1986]). De plus, des difficultés d'alimentation précoces dans l'enfance peuvent s'installer dans la durée (Saint-André et coll., 2007). Ainsi, l'étude longitudinale suédoise de Dahl et ses collègues (*op. cit.*) a démontré que parmi les 1 % à 2 % de nourrissons qui ont présenté des problèmes d'alimentation sévères et un retard de croissance durant la première année de vie, 70% ont continué d'avoir des problèmes alimentaires à la maison et à l'école (Chatoor et coll., 2004). Par exemple, être « petit mangeur » dans la petite enfance peut conditionner une symptomatologie proche de l'anorexie nerveuse dans l'adolescence ; le PICA dans la petite enfance peut devenir un facteur de risque significatif de développement d'une boulimie à l'adolescence (Marchi et coll., 1990) ; une ambiance de repas délétère en rapport avec des conflits liés à l'alimentation peut être un facteur de risque de développement de troubles alimentaires à l'âge adulte (Kotler et coll., 2001).

Dans certains cas, les repas peuvent devenir très difficiles, conduisant à une malnutrition protéino-énergétique et, dans les situations les plus graves, le risque vital peut être engagé (Ben Soussan, 1986 ; Boucher, 1987).

Pourtant, malgré la prévalence importante des difficultés alimentaires chez le nourrisson et le jeune enfant dans la population générale, et la récurrence des problèmes alimentaires spécifiques, le DSM IV n'a inclus cette pathologie qu'en 1994, sous l'appellation « trouble alimentaire du nourrisson et du jeune enfant ».

Trois approches, trois nosographies, trois points de vue

Trois grandes écoles ont marqué la compréhension de ces troubles dans la pratique clinique : française, américaine et suédoise.

L'école française

Pour l'école française, Janet (Robin et coll., 1995) fut le premier à intégrer la symptomatologie des troubles alimentaires du nourrisson et du jeune enfant dans le corpus sémiologique de la psychogénèse. Plus tard, Kreisler, Fain et Soulé (1974) vont reconnaître les troubles alimentaires du nourrisson et du jeune enfant comme une entité nosographique individualisée. Ils vont regrouper cette symptomatologie sous une appellation : l'anorexie commune du second semestre. Deux formes cliniques vont s'en dégager : l'anorexie simple et l'anorexie complexe.

L'anorexie simple est un trouble réactionnel au sevrage, à la diversification alimentaire, à une gestion mal appropriée des rations dispensées, au non-respect des rythmes alimentation-sommeil du nourrisson, à une pathologie organique bénigne ou sérieuse, sans cassure de la courbe de poids. L'anorexie simple est essentiellement une conduite de refus qui ressemblerait à un conditionnement dans sa forme élémentaire. L'anorexie complexe se distingue par la sévérité du refus alimentaire, les conséquences organiques à court terme et la résistance aux traitements. Ces nourrissons ne semblent pas intéressés par la nourriture, ils n'ont pas d'appétit et paraissent ne pas avoir de sensation de faim.

S'appuyant sur ces avancées nosographiques, la taxinomie française va distinguer trois grandes catégories : l'anorexie précoce (Poinso et coll., 2006) ; l'anorexie commune du second semestre (Kreisler et coll., 1974) ; les anorexies post-traumatiques (Paradis-Guennou et coll., 2004).

L'école américaine

Pour l'école américaine, la classification évolue entre 2002 et 2007, pour finalement conserver 6 sous-types de troubles alimentaires (Chatoor, 2009) :

- *Trouble alimentaire de la régulation des états*. Anciennement appelé « trouble alimentaire de l'homéostasie », il débute en moyenne durant la période néo-natale.
- *Trouble alimentaire associé avec un manque de réciprocité mère-nourrisson*. Anciennement appelé « trouble alimentaire de l'attachement », il débute en moyenne entre 2 et 6 mois.
- *Anorexie du nourrisson*. Anciennement appelée « anorexie du nourrisson : trouble alimentaire de la séparation », elle débute en moyenne au moment de la transition de la cuillère à l'alimentation autonome. Le refus alimentaire est associé à une perte de poids.
- *Aversions sensorielles alimentaires*. Débute en moyenne au moment de l'introduction de la nourriture pour bébé. Le refus alimentaire se base sur la sélection alimentaire.
- *Trouble alimentaire associé avec des conditions médicales concurrentes*.

- *Trouble alimentaire post-traumatique*. Le refus alimentaire se base sur la crainte de la nourriture. Dans chacun des six sous-types, la sévérité des symptômes et la prise de poids insuffisante permettront de différencier un trouble alimentaire des difficultés d'alimentation ordinaires du nourrisson et du jeune enfant.

Les différences entre ces six sous-types conditionnent les dispositifs de soin et les prises en charge proposées.

L'école suédoise

L'école suédoise, dont Dahl est la représentante la plus connue, a effectué une étude épidémiologique qui concerne les troubles précoces de l'alimentation (Dahl et coll., 1986). Elle a étudié 50 cas d'enfants âgés de 3 à 12 mois pendant deux ans. Pour elle, le refus de manger (Refusal To Eat ou RTE), c'est-à-dire refuser clairement et régulièrement sa nourriture, doit être au centre des critères électifs de la pathologie. Plusieurs éléments de l'étude vont en découler : le RTE commence entre les âges de 2 à 6 mois ; le trouble a une durée importante (supérieure à un mois) ; les enfants ayant souffert d'un RTE ont conservé un poids inférieur au groupe test après deux ans de suivi.

Comparaison, différence et choix d'une approche

Nous pouvons constater que la notion de retard de croissance (Failure To Thrive) est un point de divergence entre les approches française et américaine. Pour Kreisler, l'observation d'un retard de croissance, d'une cassure de la courbe de poids, modifie le diagnostic d'anorexie simple du second semestre et oriente la prise en charge du côté d'un trouble organique. Pour Chatoor et ses coll., le retard de croissance ou malnutrition est un des critères diagnostiques de l'anorexie du nourrisson. Cependant, nous pouvons remarquer que l'anorexie complexe du second semestre se rapproche de l'anorexie infantile de Chatoor, sans être toutefois superposables nosographiquement.

En ce qui concerne l'école suédoise, son approche modifie les grilles de lecture des écoles française et américaine en prenant en compte l'évolution pondérale du nourrisson (Robin et coll., 1995).

Pour poser un diagnostic qui soit le plus précis possible et pour adapter une prise en charge qui soit cohérente, il nous paraît nécessaire de choisir une nosographie spécifique qui, pour autant, permette la conservation de notre référentiel théorique initial.

> *« Il vaut mieux que les enfants rougissent des parents que les parents des enfants. »*
> *Raymond Queneau,* Le chiendent

L'approche américaine représentée par Irène Chatoor nous paraît présenter la classification la plus fiable et la plus adaptée pour notre pratique (Chatoor et coll., 2007), tant par son caractère descriptif que par son articulation avec les données scientifiques récentes et ses croisements avec la pédiatrie académique, sans pour autant empiéter sur les élaborations psychodynamiques nécessaires à la compréhension réciproque des mouvements psychiques à l'œuvre dans les interactions des sujets présentés.

L'anorexie infantile : exemple princeps de trouble alimentaire du nourrisson et du jeune enfant

Chatoor et ses coll. conçoivent l'anorexie du nourrisson comme un trouble relationnel (2007) qui se révèle quand le passage vers l'alimentation autonome se voit perturbé par l'augmentation du conflit entre le nourrisson et les parents au sujet de l'alimentation durant les repas (Keren et coll., 2002). Durant ce conflit, l'alimentation peut générer un stress (Robine-Verine, 2001) susceptible de mobiliser le « système nerveux sympathique » des jeunes enfants et supprimer les sensations de faim (Chatoor et coll., 1997). Ainsi, les nourrissons peuvent associer des émotions intenses à l'alimentation, ce qui peut masquer les sensations de faim. Les réponses du donneur de soin influencent donc la capacité des jeunes enfants à différencier la faim et les émotions (Chatoor et coll., 2000).

Les interactions mère-nourrisson sont caractérisées par moins de réciprocité dans la dyade, un conflit élevé, une lutte pour le contrôle et une augmentation des négociations et des distractions durant l'alimentation (Chatoor et coll., 1997). Les nourrissons avec une anorexie sont décrits par leurs parents comme plus négatifs, imprévisibles, dépendants, obstinés, et difficiles (Chatoor et coll., 2000) ; en outre, ils montrent plus de signes d'anxiété/dépression, de plaintes somatiques, et de comportements agressifs que les enfants qui sont de bons mangeurs (Ammaniti et coll., 2004). En plus, les mères des nourrissons et jeunes enfants avec une anorexie infantile témoignent d'un attachement insécurisé avec leurs propres parents (Chatoor et coll., 2000) et plus de dysfonctionnement alimentaire, d'anxiété, de dépression, et d'hostilité que les mères des bons mangeurs du groupe contrôle (Ammaniti, 2004). D'autres études ont montré que les nourrissons et jeunes enfants avec une anorexie infantile témoignent plus souvent d'un attachement insécurisé que les bons mangeurs (*ibid.*), bien que la majorité des jeunes enfants anorexiques (60%) aient montré un attachement sécurisé. Lorsque la relation mère-nourrisson est fragile, elle s'associe à une fréquence plus élevée d'anorexie infantile (Chatoor et coll., 1997). L'anorexie infantile apparaît avec la même fréquence chez la fille et le garçon, contrairement à l'anorexie nerveuse, qui est prédominante chez les filles. Habituellement, les jeunes enfants avec une anorexie infantile ont des performances cognitives normales (Chatoor et coll., 2004*a*).

On note une augmentation de l'éveil physiologique et une diminution des capacités de modulation de la réactivité physiologique chez les jeunes enfants avec une anorexie infantile en comparaison avec le groupe contrôle (Chatoor et coll., 2004b). Il est permis de supposer que ces nourrissons et jeunes enfants anorexiques n'ont pas faim en raison de l'intensité trop importante de leur éveil psychomoteur.

Ces nourrissons et jeunes enfants montrent très précocement un faible intérêt pour l'alimentation et leurs ingesta sont insuffisants. Ce refus alimentaire génère une forte appréhension chez leurs parents qui s'exprimera en conflit durant l'alimentation. C'est à ce moment que les parents vont répondre soit en forçant soit en « contournant » le problème en utilisant des stratagèmes pour distraire leur enfant. Ces comportements conduisent à une lutte pour le contrôle entre les parents et l'enfant. En raison de cette lutte, l'enfant ne peut apprendre à réguler son alimentation de façon interne, et devient complètement dépendant des interactions avec l'environnement.

Une autre approche thérapeutique de l'anorexie du nourisson

Nous avons choisi un mode de traitement basé sur une approche transactionnelle. Il associe une prise en charge conjointe pédiatre/psy chologue et des conseils psycho-éducatifs.

Ce traitement prend en compte les caractéristiques de tempérament des nourrissons, les vulnérabilités parentales et le conflit alimentaire durant les interactions (Ramsay, 2001).

Le tempérament du nourisson

L'objectif principal est de changer la perception et l'interprétation parentale du tempérament de leur nourrisson, plutôt que de modifier ce dernier. Pour accomplir cet objectif, les thérapeutes comparent la description par les mères du tempérament de leur nourrisson, à l'aide d'un questionnaire rempli par les parents, avec les observations recueillies par l'équipe médicale hospitalière. Les caractéristiques de tempérament difficile des nourrissons (par exemple, obstiné, agité, difficulté pour s'apaiser) sont identifiées comme étant à la fois des atouts et des faiblesses. Les thérapeutes expliquent aux parents que les nourrissons avec ces caractéristiques sont habituellement très réactifs et réceptifs aux personnes et à leur environnement. Par conséquent, ils sont extrêmement sensibles, vigilants et curieux. Cependant, en raison de ces qualités, ils peuvent être absorbés par les interactions interpersonnelles ou bien se mettre à jouer, et donc finir par ignorer leurs propres sensations de faim et de satiété. Suite à ces conseils, les parents en viennent à limiter les distractions durant l'alimentation pour aider leurs nourrissons à percevoir la sensation de faim.

De la même manière, l'obstination du nourrisson est interprétée par les thérapeutes comme un atout, et non plus comme une provocation. Ils expliquent en quoi cela manifeste un désir de contrôle permanent de la part de ces nourrissons, afin de mieux maîtriser leur environnement. Ils ont besoin de limites éducatives fermes mais empathiques, afin de permettre une dynamique positive plutôt qu'un signe de trouble oppositionnel.

> *« Il est impossible de comprendre et de punir à la fois. »*
> *Paul Valéry*, Tel quel

Il faut aussi aider les parents à comprendre le conflit entre l'autonomie et la dépendance durant cette période de développement, représenté par le souhait du nourrisson de manger seul tout en ayant l'attention de la mère.

Les vulnérabilités parentales

Beaucoup de mères ont rapporté avoir revécu avec leurs nourrissons les impressions d'inefficacité et de détresse dont elles avaient souffert durant leur enfance avec leurs propres parents (Chatoor et coll., 2000). Une approche empathique est nécessaire pour laisser ces mères parler de leurs difficultés avec leurs nourrissons, et étudier si les conflits sont reliés aux propres expériences parentales des mères ou à un épisode de vie ultérieur.

L'interaction alimentaire

Premièrement, des conseils précis sont donnés aux parents à la fois par le pédiatre, la diététicienne et le psychologue, afin de favoriser l'autonomie du nourrisson durant l'alimentation. Vient ensuite un rappel des règles éducatives aux parents afin d'éviter que les repas soient perturbés par les comportements du nourrisson. La « zone de contrôle » des parents (quand et où le nourrisson peut manger) doit être définie, mais le nourrisson est « laissé libre » de décider de la manière dont il mange (combien et comment il mange), afin qu'il apprenne à réguler son alimentation selon son sentiment de faim ou de satiété (Chatoor, 2002). De même, un programme alimentaire régulier doit être conseillé. Dans ce programme, les repas et les goûters sont espacés de quatre heures. Entre ces prises, le grignotage ou apports alimentaires répétés sont déconseillés. La programmation de l'alimentation est destinée à laisser le nourrisson faire son expérience de faim.

Au début, le plus souvent, le nourrisson proteste et défie les parents quand le programme alimentaire est installé. La situation peut être particulièrement difficile avec ces enfants en raison de leurs émotions intenses et de leur obstination. Ainsi, l'intervention doit faire comprendre aux parents en quoi l'ensemble du dispositif consiste à les limiter et combien cela permet à leur enfant de se calmer tout seul.

En plus des consultations et des échanges habituels, après la remise des questionnaires, nous enregistrons un film vidéo d'un repas dans des conditions « neutres » : un parent seul dans une pièce calme, donnant un repas habituel (si possible préparé à la maison). Le visionnage de ces enregistrements, d'abord par les thérapeutes, puis en commun avec les parents, est une source inestimable d'informations et une mise en abyme des parents face à leur comportement et leurs réactions. C'est la mise en évidence objective des difficultés et/ou conflits sur l'écran qui permet aux thérapeutes d'appuyer des conseils simples et précis à appliquer au quotidien.

Conclusion

Afin d'éviter le forçage alimentaire et le refus alimentaire de ces nourrissons, trois temps sont donc nécessaires :

– consultation d'accueil avec un pédiatre du service d'hospitalisation et son équipe qui sont sensibilisés aux questions des troubles alimentaires du nourrisson et du jeune enfant. Elle comprendra l'interrogatoire pédiatrique traditionnel, le relevé des paramètres auxologiques du nourrisson (poids, taille, périmètre crânien,

calcul d'un score de risque nutritionnel), la définition du cadre hospitalier avec les infirmières et la rencontre avec la diététicienne du service ;
– consultation conjointe avec le psychologue : temps narratif dédié aux « épreuves » traversées par la famille, aux éléments biographiques, aux éléments opératoires de la prise en charge (forçage alimentaire, difficulté de portage...), mais aussi la part intra et intersubjective (phobie d'impulsion, culpabilité maternelle, conflit intergénérationnel, angoisse de l'entourage...) qui s'actualise dans chaque interaction avec le nourrisson ;
– enfin, consultation conjointe pédiatre/psychologue. Elle comprend la poursuite de l'évaluation développementale du nourrisson (attention, éveil, motricité...), la délivrance de conseils de puériculture et de nutrition (quantité, modalité des prises, éducation, niveau de tolérance parentale...), la pose d'un cadre thérapeutique psycho-éducatif (place et rôle de chaque donneur de soin ; lieu, heure et durée des repas...), des interventions concernant les interactions avec le nourrisson (style interactif, mots utilisés, prosodie du donneur de soin, stimulation du nourrisson, éprouvés parentaux...) et l'organisation de la prise en charge ambulatoire (réassurance concernant la prise en charge, planification souple des rencontres, lien avec le médecin de ville ou les institutions de soins de proximité tels CAMSP, PMI ou CMP, CATTP...).

Bibliographie

AMERICAN PSYCHIATRIC ASSOCIATION. 2000. Diagnostic and Statistical Manual of Mental Disorders, DSM-IV-TR, 4e éd., Washington, DC (*Manuel diagnostique et statistique des troubles mentaux*, trad. fr. par J. Guelfi et coll., Paris, Masson, 2003).

AMMANITI, M. ; AMBRUZZI, M. A. ; LUCARELLI, L. ; CIMINO, S. ; D'OLIMPIO, F. 2004. « Malnutrition and dysfonctional mother-child feeding interactions: clinical assessment and research implications », *J. Am. Col. Nutri.*, 23 (3), p. 259-271.

AMMANITI, M. ; LUCARELLI, L. ; CIMINO, S. ; D'OLIMPIO, F. 2004. « Transmission intergénérationnelle : troubles alimentaires dans l'enfance et psychopathologie maternelle », *Devenir*, 16 (3), p. 173-198.

ARTS-RODAS, D. ; BENOIT, D. 1998. « Feeding problems in infancy and early childhood: identification and management»», *Paediatr Child Health*, 3(1), p. 21-27.

BEN SOUSSAN, P. 1986. « Bouches à mourir », *Neuro. enf. ado.*, 34(4), p. 173-187.

BOUCHER, L. 1987. « Les troubles alimentaires graves du nourrisson : des enfants qui se laissent mourir ? », *Psychia. Enf.*, 30(1), p. 5-32.

CHATOOR, I. 2002. « Feeding disorders in infants and toddlers: diagnosis and treatment », *Child Ado. Psychiatric Clin. N. Am.*, 11, p. 163-183.

CHATOOR, I. 2009. *Diagnosis and Treatment of Feeding Disorders in Infants, Toddlers and Young Children*, éd. Zero to three, 1re éd. 2005.

CHATOOR, I. ; AMMANITI, M. 2007. « Classifying feeding disorders of infancy and early childhood », dans W.E. Narrow, M.B. First, P.J. Sirovatka, D.A. Regier, *Age and Gender Considerations in*

Psychiatric Diagnosis, Arlington (Virginia), American Psychiatric Association, p. 228-242.

Chatoor, I. ; Ganiban, J. ; Surles, J. ; Doussard-Roosevelt. 2004. « Physiological regulation and infantile anorexia: a pilot study », *J. Am. Acad. Child Adolesc. Psychia.*, 43(8), p. 1019-1025.

Chatoor, I. ; Ganiban, J. ; Hirsch, R. ; Borman-Spurrell, E ; Mrazek, DA. 2000. « Maternal characteristics and toddler temperament in infantile anorexia », *J. Am. Acad. Child Adolesc. Psych.*, 39(6), p. 743-751.

Chatoor, I. ; Ganiban, J. 2003. « Food refusal by infants and young children: Diagnosis and treatment », *Cog. Behav. Pract.*, 10, p. 138-146.

Chatoor, I. ; Getson, P. ; Menvielle, E. ; Brasseaux, C. ; O'Donnel, R. 1997. « A feeding scale for research and clinical practice to asses mother-infant interactions in the first three years of life », *Inf. Ment. Health J.*, 18, 76-91.

Chatoor, I. ; Surles, J. 1990. « Eating disorder in midchildhood », *Prim. Psychia.*, 11(4), p. 34-39.

Chatoor, I. ; Surles, J. ; Ganiban, J. ; Beker, L. ; Mcwade, L. ; Kerzner, B. 2004. « Failure to thrive and cognitive development in toddlers with infantile anorexia », *Pediatrics*, 113, p. 440-447.

Dahl, M. ; Sundelin, C. 1986. « Early feeding problems in an affluent society. I. Categories and clinical signs », *Acta Paediatr.*, 75(3), p. 370-379.

Keren, M. ; Feldman, R. 2002. « Le rôle de l'évaluation des interactions lors du repas dans l'évaluation psychopathologique usuelle du jeune enfant », *Devenir*, 14(1), p. 5-16.

Kotler, L. A. ; Cohen, P. ; Davies, M. ; Pine, D.S. ; Walsh, B.T. 2001. « Longitudinal relationships between childhood, adolescent, and adult eating disorders », *J. Am. Acad. Child Adolesc. Psych.*, 40(12), p. 1434-1440.

Kreisler, L. ; Fain, M. ; Soulé, M. 1974. *L'enfant et son corps*, Paris, Puf.

Lindberg, L. ; Bohlin, G. ; Hagekull, B. ; Thunström, M. 1994. « Early food refusal: Infant and family characteristics », *Inf. Ment. Health J.*, 15(3), p. 227-262.

Marchi, M. ; Cohen, P. 1990. « Early childood eating behaviors and adolescent eating disorders », *J. Am. Acad. Child Adolesc. Psych.*, 29(1), p. 112-117.

Paradis-Guennou, M. ; Maury, M. ; Dura, M. ; Dallavalle F. ; Voisin, M. ; Montoya, P. 2004. « Anorexie post-traumatique : une prise en charge pluridisciplinaire difficile », *Arch. Pédiatr.*, 11(6), p. 607-609.

Poinso, F. ; Viellard, M. ; Dafonseca, D. ; Sarles, J. 2006. « Les anorexies infantiles : de la naissance à la première enfance », *Arch. Pédiatr.*, 13, p. 464-472.

Ramsay, M. 2001. « Les problèmes alimentaires chez les bébés et les jeunes enfants, une nouvelle perspective », *Devenir* 13(2), p. 11-28.

Ramsay, M. ; Gisel, E.G. ; Mccusker, J. ; Bellavance, F. ; Platt, R. 2002. « Infant sucking ability, non-organic failure to thrive, maternal characteristics, and feeding practices: a prospective cohort study », *Dev. Med. Child. Neurol.*, 44, p. 405-414.

Robin, D. ; Sanchez-Cardenas, M. 1995. « Considérations diagnostiques sur les anorexies du nourrisson », *Psychia enf.*, 38, p. 365-401.

Robine-Verine, C. 2001. « Conduite alimentaire : difficultés rencontrées chez le « tout petit » et le jeune enfant, point de vue de la diététicienne », *J. pédiatr. Puéri.*, 14, p. 228-231.

Saint-André, S. ; Thomas, G. ; Lazartigues, A. 2007. « Un cas d'anorexie mentale chez une petite fille de quatre ans et demi », *Neuro. Enf. Ado.*, 55, p. 345-350.

1. Ce texte est paru dans le n°62 de *Spirale*, 2012, p. 26-34.

Les pleurs de bébé ! « Quipuniqui »

Jacky Israël
pédiatre, néonatologiste.
Il est décédé en 2015.

Jacky Israël

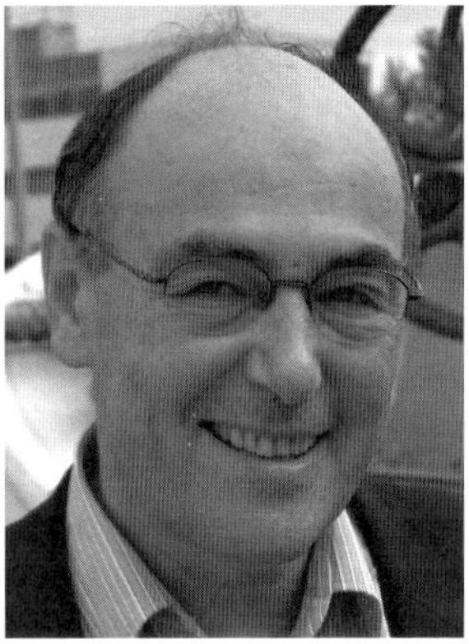

Le bébé d'aujourd'hui ne répond pas toujours aux souhaits de ses parents, notamment quand il pleure sans arrêt les premiers mois et qu'il ne leur laisse aucun répit (Israël, 2011a). De là à penser que ce petit démon les persécute, il n'y a qu'un pas. Impossible de ne pas vouloir réprimer ces cris insupportables, mais comment échapper à une violence en retour, quand la douceur est inopérante ? Sans compter que, par la suite, monsieur Bébé va rechigner dès 6 mois, taper à 1 an, faire des colères à 18 mois et dire systématiquement non à tout, à 2 ans. C'est un véritable parcours d'obstacles qui attend ces parents pleins de bonnes intentions éducatives, quand cela ne devient pas un véritable chemin de croix. Malheureusement, en ne tenant pas toujours compte du fonctionnement et des besoins du tout-petit ils risquent de se fourvoir, tandis que leur bébé se sentira « incompris », pour ne pas dire mal aimé.

Quand les mères subissent

Si Winnicott a rassuré les professionnels de la petite enfance quant à la compétence des mamans, il n'a sans doute pas connu ces femmes qui travaillent jusqu'au bout de leur grossesse et qui reprennent leur activité professionnelle très tôt. Notre époque ne leur laisse pas le temps de vivre pleinement leur grossesse, et encore moins celui d'accompagner leurs bébés quand ils ont tant besoin d'elles. Que dire de ces séparations brutales que sont l'accouchement et le retour à la vie active tombant juste à la fin du post-partum, sinon qu'elles sont imposées sans prendre en compte les besoins de contact réciproque pour s'investir ? Ce n'est qu'au bout de quelques mois qu'une réelle séparation physique pourra se réaliser, une sorte d'attachement dans le détachement, qui nécessite des capacités d'élaboration psychique de part et d'autre. Tout cela va trop vite, aussi bien pour le bébé que pour les mères. Malgré la présence des pères et leur implication précoce (Israël, 2011*b*), les mères ont du mal à se séparer de leur bébé les premiers mois, voire la première année. Nous avons trop tendance à banaliser et à intellectualiser les interactions en oubliant l'essentiel : les liens indissolubles créés par le séjour *in utero*. Quant au bébé, son temps n'est pas le nôtre (Ciccone, Mellier, 2007) et il est bien difficile de passer d'une présence quasi continue à une absence parfois trop longue pour lui, quand sa mère le confie toute la journée. Enfin, tout le monde le constate, il y a de plus en plus de bébés difficiles, pour ne pas dire excitables (Israël, 2005), qui demandent plus d'attention et plus de temps pour pouvoir sortir de cette agitation permanente qui engendre des pleurs, des troubles du sommeil, des reflux gastro-œsophagiens, ce qui exige encore plus de temps.

Quand les pleurs du nouveau-né vous transpercent

À la naissance on évoque surtout la rupture pour le bébé, mais on oublie le passage de la plénitude maternelle à cette impression de vide dans lequel vont résonner les pleurs stridents et répétés d'un bébé excitable. Ces pleurs sont ressentis comme s'ils faisaient écho au mal-être de la mère, et interprétés comme une véritable souffrance du bébé. Qu'il s'agisse de pleurs de faim, d'éveil agité, ou de tout autre inconfort, voire d'un véritable problème médical, ces pleurs répétitifs, sans fin/faim, finissent par agresser de jeunes parents qui s'attendaient à tout, sauf à ça.

Le sentiment d'incompétence

S'il est normal de douter les premiers jours pour les mamans ayant la chance d'avoir un bébé qui pleure peu, la plupart du temps il faut compter quelques semaines, et parfois quelques mois, pour trouver le bon tempo permettant de s'accorder au bébé (Stern, 2003).

Par contre, il est difficile de prendre confiance en soi quand les pleurs de bébé sont fréquents malgré tous les efforts déployés pour répondre au moindre cri. Qu'un bébé soit actif ou excitable, le corps-à-corps, l'allaitement à la demande, le portage permanent, le bercement, tout ce qui lui permet d'être sécurisé à travers « ses attentes sensorielles » (Schaal et coll., 2010) ne provoque que des accalmies transitoires. La survenue inopinée des cris qui vous percent les oreilles, qui pénètrent au plus profond de vous-mêmes, vous conduit à vous interroger continûment sur le bon fonctionnement du bébé et vos propres capacités à y faire face.

Fort heureusement, la plupart des mères arrivent à passer ce cap difficile de la période néonatale où leur bébé dort peu, pleure souvent et ne leur laisse que peu de répit, aussi bien le jour que la nuit. Il faut dire que les pères actuels (Israël, 2010*a*) font preuve de présence pour les aider et les valoriser, afin qu'elles ne perdent pas pied. Mais à peine profitent-elles des interactions avec leur bébé qu'elles doivent déjà le quitter pour aller travailler. Pour la plupart des mères, c'est une nouvelle punition, que seule la prolongation du congé de maternité (Israël, 2012*a*) pourrait effacer.

La tourmente

Le post-partum est marqué par une vulnérabilité psychique pour la mère et parfois pour les nouveaux pères. Cette période est particulièrement propice à des remontées inconscientes qui viennent brouiller la disponibilité de la mère pour le bébé. Or, le bébé ressent particulièrement cette absence et va réagir en pleurant (Ciccone, Mellier, 2007) et en cherchant la sécurité par le contact physique, comme un véritable bébé kangourou. C'est ainsi que la mère va s'épuiser à répondre alors que le bébé restera toujours en demande – pour ne pas dire sur sa faim. Bien évidemment, la recherche d'une cause médicale s'impose pour expliquer ces pleurs permanents qui vont de pair avec des troubles du sommeil. Si de surcroît le bébé régurgite beaucoup, le coupable idéal est tout trouvé, à savoir un reflux gastro-œsophagien. L'escalade thérapeutique n'apportera que des solutions transitoires (Israël, 2012*b*), et après avoir épuisé un ou plusieurs pédiatres, la mère finira par se demander ce qu'elle a fait pour mériter cela.

Imaginez l'ambiance quand, pendant des mois, un bébé vous tyrannise sans répit, alors que vous faites tout ce qui est en votre pouvoir pour le satisfaire. Nuit et jour, les cris stridents vous agressent au point que vous finissez par les anticiper. Entre ce qui vous ébranle, « les fantômes dans les placards » (Fraiberg, 2007), et ce qu'il vous fait subir, il y a de quoi sombrer dans un gouffre insondable.

Heureusement, toutes les mamans ne font pas de dépression du post-partum (Dayan, 2002) et moultes situations finissent par s'améliorer grâce à un bon accompagnement pédiatrique ou, mieux encore, une prise en charge psy. Rien de plus salvateur que de pouvoir mettre des mots sur vos éprouvés, pour peu à peu éliminer les parasites qui obscurcissent le climat interactif avec bébé.

> *« On doit punir, non pour punir, mais pour prévenir. »*
> Sénèque

Le naufrage

Toutes les mères n'ont pas la chance ou l'accompagnement nécessaire pour dépasser cette épreuve. Parfois, le sentiment de persécution prend le pas sur la culpabilité, et l'envie que ça s'arrête est tellement oppressante que les bercements deviennent de plus en plus violents. Lors des consultations pédiatriques, il suffit de voir des bébés agités (bercements rapides et brutaux) comme des bouteilles d'Orangina pour redouter le pire après des jours et des nuits d'insomnie. Au mieux, la haine transparaîtra dans la prosodie de la voix qui ne trompe pas bébé ; ce qui n'arrange rien mais évite peut-être le passage à l'acte : l'envie de jeter bébé par la fenêtre. De là à imaginer que certains bébés soient secoués (Israël, 2008a) lors d'un accès de folie impossible à contrôler, il n'y a qu'un pas. Cette violence en retour témoigne, s'il était besoin, de cette ambiance survoltée induite par la conjonction de la « folie maternelle primaire » (André, Dreyfus-Asséo, 2006) et de ces cris qui lacèrent sans arrêt un corps et une psyché à bout de force. Les pleurs provoquent des plaies béantes, et à la longue, la mère finit par avoir un dernier sursaut de défense – sinon de survie – en essayant de faire taire l'impétrant.

Rien d'étonnant à ce que, par la suite, la pensée consciente n'ait pas accès à cet acte ultime qui est de toute évidence complètement refoulé, d'autant plus s'il est délirant.

Pour éviter que les mères ne se sentent punies par le comportement de leur bébé, encore faudrait-il qu'elles soient plus entourées pour éviter, ou au moins ralentir la plongée dans ce chaos inattendu. La brièveté du séjour en maternité n'arrange rien, elle précipite plus vite encore les nouvelles mères dans une sorte de vide provoquant une sensation d'apesanteur, avec toutes les inconnues que cela comporte. Il faut rendre grâce à ces pères de plus en plus présents qui assurent le *holding* de la mère – à ceci près qu'ils n'ont pas toujours la possibilité de prolonger le congé de maternité. Quant aux professionnelles qui viennent à domicile, qu'ils s'agissent de sages-femmes ou de puéricultrices, elles font un superbe travail. Mais bien des mères se retrouvent seules et désemparées sans que leur fragilité ait été repérée au préalable.

Quand le coucher sonne le rappel

À partir de 3 mois, vous avez pleinement profité des interactions avec votre bébé et bien vite jeté aux oubliettes ces premiers mois parfois si difficiles. Depuis qu'il s'endort seul, fait ses nuits, ne pleure plus, l'ambiance est devenue idyllique. Tout se passe bien jusqu'au moment où, du jour au lendemain, vers l'âge de 6 mois, il se met à pleurer très « violemment » dès que vous le mettez dans son lit, le soir, pour le coucher comme d'habitude.

« C'est reparti »

Pourtant, rien n'a changé dans le rituel du coucher, que ce soit le mobile musical, le doudou, la tétine, les câlins, mais impossible de coucher votre bébé sans qu'il se mette à hurler comme si on l'étranglait. Vous avez beau le prendre dans les bras pour le rassurer, à peine le posez-vous qu'il recommence.

C'est sûr, il n'a pas envie de vous quitter, peut-être qu'il n'a pas sommeil ? Vous avez beau le bercer, l'endormir ou le mettre dans votre lit, tous les soirs ça recommence, c'est un véritable cauchemar.

« Je ne peux pas les supporter »

À juste titre, vous pensez avoir fait ce qu'il fallait au retour de votre travail pour que votre bébé puisse se recharger en affects en jouant avec lui, en lui donnant son bain, son repas, mais ces cris vous transpercent à nouveau comme au premier jour. Vous ressentez une détresse à laquelle vous n'arrivez pas à vous soustraire : ces cris sont vos cris, il faut les arrêter, et seul le corps-à-corps vous semble approprié. En outre, vous avez été privée de votre bébé toute la journée, comment ne pas répondre à ce manque réciproque ? Chaque soir ce scénario catastrophe se répète et finit par vous épuiser. Vous en arrivez à redouter le coucher et quand l'irrémédiable survient, vous ne pouvez vous empêcher de vous demander : qu'est-ce que je lui ai fait, ou qu'est-ce qu'il me fait ? L'appel au pédiatre permettra d'écarter la faim, une cause médicale, et de comprendre qu'il s'agit d'un simple problème de séparation.

Le dilemme

Vous avez beau comprendre les enjeux et essayer de vous dominer, vous n'arrivez pas à occulter les pleurs de votre bébé, vous les supportez d'autant moins que vous êtes fatiguée de la journée et que vous avez le sentiment qu'il souffre, alors qu'il manifeste simplement le fait qu'il a du mal à se retrouver seul. Les tentatives pour adoucir ce moment crucial et faire oublier à chacun les enjeux du coucher par un nouveau rituel s'avèrent vaines : dès que votre bébé se met à pleurer au moment fatidique, vous ne pouvez résister à la pulsion irrépressible de le prendre dans les bras, alors qu'il faudrait justement se séparer (Israël, 2011*b*). Quels que soient les conseils de votre pédiatre – avoir une voix ferme et posée –, laisser pleurer votre bébé une fois que vous avez fait ce qu'il fallait, vous n'y parvenez pas. Quant aux tuyaux des copines pour le laisser pleurer de plus en plus longtemps avant d'intervenir, ils sont impossibles à suivre quand chaque minute vous paraît une éternité.

Les pleurs de séparation touchent plus les mamans que les papas, ce qui permet souvent de trouver une solution. La présence du père fait tiers, sa conviction et sa fermeté se traduisent dans sa voix (Israël, 2010*a*). La prosodie rassure et ne laisse pas le choix au bébé, à condition que la mère soit convaincue du bienfondé de l'autorité paternelle. Si elle ne l'est pas, il vaut mieux le laisser procéder seul. Par contre, quand le père est aussi vulnérable que la mère (Israël, 2010*b*), il n'y a guère de solution en dehors du retour au statu quo ante, à savoir la chambre des parents.

Quand les nuits obscures sont déchirées par les éclairs de cris

Votre bébé vient de finir sa première année, il commence à marcher, à explorer, et le voilà qui, chaque nuit, se réveille d'une à trois fois. Certaines d'entre vous se demandent s'il faut répondre, mais la plupart ne se posent pas la question tant cet appel leur paraît indiscutable. Une mère ne peut pas ne pas ressentir les coups de boutoir de ces cris dans son for intérieur, alors qu'un père peut ne pas les entendre, ou ne pas s'en formaliser. À ce stade du développement du bébé, vous avez beau réagir, il n'en demeure pas moins que le problème se pose différemment : vous êtes sûre qu'il s'est passé quelque chose, et que ça n'a pas nécessairement un rapport avec vous.

Vous voulez comprendre

Vous êtes nombreuses à chercher d'emblée une cause pour expliquer ce ou ces réveils intempestifs : cela va de la perte de la tétine à la faim, en passant par une couche mouillée ou souillée. D'autres y voient là les premiers cauchemars alors que votre bébé ne mémorise que les événements antérieurs (mémoire analogique) (Israël, 2008*c*) et qu'il est incapable de scénariser ses rêves avant l'âge de 3-4 ans, quand ce ne sont pas les fameuses poussées dentaires qui ont bon dos. Enfin, il n'est pas difficile de comprendre pourquoi le bébé se réveille après des changements, que ce soit des vacances, le début d'une grossesse, le décès d'un proche de ses parents, ou l'absence d'une mère pendant quelques jours, voire du père. Vous pensez à juste titre qu'un événement marquant peut être à l'origine de ce concert de cris qui saccagent votre nuit. Bien sûr, il est facile de faire la relation entre un réveil et une mauvaise chute la veille, une sorte de « copier-coller », pour ne pas dire de revécu nocturne. Mais il ne suffit pas toujours de savoir et de rassurer votre bout de chou pour résoudre le problème, bien souvent vous êtes partie pour 2-3 semaines pénibles quand un changement a troublé votre enfant. Vous finissez par vous demander au bout de quelques nuits, si vous ne l'aviez fait dès la première, si votre bébé n'est pas malade, ou aurait pu contracter une otite. Quel désappointement quand il arrive en pleine forme chez le pédiatre alors que vos yeux sont brouillés et vos pensées aussi, et que son examen se révèle strictement normal !

Le problème se complique quand, au fil des mois, chaque nuit c'est l'horreur, avec des explosions de cris inopinés, jusqu'à dix fois, et pas toujours au même moment ; cela devient un véritable calvaire. C'est un enfer à double titre : aux nuits blanches va s'ajouter l'échec de l'enquête policière sur les facteurs déclenchants. Ces réveils sont le résultat d'une accumulation de situations difficiles auxquelles le bébé aura fait face au fil des jours et parfois des mois, jusqu'au jour où cela se traduira par des réveils nocturnes, quand la goutte aura fait déborder le vase. N'oubliez pas que votre bébé revit certains événements en sommeil paradoxal en deuxième partie de nuit (Israël, 2008*c*).

Des recettes inopérantes

Vous avez beau intervenir gentiment chaque nuit en prenant votre bébé dans les bras, pour le rassurer, c'est peine perdue : au mieux il va se rendormir pendant 1 à 2 heures pour recommencer à vous réveiller en sursaut si vous avez pu vous rendormir, au pire il va brailler comme si on l'égorgeait dès que vous le posez. Petit à petit, vous allez tout mettre en œuvre pour faire taire ce petit monstre qui hante vos nuits et finit par semer la discorde dans votre couple. Vous allez tout essayer, aussi bien les conseils des pédiatres que les recettes de vos copines, sans compter la pêche aux infos sur le Net. Vous allez alterner la « gentillesse » avec la « fermeté » pour ne pas dire l'agressivité, quand vous serez à bout après dix allers-retours en titubant dans l'obscurité glauque de vos pensées.

Vous finissez par craquer

À l'impossible nul n'est tenu : en raison de votre fatigue ou de votre épuisement, vous allez céder en prenant votre bébé dans votre lit. Tout contre vous, il va enfin arrêter cette sirène d'alarme qui vous torturait sans cesse les tripes au point de ne plus savoir à quel saint (sein aussi parfois) se vouer. Vous êtes résignée à héberger cet intrus avec l'assentiment de son père qui ne vous a pas beaucoup aidée, ou qui n'y est pas parvenu. Et vous voilà partis pour un certain temps à faire ménage à trois, voire plus quand vos autres enfants en prennent ombrage, comme les premiers mois, ce qui est pour le moins paradoxal. Faut-il encourager ou combattre ce sommeil partagé – pour ne pas employer le mot *co-sleeping* (Didierjean-Jouveau et coll., 2004) ?

Il n'y a rien de plus épuisant que des nuits blanches agrémentées par une sono si bruyante qu'elle provoque des sursauts dans le lit, elles finissent par attiser la haine. Votre bébé vous vole votre tranquillité, viole votre intimité, sans que vous puissiez y mettre un terme. Faites-vous aider en demandant au père d'intervenir chaque nuit, quand il s'agit d'un problème de séparation avec vous, ou par un psy quand le problème est récurrent et semble plus complexe. Tout n'est pas, bien évidemment, de votre faute, il y a des tas d'autres raisons pour justifier ces éveils.

Quand les mères se révoltent

Quand ça va mieux, ce sont les principes éducatifs qui reprennent le dessus, afin de donner des limites et d'assurer la sécurité de ce petit être qui veut s'émanciper à tout prix dès qu'il comprend certaines situations et qu'il acquiert les capacités à se déplacer. Il est plus facile d'agir que de subir quand votre bébé ne réagit pas comme vous le souhaitez, surtout s'il vous contrarie. Au diable les faiblesses des premiers mois, il faut mater ses velléités d'indépendance et d'opposition, il faut faire plier la bête, les pleurs ne vous font plus peur, bien au contraire. Nous ne parlerons pas des pères qui ont souvent encore moins de scrupules et qui prennent en général les devants : si la plupart acceptent les pleurs et y répondent volontiers lors de la période néonatale, très vite ces pleurs les touchent beaucoup moins, ce qui leur permet d'intervenir pour résoudre brillamment les problèmes de séparation et les réveils nocturnes.

Quand les « caprices » surgissent

C'est vers 6 mois que bébé commence à pleurer quand il n'est pas d'accord pour être habillé ou déshabillé sans ménagement. Il manifeste son mécontentement à l'égard d'une contrainte imposée sans prévenir, alors que les parents ne voient que midi à leur porte : « Il fait des caprices. »

De la surprise à l'incompréhension

Tout changement survient toujours au moment où l'on s'y attend le moins, notamment quand on n'anticipe pas le fait qu'un bébé de 6 mois puisse manifester son adhésion, ou non, à des situations qu'on lui impose sans y mettre les formes.

C'est sûr, vous ne voyez pas pourquoi, d'un seul coup, votre bébé se met à brailler régulièrement dans différentes circonstances alors qu'il se soumettait si facilement auparavant.

De là à faire usage de votre force physique ou de le houspiller pour lui faire comprendre qu'il n'a pas le choix, il n'y a qu'un pas que vous allez vite franchir. Il faudrait voir qui fait la loi !

Quand il vous tape

Vers 1 an il n'est pas rare que votre bébé vous donne des tapes sur le visage ou le corps, et vous allez porter plainte chez le pédiatre en jouant les victimes outragées de ces méfaits.

« Il m'agresse »

Vous êtes persuadée qu'il vous gifle ou qu'il vous frappe alors que ses gestes ne risquent de blesser que votre amour propre. Vous êtes mortifiée par cette « agression » alors que vous lui témoignez tant d'amour… Parfois, il vous mord comme s'il voulait vous manger.

> « *Fais des bébés, fais des bébés*
> *Ça fera peut-être des cadavres*
> *pour leurs saletés de bombes*
> *Mais aussi des cerveaux*
> *pour ne pas qu'elles tombent.* »
> *Jean-Jacques Goldman*, Fais des bébés

La loi du talion

Certaines d'entre vous vont montrer à ce monstre d'ingratitude qu'on ne frappe pas impunément sa mère, elles vont lui rendre la pareille, à la surprise du malotru qui n'en a cure ou qui ne comprend pas non plus.

Quand il vous provoque

Quand le petit d'homme se met à marcher, il veut s'approprier le monde, il accède enfin à tout ce qui est exposé à ses yeux depuis des mois et qui se dérobait à ses doigts, sa bouche. En avant, toute : sur la chaîne hi-fi, le portable, les bibelots, les plantes vertes, les alcools et les amuse-gueules de la table basse, la cuisine, les escaliers…

« Il le fait exprès »

Vous avez beau lui dire « non » de manière aussi autoritaire que possible, ce petit effronté s'en moque, il y retourne après un léger temps d'arrêt en arborant un sourire provocateur. Non seulement il vous nargue mais il vous provoque comme s'il ne comprenait rien. C'est insupportable qu'un petit bout de chou vous tyrannise de la sorte.

« J'ai beau lui dire que c'est pas bien… »

Bien sûr, quand il se met en danger votre ton est tel qu'il s'arrête net, mais pour le reste, impossible de faire passer le message dès qu'il fait des bêtises. Il ne veut pas comprendre que « c'est pas bien » ; mais pour qui et pourquoi cela ne serait-il pas bien ? Il ne fait pas la différence entre ce qui est bien ou pas bien, puisqu'il est simplement attiré par quelque chose sans en connaître les dangers ou vos priorités.

Quand il fait des colères

À 18 mois c'est le pompon : à la moindre contrariété il hurle, se roule par terre, quand il ne se donne pas des coups en se frappant ou en cognant sa tête contre les murs.

« Je ne comprends pas »

Que vous soyez dans un magasin, en pleine rue, chez des amis, c'est la honte : d'un seul coup c'est l'explosion, votre gentil garçon devient complètement hystérique, il se débat, balance tout, se jette parterre… Bref, c'est la crise et rien n'y fait, impossible de lui faire entendre raison quand il pète les plombs.

« Je le punis »

« Quand il est comme ça, je n'en peux plus et je n'ai qu'une envie, c'est de lui faire payer ce qu'il me fait endurer. Au mieux je le mets au coin ou dans la chambre en attendant qu'il se calme, au pire je lui crie dessus, lui donne une fessée ou une douche froide. » Autrement dit : à la violence provoquée par une perte de contrôle, vous répondez de manière identique, c'est encore la loi du talion…, pour ne pas dire l'engrenage de la violence dans un bain d'incompréhension.

Quand il dit non à tout

À 2 ans, votre bébé comprend tout et souvent arrive à parler pour exprimer ses envies. Il sait surtout s'affirmer en disant non à toute proposition ou toute injonction. Là encore plus qu'auparavant, ces refus systématiques vous agressent et vous irritent au point d'en faire une affaire personnelle. « Je lui explique, il doit comprendre et obéir. » Autrement dit : il n'a pas le choix de discuter, ni la permission de s'opposer, il doit se soumettre quoi qu'il lui en coûte. À ce petit jeu, monsieur Bébé est souvent le plus fort dans la spirale des interdits et des injonctions.

Quand il se fait vomir

Il arrive qu'un bébé se fasse vomir chez le pédiatre lors de l'examen, en particulier quand il est terrorisé par ces instruments intrusifs qui le pénètrent pour ouvrir la bouche ou pour fouiller ses conduits auditifs. Bien souvent, c'est le même qui va vomir quand il fait une grosse colère ou quand il ne veut pas se coucher le soir.

Le vomissement est l'arme suprême pour obtenir ce qu'il veut car cette manifestation vous fait peur, vous redoutez l'irruption fétide et dégoûtante à la moindre contrariété. En fait, vous craignez tellement qu'il s'étouffe dans ses miasmes que vous allez plier avant qu'il ne vous vomisse dessus. La capitulation permet d'éviter le pire, du moins en apparence.

Les comportements d'opposition de votre bébé au cours de son développement provoquent inévitablement l'escalade de vos réprimandes, pour ne pas dire une échelle de représailles, qui ne tient compte que de votre vécu d'adulte. Vous vous sentez en permanence agressée par les réactions inattendues ou inacceptables d'un bébé « insoumis », et à aucun moment vous ne vous posez de questions quant au langage sous-jacent de ce petit être en devenir.

Et l'autre ?

Qu'en est-il de ce bébé qui a tellement besoin de se sentir aimé, a son propre vécu des situations, partagé entre les exigences d'une assistance parentale et son désir de s'en passer, voire de s'y opposer ? N'est-ce pas à nous, professionnels de la petite enfance, d'éclairer ses parents quant à ses demandes fondamentales ? Il est hors de question de critiquer ou de juger les réactions instinctives des mères (ou des pères) quand on sait qu'ils sont soumis à leur propre histoire et qu'ils ne demandent qu'à bien faire, sans toujours en avoir les clés. Il est important d'entendre ce qu'ils vivent au jour le jour avec les bébés difficiles, et tout aussi essentiel de ne pas leur jeter la pierre quand ils n'en peuvent plus. C'est à nous de les aider, de favoriser la compréhension réciproque en traduisant le langage sous-jacent des bébés, en soutenant les parents en difficulté. Il ne s'agit en aucun cas de dévaloriser qui que ce soit, mais de donner à chacun sa place dans un respect mutuel.

Bibliographie

André, J. ; Dreyfus-Asseo, S. (sous la direction). 2006. *La folie maternelle ordinaire*, Paris, Puf.

Ciccone, A. ; Mellier, D. 2007. *Le bébé et le temps*, Paris, Dunod.

Dayan, J. 2002. « Maman, pourquoi tu pleures ? », *Les désordres émotionnels de la grossesse et de la maternité*, Paris, Odile Jacob.

Didierjean-Jouveau, C.-S. ; Mac Kenna, J. ; Israël, J. 2004. *Comment dorment les bébés : pour ou contre le sommeil partagé*, Cahier n° 2, Paris, Belin, coll. « Naître, Grandir, Devenir ».

Fraiberg, S. 2007. *Fantômes dans la chambre d'enfants*, Paris, Puf, coll. « Le fil rouge ».

Israël, J. 2005. « Tout ne se joue pas *in utero* pour les bébés agités… », *Spirale*, Dossier « La vie avant la vie » coordonné par P. Cesbron, n°36, Toulouse, érès.

Israël, J. 2008*a*. « Les bébés secoués », *Spirale*, Dossier « L'accueil des bébés » coordonné par M.-P. Thollon-Behar, n° 48, Toulouse, érès.

Israël, J. 2008*b*. « J'ai du mal à le supporter : les contretemps de la relation », *Spirale*, Journées « Ces bébés qui nous font mal » sous la direction de P. Bensoussan, Toulouse, érès.

Israël, J. (sous la direction). 2008c. *Dodo, l'enfant do : le sommeil du tout-petit*, Toulouse, érès, coll. « Les dossiers de *Spirale* ».

Israël, J. 2010*a*. *Enfants mode d'emploi : à l'usage des pères*, Paris, Anne Carrière.

Israël, J. 2010*b*. « Les effets pervers du père/mère », *Psycho média*, n° 25.

Israël, J. 2011*a*. « "Enfin" père après la naissance », dans D. Rapoport (sous la direction de), *Les temps de la naissance : neuf mois avant, neuf mois après, quelle continuité ?*, 3e Journée de la Bien-traitance, Enfance Majuscule.

Israël, J. 2011b. « De la (con)fusion des sens au nonsens », Spirale, Dossier « L'aube des sens : de la recherche à la clinique » coordonné par J. Israël et D. Rapoport, n° 59, Toulouse, érès.

Israël, J. 2012*a*. *Plaidoyer pour prolonger le congé de maternité*, 16es Journées de Pédiatrie Pratique.

Israël, J. 2012*b*. « Pour une meilleure pratique médicale », Rubrique « Quoi de neuf, docteur ? », *Spirale*, Dossier « E-Baby : le bébé virtuel » coordonné par Sylvain Missonnier, *Spirale*, n° 60, Toulouse, érès.

Schaal, B. ; Goubet, N. ; Delaunay-El-Allam, M. 2010. « Concordances et discordances entre sensorialité et écologie néonatales : attentes sensorielles et réponses adaptatives chez l'enfant prématuré », dans D. Mellier, *Le développement des enfants nés prématurément*, Marseille, Éditions Solal.

Stern, D. 2003. *Le monde interpersonnel du nourrisson*, Paris, Puf.

1. Ce texte est paru dans le n°62 de *Spirale*, 2012, p. 16-25.

Peau à peau : un contact crucial pour le nouveau-né[1]

Jérome Pignol
unité de réanimation et néonatologie, CHU Fort-de-France

pignol.j@gmail.fr

Véronique Lochelongue
unité de réanimation et néonatologie, CHU Fort-de-France

veronique.lochelongue@wanadoo.fr

Olivier Fléchelles
unité de réanimation et néonatologie, CHU Fort-de-France

olivier.flechelles@chu-fortdefrance.fr

À la fin des années 1970, une équipe médicale colombienne initie une pratique de soins pour les nouveau-nés de faible poids : la méthode Kangourou. Le peau à peau est une pratique dérivée de cette méthode. L'utilisation du portage en peau à peau ouvre de nombreuses discussions entre les professionnels de la périnatalité et les parents depuis plusieurs années. Comment diminuer l'impact des routines hospitalières sur le déroulement de la naissance ? Comment favoriser l'attachement du nouveau-né avec ses parents ?

Nous aborderons ces interrogations avec le regard des professionnels qui accompagnent les nouveau-nés dans les services de maternité et de néonatologie en nous basant sur les publications scientifiques. Les craintes et les obstacles autour du peau à peau sont-ils fondés ? Quels sont les bénéfices et les réalités du peau à peau ?

Il nous semble important de distinguer deux situations en pratique courante :
– le peau à peau chez le nouveau-né bien-portant à la naissance ;
– le peau à peau chez le nouveau-né prématuré de faible poids de naissance.

La pratique du peau à peau avec le nouveau-né à la naissance

La pratique du peau à peau en salle de naissance est recommandée par de nombreuses sociétés savantes. L'OMS la recommande dans les guides de prise en charge des nouveau-nés comme moyen pour lutter contre l'hypothermie, promouvoir l'allaitement maternel et favoriser les interactions précoces de la mère avec son enfant. Tous les organismes sanitaires, français

– Haute Autorité de santé –, européens, américains – AAP et AMB – et internationaux vont dans le même sens : préconiser le peau à peau dès les premières minutes de vie du bébé.

Le peau à peau est décrit en salle de naissance comme un contact précoce, dès les premières minutes de vie, et prolongé (90 à 120 min) entre la mère et son enfant. Le nouveau-né est idéalement placé nu, dos couvert après séchage, sur le ventre de sa mère. Cependant, le peau à peau en salle de naissance reste peu pratiquée et héterogène dans les maternités, malgré l'évidence de ses effets bénéfiques qui sont nombreux et reconnus.

Peau à peau et attachement

L'analyse des études faites par Anderson et Moore en 2007 montre que le peau à peau précoce favorise les comportements d'affection, de lien et d'attachement de la mère. Mais les soins habituellement prodigués à l'enfant à la naissance diminuent les interactions précoces mère-enfant. Nous savons aujourd'hui, documentés par la recherche et la clinique, que le processus d'attachement est très complexe. Il est sous la dépendance d'une programmation comportementale innée, de stimulations sensorielles multiples, de sécrétions hormonales et d'échanges émotionnels entre la mère et son nouveau-né. L'équilibre est fragile, et toute intervention en fragilise la mise en place, en particulier, les routines hospitalières de la salle de naissance.

Une étude sur le comportement du nouveau-né avec sa mère nous montre une séquence innée et identique à tous les nouveau-nés immédiatement après la naissance. Le comportement maternel est toujours le même si le déroulement n'est pas perturbé. Les mères ayant pratiqué le peau à peau ont un comportement plus maternant avec leur enfant, et les accompagnent donc plus facilement vers leur première tétée.

Le peau à peau en salle de naissance favorise l'allaitement maternel

Le processus décrit par Matthiesen est la base d'un schéma d'interaction de la mère avec son enfant qui aboutit, notamment, à une tétée efficace dans les deux heures qui suivent la naissance. Winström a observé qu'après la naissance, le réflexe de succion est optimal au bout de quarante-cinq minutes environ, puis va décroissant pour s'interrompre dans les deux heures suivantes.

L'initiative « Hôpital ami des bébés », sous l'égide de l'OMS, de l'Unicef et de l'Association internationale de pédiatrie, a édité « Les dix conditions pour le succès de l'allaitement maternel » afin de promouvoir les changements nécessaires dans les maternités pour favoriser l'allaitement maternel. La quatrième condition stipule : « Aider les mères à commencer d'allaiter leur enfant dans la demi-heure suivant la naissance. »

Le contact tactile précoce et prolongé détermine le succès de la première tétée et optimise le comportement d'allaitement de l'enfant. Il augmente aussi la durée de l'allaitement maternel, ainsi que le taux d'allaitement maternel exclusif. Mais le peau à peau précoce ne diminue pas les problèmes liés à l'allaitement (engorgement) et n'a pas d'influence sur la maturation du lait.

En salle de naissance, *le nouveau-né en peau à peau s'adapte plus facilement à la vie extra-utérine.*

L'OMS recommande le peau à peau comme un moyen efficace de lutte contre l'hypothermie. La température des nouveau-nés reste ainsi stable pendant plus de deux heures. De même, le nouveau-né stabilise ses autres paramètres physiologiques : fréquence cardiaque et respiratoire, glycémie.

Le peau à peau précoce est une réponse au stress ; il favorise les comportements adaptés du nouveau-né en termes de cris, grimaces et mouvements. Les bébés qui en bénéficient pleurent moins que les autres.

Il semble important de s'attarder un instant sur *le rôle primordial d'une hormone dont la production est augmentée par la pratique du peau à peau : l'ocytocine*. L'ocytocine augmente la température du sein. Grâce à cette différence de température, le nouveau-né peut repérer plus facilement le sein et se réchauffer. Par ailleurs, l'ocytocine modifie le comportement de la mère qui est plus calme, moins anxieuse, et interagit plus facilement avec son bébé. De plus, l'ocytocine augmente les contractions utérines, ce qui diminue les risques d'hémorragie du post-partum. C'est enfin l'hormone de la fabrication du lait maternel.

> *En salle de naissance, le nouveau-né en peau à peau s'adapte plus facilement à la vie extra-utérine.*

Les craintes des personnels soignants en salle de naissance

L'analyse de Moore et ses collaborateurs (2007) ne relève pas d'effets indésirables ni de complications liés à la pratique du peau à peau. Mais les craintes des personnels restent un frein à la pratique pour le nouveau-né bien portant en salle de naissance. Quelles sont ces craintes et comment y répondre ?

> *Il est un outil parmi un ensemble de stratégies visant à améliorer le développement des prématurés.*

« Il existe un risque de malaise et de mort inattendue, ce qui met en jeu la sécurité dans les salles de naissance. » En effet, des cas de malaises sont signalés dans la littérature, mais leur fréquence n'était pas connue. Elle a été récemment évaluée à 0,03 cas/1 000 naissances vivantes, ce qui est une fréquence rare, ne justifiant pas une surmédicalisation des nouveau-nés bien portants et ne remettant pas en cause la pratique du peau à peau. « Nous ne pouvons pas surveiller correctement les enfants en peau à peau en salle de naissance. »

Les nouveau-nés en peau à peau ont une stabilité physiologique et une adaptation à la vie extra-utérine meilleures que celles des nouveau-nés surveillés en couveuse. Cette réflexion inscrit le débat sur le peau à peau dans la politique de périnatalité, politique d'accueil, de prise en charge, d'accompagnement et de sécurité en salle de naissance.

Propositions pour la mise en place du peau à peau en salle de naissance

Promouvoir et favoriser le peau à peau précoce et prolongé en salle de naissance, c'est répondre à des interrogations. À quels nouveau-nés s'adresse le peau à peau ? Les soins de routine : aspiration des fausses nasales et de la bouche ; vérification de la perméabilité œsophagienne, anale, des choanes-surveillance de la glycémie, de la température ; instillation de collyre vitamine K ; mensurations ; bain et habillement, doivent-ils être faits de manière systématique ? Si oui, à quel moment ?

Cette réflexion se fait au niveau des réseaux de périnatalité et de l'organisation des services avec l'établissement de protocoles pour guider les pratiques des professionnels.

Certaines mesures paraissent indispensables : formation des personnels sur les bénéfices du peau à peau ; réalisation de protocoles de service ; information visible en salle de naissance ; information des parents lors des cours de préparation à l'accouchement. Certains réseaux français ont déjà rédigé de tels protocoles et ont pu mettre en place la pratique courante du peau à peau sans que cela pose de soucis particuliers.

Le peau à peau dans les services de néonatologie et unités de soins intensifs

La méthode Kangourou

En 1978, à Bogota, deux pédiatres colombiens, Edgar Rey et Hector Martinez, ne disposant pas suffisamment d'incubateurs, mettent en œuvre une méthode de soins pour résoudre les manques et les difficultés de leur unité de néonatologie. Ils proposent aux mères et aux pères ou à d'autres membres de la famille, le portage en peau à peau, contre la poitrine, des nouveau-nés de faible poids de naissance en position ventrale, 24 heures sur 24, avec une alimentation par allaitement maternel. La méthode « Kangourou » était née.

Plusieurs pays en voie de développement utilisent cette méthode pour la prise en charge des nouveau-nés de faible poids de naissance (moins de 2 500 g).

Une analyse de toutes les études concernant la méthode Kangourou a été faite par A. Conde-Agudelo et collaborateurs en 2003. L'objectif était de déterminer si la méthode kangourou était une alternative efficace à la méthode conventionnelle de prise en charge des nouveau-nés de faible poids de naissance, en termes de réduction de la morbidité et de mortalité. Les nouveau-nés bénéficiaires sont inclus dans la méthode Kangourou, après stabilisation de leur état. Des différences significatives de méthodologie existent entre les divers pays, et rendent l'analyse comparative de ces études difficile. Elles sont notamment liées à :

- l'allaitement maternel exclusif ou non et l'utilisation d'une sonde gastrique d'alimentation ;
- la nudité partielle ou totale du nouveau-né ;
- la durée variable d'exposition en peau à peau par jour ;
- la sortie précoce de l'hôpital.

Ces auteurs ont sélectionné trois études qui concernent 1 362 nouveau-nés de poids inférieur à 2 500 g, dont les plus petits pesaient autour de 1 200 g.

Parmi les bénéfices de la méthode Kangourou, on note :
- une diminution de la morbidité et de la sévérité ; en effet, la méthode Kangourou diminue certaines complications graves de la prématurité, à savoir les infections nosocomiales à 41 SA (terme normal de la grossesse), les infections respiratoires à 6 mois de vie ;
- une réduction de la durée d'hospitalisation et des coûts de prise en charge hospitalière, mais les données qui concernent ce dernier point ne sont pas précises dans les études ;
- le taux de ré-hospitalisation des deux groupes est comparable à un mois de vie ;
- les mères qui bénéficient de la méthode Kangourou allaitent plus souvent leur enfant de manière exclusive à la sortie de l'hospitalisation, mais cet avantage n'est pas retrouvé par la suite (jusqu'à un an de suivi) ;
- meilleure croissance à la sortie de l'hôpital ;
- une influence positive sur le lien mère-enfant et l'attachement du nouveau-né et de sa mère.

Ces études n'ont pas montré de supériorité de la méthode Kangourou sur la méthode conventionnelle en termes de développement psychomoteur (il est identique à douze mois de suivi pour les deux groupes) et de mortalité (elle est identique à 41 SA et à 12 mois de vie, mais le bénéfice à long terme (6 ans) n'est pas encore étudié). On peut légitiment espérer une amélioration des performances cognitives des enfants ayant bénéficié de la méthode Kangourou.

Communiquer et accompagner les parents à découvrir, à connaître leur enfant et à soutenir son développement

La pratique du peau à peau dans les services de soins intensifs de néonatologie des pays dits « développés » découle de la méthode Kangourou. Mais la pratique est différente car elle utilise le peau à peau comme un outil de prise en charge des nouveau-nés et en particulier des nouveau-nés prématurés. Le peau à peau se pratique au mieux quotidiennement pendant une à quelques heures par jour, une fois que le prématuré est stabilisé. C'est une évolution récente des pratiques pour répondre à l'impératif de favoriser les interactions précoces parents enfants et améliorer le devenir des prématurés. Les pratiques et les connaissances sur le peau à peau dans les unités sont très disparates. De nombreuses difficultés et contraintes techniques et organisationnelles freinent sa généralisation, en particulier dans les unités de soins intensifs chez les prématurés de très petits poids de naissance.

Le peau à peau risque-t-il de déstabiliser et de fatiguer le prématuré ?

Un risque existe d'instabilité cardio-respiratoire, d'hypothermie, de fatigabilité. Les études montrent que les nouveau-nés de faible poids de naissance sont plus stables en peau à peau qu'en couveuse. Les données concernant les prématurés de très faible poids (inférieur à 1 500 g) sont rares. Le nombre réduit de cas étudiés ne permet pas de généraliser leurs résultats, mais ils semblent démontrer également une stabilité des paramètres physiologiques pendant le peau à peau.

Cependant le risque d'hypothermie existe pour les bébés de très petit poids au cours des premiers jours de vie. Si le dos n'est pas chaudement recouvert ou encore lors du transfert de la couveuse sur le torse de maman ou papa, la perte de chaleur est très importante. Il est donc nécessaire de prendre des précautions lors des manipulations et des transferts.

Les contraintes techniques de la réanimation : perfusion, sonde, respirateur..., peuvent représenter un frein à la pratique du peau à peau ; toutefois, ces difficultés peuvent être surmontées avec l'expérience et la formation des puéricultrices et infirmières.

Bien évidemment le nouveau-né prématuré est fatigable, mais les études montrent que le nouveau-né de faible poids en peau à peau baisse son niveau d'activité (moindre consommation d'énergie), augmente la part de sommeil calme et celle d'éveil calme (éveil propice aux apprentissages et aux interactions) et diminue la part de sommeil agité.

Peau à peau et infections nosocomiales

Dans les pays en voie de développement, la méthode Kangourou diminue le nombre d'infections nosocomiales. Il n'existe pas de données sur le taux de ces infections chez les prématurés bénéficiant du peau à peau dans les services de néonatologie des pays dits « développés ». Le respect des règles d'hygiène préconisées pour la prévention des infections nosocomiales dans les hôpitaux semblent suffisantes et sont expliquées aux parents.

Peau à peau et lien parents-enfant prématuré

« Ce sont les parents qui sont stressés par le peau à peau ! » Le peau à peau chez les nouveau-nés prématurés participe à la construction du lien parent-prématuré qui est très difficile à établir précocement du fait des conditions mêmes de la naissance. Dans les services, le peau à peau tend à devenir le moyen privilégié pour donner leur place aux parents, soutenir la construction du lien parent-prématuré, et encourager un dialogue entre les parents, leur enfant et l'équipe soignante. Les étapes du dialogue passent obligatoirement par le toucher. Le peau à peau est une étape qu'il peut être difficile à franchir. Aux professionnels d'accompagner les parents et de créer l'espace adéquat afin qu'ils puissent prendre leur enfant en peau à peau et établir ce lien indispensable.

Le peau à peau peut s'intégrer dans des programmes plus large de prise en charge : « soins centrés sur la famille », méthode Kangourou, soins de développement et NIDCAP. Il devient une « intervention développementale », en ce sens qu'il est un outil parmi un ensemble de stratégies visant à améliorer le développement des prématurés.

Parmi les sentiments des mères de prématurés, la culpabilité, l'exclusion face à l'environnement hospitalier, l'incapacité à éprouver le rôle de parent sont prépondérants. De nombreux symptômes de stress sont comparables à ceux d'un syndrome post-traumatique. Certains auteurs retrouvent la présence de tels symptômes jusqu'à six mois après la date de naissance théoriquement prévue de l'enfant.

Les mères qui pratiquent le peau à peau sont moins anxieuses ; elles retrouvent plus rapidement la confiance en leur capacité et prennent plus souvent leur enfant pour allaiter par exemple. Elles se sentent plus utiles, ont une compréhension accrue du comportement du bébé et reconnaissent que leur bébé est moins stressé. Au final, elles appréhendent moins le retour à domicile et réagissent mieux aux demandes de l'enfant une fois à la maison.

Le peau à peau est efficace et recommandé comme traitement non médicamenteux de la douleur.

Les stimulations auxquelles est soumis le prématuré sont inadaptées à son développement. Certaines sont excessives (auditive, visuelle...), d'autres sont inappropriées ou inexistantes. Les conséquences négatives sur son devenir psychomoteur sont certaines. Le peau à peau apparaît comme une source de stimulations multisensorielles positives : tactile, olfactive, gustative s'il est associé à une mise au sein, visuelle et interactive, auditive (par la voix des parents). Lorsque l'enfant est moins médicalisé, en service de néonatologie, les parents peuvent stimuler son sens du mouvement, en le portant en peau à peau tout en marchant.

Il est évident que le peau à peau chez des prématurés de faible, voire très faible, poids nécessite des conditions optimales en termes de place, d'intimité, de bruit, de lumière et de surveillance (monitorage continu de la température, la fréquence cardiaque et respiratoire et la saturation en oxygène). Le positionnement du nouveau-né doit être optimal et le personnel disponible.

Peau à peau comme traitement antidouleur

Le peau à peau est efficace et recommandé comme traitement non médicamenteux de la douleur. Le positionnement ventral, le toucher et l'enveloppement, ainsi que la stimulation olfactive et multisensorielle semblent participer de cet effet antidouleur. Les hypothèses au sujet de ce mécanisme ne sont pas totalement élucidées, mais il reste que le peau à peau augmente le taux d'endorphine (morphine naturelle) et de cholescystokinine (régulateur des endorphines). La stimulation olfactive (une odeur agréable et/ou une odeur familière, lait maternel par exemple) augmente également le taux de cholescystokinine.

Les études portent principalement sur le nouveau-né à terme et le prématuré de plus de 32 SA (aucune étude chez le grand prématuré). Elles montrent une diminution des réactions comportementales à la douleur, ce qui aide l'enfant à l'autorégulation. Aucun effet secondaire n'est décrit. Le peau à peau peut donc représenter un traitement adjuvant de la douleur en néonatologie et en maternité, mais ne peut en aucun cas remplacer les médicaments, surtout si la douleur est intense.

Peau à peau et allaitement maternel du prématuré

Nous avons vu les bénéfices de la méthode Kangourou sur l'allaitement des nouveau-nés prématurés. Le bénéfice est-il identique pour les grands prématurés et de très petit poids avec une pratique du peau à peau moins intense ? Peu d'études existent chez les moins de 1 500 g. Les mères allaitent plus longtemps leur prématuré durant l'hospitalisation et un mois après la sortie de l'hôpital. On retrouve trois facteurs influençant la lactation des mères de prématurés de poids inférieur à 1 500 g : tirer le lait précocement, souvent et faire du peau à peau.

Le peau à peau est la première étape des apprentissages successifs qui, tout au long de l'hospitalisation, conduisent le prématuré à téter efficacement.

Peau à peau et devenir à long terme

Si on la compare à une méthode conventionnelle, la méthode Kangourou ne montre pas de bénéfices à un an de suivi en termes de développement psychomoteur.

R. Feldman montre qu'une heure de peau à peau pendant 14 jours chez des prématurés de 30 SA a un effet positif sur le développement à l'âge de 6 mois après la sortie de l'hôpital.

Malgré les bénéfices multiples décrits ci-dessus, les études sont défaillantes ou difficiles à mettre en œuvre, quand il s'agit de prouver les avantages du peau à peau à long terme sur le développement psychomoteur des prématurés.

Promouvoir le peau à peau et le portage en néonatologie

Le peau à peau doit s'inscrire dans la stratégie de soins aux nouveau-nés d'un hôpital et d'un réseau

de périnatalité qui soutienne le nouveau-né et sa famille. Promouvoir le peau à peau dans les services de néonatologie et soins intensifs, c'est :
- informer les parents lors des premiers entretiens des bénéfices du peau à peau et de la stratégie du service ; un livret explicatif leur est distribué ;
- évaluer les réactions des parents, du nouveau-né, et de l'équipe soignante ;
- élaborer un protocole écrit qui énonce clairement les impératifs de sécurité, les contre-indications et les modalités du peau à peau ;
- former régulièrement le personnel.

Conclusion

Le peau à peau ne nous a pas encore livré tous ses effets. Des recherches sont nécessaires chez le prématuré de très petit poids. Le défi est immense pour le futur : faire évoluer les esprits et repenser les soins. L'enjeu est que le nouveau-né et sa famille soient placés au centre des maternités et des services de néonatologie pour optimiser les soins prodigués et permettre la construction du lien familial. Le peau à peau permet aux parents de devenir les acteurs de l'histoire de leur nouveau-né.

Bibliographie

CONDE-AGUDELO, A. et coll. 2003. « Kangaroo mother care to reduce morbidity and mortality in low birthweight infants », *Cochrane Database of Systematic Reviews.*

DÉPARTEMENT SANTÉ ET DÉVELOPPEMENT DE L'ENFANCE ET DE L'ADOLESCENT, OMS. 1999. *Données scientifiques relatives aux dix conditions pour le succès de l'allaitement*, Genève. http://www.who.int/nutrition/publications/evidence_ten_step_fre.pdf

DEPARTMENT OF REPRODUCTIVE HEALTH AND RESEARCH, WORLD HEALTH ORGANIZATION. 2003. *Kangaroo Mother Care: a Practical Guide*, 1st ed., Geneva, WHO.

FELDMAN, R. 2002. « Comparaison of skin to skin and traditionnal care: Parenting outcomes and preterm infant development », *Pediatrics*.

GOLIANU, B. et coll. 2007. « Non-pharmacological techniques for pain management in neonates », *Semin Perinat*.

MARTEL, M.J. ; MILLETTE, I. 2003. *Les soins de développement*, Éditions Sainte-Justine.

MOORE, E. et coll. 2007. « Early skin-to-skin contact for mothers and their healthy newborn infants », *Cochrane Database of Systematic Reviews*.

PIERRAT, V. 2004. « Le peau à peau dans la prise en charge des nouveau-nés de faible poids de naissance », *Journal de pédiatrie et de puériculture,* vol. 17, n° 7, p. 351-357.

WORLD HEALTH ORGANISATION. 1997. *Thermal Protection of the Newborn: a Practical Guide*.

WORLD HEALTH ORGANISATION. 1998. *Postpartum Care of the Mother and Newborn: a Pratical Guide*.

WORLD HEALTH ORGAGISATION. 1989. *Protecting, Promoting and Supporting Breast Feeding: the Special Role of Maternity Services.*

1. Ce texte est paru dans le n°46 de *Spirale*, 2008, p. 59-69.

2 Accueil dans la petite enfance

« Être parmi d'autres » Accueil d'un enfant porteur de handicap à la crèche[1]

Jocelyne Roux-Levrat
psychologue

jocelyne.roux-levrat@wanadoo.fr

Jocelyne Roux-Levrat

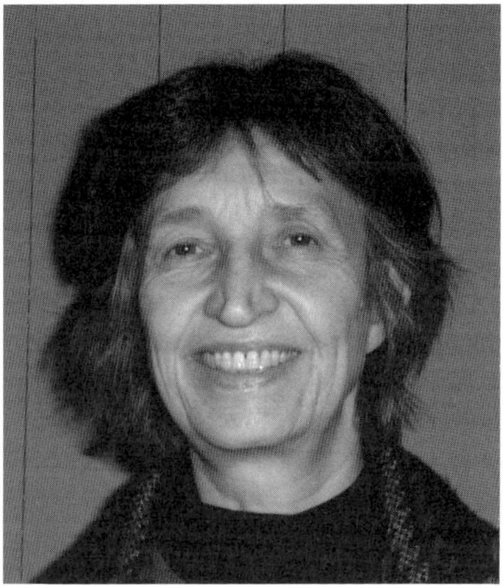

La crèche Les Cèdres à Vienne reçoit depuis quelques années des enfants porteurs de handicap parmi d'autres enfants.

À partir de l'accompagnement de cette équipe dans une réflexion sur la vie quotidienne de tous les enfants puis d'une attention portée plus particulièrement aux enfants ayant un handicap et ou des troubles psychiques, nous tenterons de témoigner de leur cheminement. L'accueil d'Amel, dont nous retracerons l'histoire, nous amènera à suivre les professionnelles dans leurs engagements auprès de cet enfant, avec l'intérêt et les difficultés que cela a suscité.

La rencontre avec chaque enfant est unique, cependant nous essayerons de dégager un certain nombre de constantes nées de cette expérience particulière, qui orientent le projet d'équipe.

Une remarque préliminaire

Nous désignons par le même mot « handicap » des déficits, atteintes, ayant des origines et des répercussions très différentes. À l'heure actuelle, les troubles psychiques font partie aussi de cette catégorisation. Pourtant, ce n'est pas pareil d'accueillir Alexandra, 3 ans, porteuse d'une trisomie 21, qui commence à marcher et joue à la manière d'une enfant de 18 mois, dont l'évolution est prévisible, que de recevoir Carole, 3 ans, atteinte d'une encéphalopathie, qui ne peut s'asseoir ni se déplacer seule, dont on ne connaît pas les possibilités d'évolution motrice, intellectuelle et de langage, ou Paul, jeune garçon autiste de 4 ans, qui court de manière incessante, tournant sans arrêt devant lui un objet auquel il s'accroche.

Notons que très souvent le handicap rend l'enfant plus vulnérable sur le plan psychologique ; ce qui est source pour l'enfant de ce que Geneviève Haag appelle un « surhandicap psychique ».

Le vécu des professionnels

Beaucoup d'équipes disent combien l'accueil d'enfants « différents » n'est pas simple. Il suscite des éprouvés contrastés où des mouvements affectifs forts, voire passionnés (peurs, enthousiasme, ambivalence), côtoient des sentiments d'incompétence, d'inutilité. La vie fantasmatique des professionnels est aussi particulièrement sollicitée. « Ça ne coule pas de source », « on est exposé », disent-ils. Ils expriment aussi le manque de temps, de moyens auxquels ils se sentent confrontés. En effet, pour les professionnels qui rencontrent un enfant avec un « handicap », c'est une confrontation avec le « dissemblable », l'étrangeté, l'irrémédiable qui peut troubler, effrayer, amener à rencontrer des souffrances personnelles, renvoyer à ses propres enfants présents ou à venir, à un questionnement sur l'humain.

Les représentations du développement de l'enfant, si utiles pour accompagner les différentes étapes de son « grandir » sans en précipiter le rythme, sont mises à mal par tous les incertains liés aux limites corporelles, mentales. La grande difficulté à se projeter dans un avenir vient questionner les pratiques habituelles. Faut-il faire autrement, comment ? Les tentations de rééducation sont souvent présentes. Seul l'établissement d'un lien vivant à l'enfant, par la construction de rencontres qui s'approfondissent, permettra que peu à peu s'atténuent inquiétude et malaise.

Mais, les professionnels rencontrent aussi le désarroi des parents : douleur extrême parfois, situation de choc, de sidération, culpabilité, solitude, mise à mal de leur confiance en eux-mêmes, en leur parentalité. Comment les accueillir avec leur silence, leur impossible acceptation du handicap qui peut nous faire penser à un déni, avec leur manque de confiance en eux-mêmes et dans les professionnels ? Comment arriver à être là simplement, chaleureusement ?

Parfois le handicap se révèle alors que l'enfant est déjà à la crèche, mettant les professionnels dans la situation difficile de l'annonce du handicap, annonce qui se prolonge, car c'est au fur et à mesure de son développement que vont se découvrir les limites de l'enfant.

Lorsqu'elles ne sont pas contenues psychiquement par l'ensemble de l'institution, la confrontation à des situations difficiles n'est pas sans produire d'effets sur le fonctionnement d'une équipe. Cet accueil peut exacerber les manques ou les dysfonctionnements, peut susciter des clivages entre ceux qui ont le désir de cet accueil et ceux qui ne s'en sentent pas capables. Il vient questionner les capacités institutionnelles à s'adapter à chaque enfant. Il est potentiellement source de culpabilité. Mais le mouvement qui pousse à chercher à aller à la rencontre de ces enfants « pas comme les autres » et de leurs parents, à comprendre cet enfant et ses besoins, et à lui créer alors un environnement adéquat, à inventer de nouvelles attitudes peut aussi devenir source d'enrichissement, de renouvellement pour les professionnels.

Amel à la crèche

Cet écrit s'appuie largement sur les notes et les observations des professionnelles : celles de Carine, son auxiliaire et référente, et celles de Marie-Odile, chargée dans l'équipe du projet d'accueil d'enfants porteurs de handicap.

Amel est le premier enfant de la famille. Des atteintes cérébrales sont à l'origine d'un développement psychomoteur lent, d'un déficit intellectuel et de troubles de la vision. Il a été adressé à la crèche par le CAMSP où il est reçu régulièrement avec ses parents. L'objectif de cet accueil est de lui permettre de faire de nouvelles expériences en relation avec d'autres adultes et d'autres enfants, de permettre aussi à sa mère une reprise progressive du travail. La crèche est composée de trois sections. Amel est accueilli pendant un an dans le groupe des plus jeunes. Carine est sa référente et deux autres auxiliaires prennent le relais en son absence. Amel passera ensuite dans la section des moyens-grands.

Il arrive à la crèche à l'âge de 22 mois. Son adaptation et ses progrès vont se faire à son rythme, c'est-à-dire à petits pas, ce qui demande à l'équipe beaucoup de patience et de disponibilité.

L'adaptation va se dérouler sur trois semaines : toute l'équipe doit s'organiser afin que Carine soit disponible pour ces rencontres qui nécessitent de prendre du temps pour qu'une relation de confiance puisse se construire ; pendant plusieurs jours, la maman garde Amel sur ses genoux, Carine est à leurs côtés. Après la période d'adaptation, il ne reste à la crèche, les premiers temps, que 2 heures une fois par semaine. Amel pleure aux moments où sa mère le quitte, mais il se console dans les bras de Carine et témoigne d'un début d'attachement à sa référente et aux deux auxiliaires-relais lorsque leur éloignement provoque ses larmes.

Dans les mois qui suivent, Amel manifeste des progrès dans sa motricité (il se déplace sur les fesses), dans son intérêt pour les objets (secoue, tape, met des cubes gigognes les uns dans les autres) et pour les autres enfants qu'il approche, touche, suit, leur proposant des échanges d'objets. Mais, bien qu'il recherche le contact avec les auxiliaires en leur touchant les bras, les temps de soins corporels restent difficiles : pendant le change, il se raidit, pleure, son regard est détourné ; lors du repas, il se détourne aussi, refuse la nourriture et cherche à mettre une distance dans cette relation trop proche pour lui. Puis peu à peu il commencera à porter lui-même des aliments à sa bouche, avec ses doigts d'abord puis avec une petite fourchette. Ces progrès partagés en équipe soutiennent les auxiliaires qui sont questionnées parfois par des moments de soins corporels déroutants alors que les temps individualisés sont pensés dans la structure comme des occasions de rencontre.

Toute nouveauté doit être introduite avec beaucoup de précaution : la première sortie dans le jardin, la première proposition de sieste, l'intervention progressive des deux autres auxiliaires de la section qui avaient accepté de rester un peu en retrait pour permettre à Amel d'investir ces liens « un à un ». Il passe maintenant deux petites journées par semaine à la crèche.

Chaque interruption dans la fréquentation de la crèche (à Noël, pendant les vacances d'été) ravive les angoisses de séparation de la mère. La directrice doit téléphoner pour avoir des nouvelles de l'enfant et pour qu'il revienne à la crèche. Et Amel réagit fortement aux départs de sa mère en se jetant violemment en arrière… jusqu'au jour où il peut regarder longuement à travers la vitre sa mère s'éloigner avec de grandes vocalises douces, devenant capable d'élaboration autour de cette séparation (il a 30 mois). De même, il communique de plus en plus son vécu émotionnel, sourit à une auxiliaire qui s'adresse à lui, proteste quand un enfant lui prend un jouet, manifeste de la joie ou de la colère. Cheminant dans son individuation et dans l'acquisition d'une meilleure sécurité interne, il peut rencontrer les autres avec plaisir : il ne se détourne plus quand un adulte s'occupe de lui, partage son repas – avec appétit – avec deux autres enfants.

Mais tout cela reste fragile aussi bien pour la maman que pour Amel : Carine part en congé maternité et Amel est absent pendant presque toute la durée de ce congé ! À son retour, il est triste (même si l'expression de la tristesse est à noter comme une avancée dans ses expressions émotionnelles), joue peu, refuse le repas et le change… Au retour de Carine, il va se mettre à marcher (3 ans 4 mois) et pédale avec le trotteur que sa mère a apporté à la crèche.

Accueillir et accompagne

Le parcours d'Amel à la crèche met en évidence ce que peut et doit être l'accueil et l'accompagnement d'un enfant confié par ses parents à une structure d'accueil. L'accueil d'Amel nous permet de mettre en évidence ces conditions car elles sont comme grossies à la loupe : parce qu'elles se déploient dans le temps (dans *son* temps) et doivent être amplifiées, répétées, continues pour qu'il puisse s'en saisir.

Accueillir, c'est permettre que se créent des liens

Avec les parents : c'est ce que disent les professionnelles : « Le contact s'est fait d'abord avec la maman. Pour entrer en contact avec Amel, il fallait d'abord qu'elle soit en confiance. »

Pour bâtir un lien avec l'enfant, il a été indispensable de comprendre ce qu'ils vivaient tous deux dans leur confrontation avec ce handicap, aggravant la difficulté à se séparer. Et la découverte de Amel ne pouvait se faire sans toute l'expérience et toute la connaissance que Madame M. transmettait à l'équipe. Son père a été progressivement plus présent.

Avec l'enfant : les professionnelles ont mesuré l'importance de la présence régulière de la personne de référence apportant à l'enfant une sécurité, permettant l'établissement de lien d'attachement sans exclusive ni appropriation, c'est-à-dire dans le cadre d'un travail d'équipe. La connaissance mutuelle entre adultes et enfant peut, sur cette base, s'approfondir. Et cela est particulièrement précieux lorsqu'un enfant a des difficultés particulières pour manifester ses besoins, ses ressentis, ses émotions.

Nous avons vu Amel s'ouvrir peu à peu à l'autre. L'attention portée à ces manifestations même minimes soutient l'enfant, et permet aux adultes de saisir et de favoriser les conditions de leur émergence. L'une d'entre elles, c'est la régularité relationnelle ; une autre est la possibilité laissée à l'enfant d'une initiative d'approche, à son rythme, en direction des enfants ou des adultes qui l'entourent.

Amel a pu s'attacher à Carine qui lui a aussi donné la possibilité d'être en relation avec les autres auxiliaires.

Accueillir, c'est accompagner la séparation

Être particulièrement attentif aux moments de séparation et à ce qui s'y joue : il aura fallu soutenir la séparation du côté de Madame M., au début puis à tous les moments d'intervention (lors des vacances, de la maladie d'Amel). Pour Amel, le moment de la séparation d'avec sa maman reste un temps délicat, un véritable baromètre de son état affectif. Ses manifestations parlent d'un vécu catastrophique, notamment lors des changements de cadre, de personne. Voici comment se passe un accueil peu de temps après son intégration dans un nouveau groupe :

« Sa mère qui le tient dans ses bras n'arrive pas à le poser au sol, il s'arc-boute. Carine vient près d'eux, parle avec la maman et prend Amel dos contre elle, alors qu'ils sont tous deux assis au sol. Lorsque sa mère part, Amel pleure un peu et se penche fortement en avant, la tête tournée en direction de la barrière où il va vu sa mère s'en aller. Carine le tient et malgré cela il finit par tomber ou par frapper sa tête au sol. Carine lui parle, Amel s'avance sur les fesses vers la barrière. Carine vient le chercher peu après, il s'arc-boute dans ses bras. »

> *Être libre dans ses actes, ses mouvements, et par rapport à lui-même semble aller de pair avec être libre d'aller vers l'autre.*

Quelque temps plus tard, plus en sécurité dans son nouveau groupe, il pourra quitter sa mère plus tranquillement, suivant des yeux son éloignement derrière la vitre. Prenant appui sur la relation fiable et continue avec son auxiliaire, il parvient peu à peu à construire une permanence au-delà de l'absence.

Accompagner, c'est accueillir ce qui vient de l'enfant et chercher à s'y ajuster

Carine perçoit, reçoit et respecte les manifestations de retrait d'Amel. Tout en restant très présente, attentive, elle lui permet de « venir à elle », comme elle le laisse « venir à lui » tout en l'accompagnant (le morceau de fromage qu'il porte à sa bouche). Être libre dans ses actes, ses mouvements, et par rapport à lui-même semble aller de pair avec être libre d'aller vers l'autre. Nous assistons alors à une sorte de « dégel » affectif et émotionnel chez Amel observable à travers ces trois temps de repas :

Deux mois après son arrivée : « Après lui avoir mis la serviette, Carine tend les bras à Amel assis au sol. Elle attend un peu, il lui tend les bras à son tour mais son visage reste impassible. Elle l'installe dans un grand fauteuil, c'est ce qu'elle a trouvé de mieux pour le repas ; elle est à sa hauteur et il ne veut pas être sur ses genoux. Elle lui propose des légumes en purée. Il en accepte deux cuillerées. Il ne regarde pas Carine, son visage est tourné sur le côté, un peu figé ; il n'a aucun mouvement de tête quand Carine avance la cuillère vers sa bouche. Il refusera ensuite le reste de la purée ainsi que le poisson. Il repousse le verre d'eau puis tend la main vers le petit suisse. Carine respecte ses demandes et ses refus. »

Quelque temps après : « Amel, assis dans le même fauteuil, les mains posées sur les accoudoirs, ouvre franchement la bouche lorsque Carine lui présente la cuillère. Elle va au rythme de l'enfant et l'attend alors qu'il mâche très longuement. La main droite de Amel s'ouvre et se ferme comme si elle accompagnait la mastication. Il touche la main de Carine. Celle-ci lui présente un carré de fromage près de la bouche et lui, dans le même temps, porte sa main à la bouche. Ce geste perçu comme important par Carine l'amène à lui proposer un morceau de fromage dans cette main et à soutenir légèrement celle-ci jusqu'à la bouche. Pour le morceau suivant, c'est Amel qui accompagne sa main droite avec la gauche, puis il se servira lui-même et le portera d'une seule main à sa bouche. »

Un an plus tard, un mois après une longue interruption : « Amel est à table avec d'autres enfants. Carine est à côté de lui mais aide un autre enfant. Il tend son bras vers elle, vers son collier, la touche, regarde intensément son visage lorsqu'elle lui propose des cuillères de légumes qu'il ne prend pas. Il la touche de nouveau, lui sourit. Pour la première fois, il prend de lui-même le verre des deux mains, boit tout seul et en redemande en le tendant vide plusieurs fois. Il n'acceptera ni le yaourt ni les fraises. Cette fois-ci, Amel est en difficulté pour manger et ceci reste à comprendre, mais il est très demandeur de relation. »

Donner du temps à l'enfant

Accepter l'enfant dans son rythme de développement propre, ne pas avoir d'exigence prématurée, c'est lui permettre d'être sujet de sa propre construction. Nous pourrions craindre les risques d'une sous-stimulation, mais il ne s'agit pas là d'un « laisser » faire. Au contraire, nous sommes dans un accompagnement très précis qui s'appuie sur l'observation de l'enfant pour aménager les conditions d'une progression à sa mesure.

Amel a pu mettre à profit la place donnée à son activité propre dans le temps de la relation comme dans les jeux. Nous pouvons le suivre, là encore, pas à pas dans ses progressions. Après un temps de réserve, il va investir les objets, jouets mis à sa disposition. Mais c'est son corps d'abord qu'il va animer.

« Peu de temps après son arrivée, Amel, assis au sol, restant à la même place, regarde autour de lui puis bouge les jambes, tourne les mains, fait des mouvements de bouche, de tête, regarde les adultes, les enfants autour de lui, cligne des yeux, frappe dans ses mains. Peu après, il attrape son pied, tapote au sol avec ses mains avant d'avancer sur les fesses vers un autre lieu. »

Quelques mois plus tard, Amel assis au sol fait des expériences d'emboîtement et de désemboîtement de cylindres gigognes ; il cherche patiemment, joue à faire bouger un cylindre dans l'autre. Il porte à la bouche les deux pots emboîtés. Expérience du contenant-contenu, d'une intériorité ? Un mois plus tard, il vocalise en jouant avec ces mêmes cylindres et produit des cris joyeux en longues phrases : « pé-pé-pé-taî-apa-apé ». L'objet a été rapidement le vecteur d'un échange avec les adultes et ensuite avec les enfants : objet tendu vers les uns, vers les autres. C'est autour de jeux aussi que peuvent se restaurer des liens.

Peu après l'arrivée difficile décrite plus haut, Amel et Carine sont ensemble : « Amel assis devant la fenêtre vocalise. Carine lui apporte des cylindres emboîtés les uns dans les autres. Il détourne la tête. Carine construit une tour à côté de lui et lui tend le plus petit des cylindres. Amel va prendre les cylindres de la tour un par un et les emboîter. Puis il les tend un par un à Carine qui refait la tour qu'Amel détruit ensuite, et le jeu reprend ainsi plusieurs fois. »

L'objet a été rapidement le vecteur d'un échange avec les adultes et ensuite avec les enfants.

Amel joue avec les autres : c'est, au départ, surtout une « accroche » à l'autre : tenir, serrer, imiter. Puis les jeux s'organisent dans une certaine différenciation de lui et de l'autre.

« Dans le coin cuisine, un jeu se met en place : Grégoire ouvre la porte du frigo-jouet, Amel la ferme avec force, détermination. Les mêmes gestes se répètent avec des cris, des protestations, assez contenus, qui ne dégénèrent pas : chacun d'eux sait ce qu'il veut et l'affirme. Un autre enfant intervient et Amel va jouer tranquillement à la dînette ; il installe les assiettes et les couverts, porte une cuillère à la bouche dans un jeu de faire-semblant. »

Toute cette activité de manipulation et de jeu est un vecteur de symbolisation, elle contribue à la construction du self en même temps qu'elle en est l'expression.

Accompagner les professionnels : partager des observations et penser en équipe pour contenir et soutenir

Des moments difficiles

Il y a des moments de découragement, de fatigue, des moments plus difficiles en équipe, où les divergences sur les manières de faire sont parfois agies. Mais les professionnelles qui sont proches de l'enfant restent attentives, heureuses des petites avancées de l'enfant. Parfois on peut se demander comment elles font, comment cela est possible.

Nous pouvons penser qu'elles sont soutenues : par la confiance qui leur a été donnée par les parents de l'enfant ; par l'observation et la valeur qu'elles donnent à tous les progrès de ce jeune garçon ; par le lien établi avec Amel qui manifeste peu à peu son attachement ; par la reconnaissance de l'importance de leur travail grâce aux échanges réguliers avec les personnes encadrant l'équipe et avec la psychologue, même si ces derniers n'ont pas été probablement suffisamment fréquents ; soutenues par la capacité d'une équipe à aller à la recherche des expressions de la force de développement de l'enfant, à les percevoir et les soutenir.

Penser ensemble : faire le point sur les ressources de cet enfant

Malgré l'impact neuro-moteur du handicap, la prématurité d'une mise en position assise et les fragilités de la construction du moi corporel, Amel a pu développer sa motricité. Il découvre et expérimente un espace où les objets et les êtres sont certes séparés les uns des autres et de lui mais il peut aller les rejoindre par ses déplacements. Il va pouvoir aussi se mettre debout et amorcer la marche.

La proximité corporelle associée à la dépendance est une situation source d'angoisse pour Amel. Il semble se perdre dans ces moments où il n'est plus en mesure de maîtriser ce qui est en train de se passer. Nous avons pu cependant voir l'évolution des échanges relationnels durant les repas. Par contre, le moment du change est resté un moment délicat. D'une attitude de repli, Amel va évoluer vers des manifestations adressées aux autres en passant par une étape où il répond aux propositions qui lui sont faites ; par exemple, il va tendre les bras à la personne qui lui propose le repas et qui lui laisse le temps de répondre. Puis il va utiliser des gestes significatifs, des vocalises pour se faire comprendre dans toute une expressivité de plus en plus riche en tonalité émotionnelle.

Nous pouvons penser qu'Amel est en train de constituer pas à pas son identité à partir d'un moi corporel plus solide, mieux dessiné. Cette construction reste marquée bien sûr par les limitations liées au handicap, et par une vulnérabilité psychique qui ralentit les intégrations psychocorporelles.

Intérêts et limites de l'accueil d'enfants différents

Qu'en est-il pour l'enfant lui-même ?

Ce type d'accueil a un intérêt pour l'enfant, dans le cadre d'une crèche, d'une halte-garderie ou d'un multi-accueil (l'accompagnement chez une assistante maternelle serait à réfléchir d'une manière spécifique), si ce qu'il est avec son handicap, ses troubles psychiques, lui permet de vivre au sein d'un groupe d'enfants. Mais ce n'est pas toujours le cas, lorsque par exemple l'enfant a besoin de la présence constante d'un adulte pour des soins médicaux ou en raison de troubles importants du comportement.

Lorsque « être parmi d'autres » est possible, alors c'est pour l'enfant l'occasion de vivre des expériences riches pour son devenir :

– vivre des temps du quotidien hors de la famille dans un lieu qui n'est pas consacré à la rééducation ou aux soins ouvre à l'enfant un espace, un temps de nouvelles expériences relationnelles, d'exploration, de jeu, où ce qui est recherché c'est le bien-être, le plaisir à découvrir, à jouer, à être avec d'autres ;

– vivre des séparations dans des conditions structurantes, lorsque enfant et parents sont en mesure de l'assumer, lorsque le temps d'adaptation permet de se quitter sans se déchirer, est une expérience importante. La situation de handicap risque de prolonger des liens de grande dépendance qu'il faut aider à ouvrir au rythme de chacun ;

– le regard, l'attitude des professionnels sont différents de ceux des parents. Ils ne sont pas atteints de la même manière par le handicap. Ils peuvent « envisager » l'enfant un peu autrement, et aider les parents à s'appuyer sur leurs propres observations pour percevoir l'enfant en ce qu'il est. Ces places sont complémentaires et s'enrichissent l'une l'autre.

Pour les parents

Ils peuvent faire l'expérience d'une possibilité de vivre des moments de séparation entre eux et leur enfant alors que parfois les vécus traumatiques de risques médicaux ou les moyens d'expression très corporels de l'enfant exigeant une grande connaissance de celui-ci leur font penser que personne d'autre ne pourra s'occuper de lui. L'intérêt, l'investissement des professionnels pour l'enfant redonnent confiance aux parents en celui-ci, donc en eux-mêmes, et en leurs compétences parentales.

Lorsque la séparation est vécue plus sereinement, pouvoir confier son enfant permet des temps de répit aux parents comme aux frères et sœurs. Absorbés par la disponibilité que demandent la vie quotidienne et les prises en charge souvent conséquentes de ces enfants, les parents n'ont souvent plus beaucoup de temps pour eux. Pouvoir développer un peu d'autonomie, chacun pour soi, est précieux.

Cependant, ne minimisons pas la difficulté particulière que peut représenter la rencontre journalière en crèche avec des enfants qui se développent « normalement » et avec les parents de ceux-ci. Combien cela peut renforcer le sentiment de ne pas être comme les autres.

Des conditions nécessaires pour cet accueil du côté des professionnels

Les besoins des enfants avec un handicap sont, dans le fond, identiques à ceux de tout enfant ; mais en même temps, il y a une spécificité liée à une situation et une histoire particulières. Les déficits corporels ou (et) mentaux, les fragilités psychologiques créent une dépendance et une vulnérabilité psychique accrues. Il faut que les adultes tâtonnent, observent, inventent, pour chercher avec chaque enfant les ouvertures relationnelles et comment entrer en contact, pour trouver les modalités qui lui permettent de se mouvoir et jouer librement.

La qualité de l'approche corporelle et relationnelle aux moments des repas, du change, de l'habillage, de l'accompagnement au sommeil, a une place de première importance pour des enfants blessés dans leur corps comme dans leur narcissisme. Le respect et l'attention incarnés dans une gestuelle lente, s'accordant au tempo de l'enfant, et lui laissant la possibilité de ses initiatives, participent d'un soin réparateur d'un moi corporel et d'une image de soi mis à l'épreuve par le handicap.

Nous avons déjà souligné l'importance d'une attention renforcée au processus de séparation et de la mise en place d'une régularité relationnelle. Pour tout cela, il est nécessaire de trouver une disponibilité qui est une attitude interne mais qui s'appuie aussi sur des moyens concrets : il faut du temps et des professionnels en nombre suffisant. Un accord et un projet d'équipe sont indispensables pour que cet accueil ne soit pas que l'affaire de quelques-uns avec les risques de perte de cohésion qui en résulteraient. Les liens avec les structures de prévention et de soins : PMI, CAMSP, CMP, apportent une cohérence dans une complémentarité d'approche et de points de vue. Une formation est souvent recherchée ; elle donne des points d'appui aux professionnels en soutenant leurs capacités d'empathie, d'observation, et leur créativité. Un temps pour penser les pratiques, pour contenir le vécu affectif et réguler les relations d'équipe est une nécessité.

Conclusion

Découvrir l'enfant, avec tous ses possibles, sa force vitale, lui donner le temps, l'espace pour que puissent advenir élan, initiative, affirmation de soi constituent une perspective solide pour accompagner tout enfant dans un lieu d'accueil.

Qu'en est-il avec un enfant porteur de handicap ? en difficulté psychique ? S'agit-il d'un accueil spécifique ?

Se décentrer des manques, du déficit, sans les oublier bien sûr, regarder l'enfant tel qu'il est et non tel qu'il devrait être ouvrent des perspectives très fructueuses. Cette manière de regarder l'enfant, d'être avec lui fonde la rencontre avec tout enfant. Mais des moyens spécifiques sont à mettre en place pour que cet accueil qui requiert une inventivité et une disponibilité accrues soit riche pour l'enfant, ses parents et les professionnels.

Bibliographie

FALK, J. *Rôle du climat éducatif de l'institut Emmi Pikler dans le développement des jeunes enfants à risque et porteurs de handicaps.*

HAAG, G. « Prévenir les surhandicaps psychiques des handicaps : entre le déficit et le moi corporel », revue *Contraste*, n° 1, ANECAMSP.

KORFF-SAUSSE, S. 1995. « Tout seul, pas comme les autres ? », revue *Contraste*, n° 1, ANECAMSP.

HERROU, C. ; KORFF-SAUSSE, S. 2004. *L'intégration collective des jeunes enfants handicapés*, Toulouse, érès.

ALY, M. 2001. *Mon bébé : que faire lorsque son développement pose problème durant la première année ?* Springer-Verlag.

CHOKLER, M. ; BENEITO, N. 1996. « Le bébé hypotonique. Quelle stimulation et dans quel but », revue *Marsyas*, n° 39/40, décembre.

1. Ce texte est paru dans le n°38 de *Spirale*, 2006, p. 127-140.

Ce que le bébé peut attendre de sa journée à la crèche[1]

Julianna Vamos
psychologue, psychanalyste, Paris,
et formatrice de l'association
Pikler Lóczy-France

julianna.vamos@free.fr

Quel défi de répondre à la fois aux besoins d'un très jeune enfant et à ceux de notre société ! Un défi d'autant plus grand que les travaux scientifiques en psychologie, psychanalyse et pédopsychiatrie concordent pour reconnaître l'importance capitale de la proximité et de la qualité de la relation mère-enfant et mère-père-enfant, alors que les parents sont conduits à confier leur bébé, quelques semaines après sa naissance aux soins de personnes extrafamiliales[2].

Quelle responsabilité pour les professionnels ! Car nous souhaitons pour nos bébés que la crèche soit plus qu'un simple lieu de garde, ou qu'un lieu d'accueil : qu'elle soit un lieu de construction ! Notre attente est grande et c'est le minimum.

Nous souhaitons favoriser, assurer et protéger ce qu'il y a de plus précieux pour un bébé : l'accès à la richesse de sa vitalité et à la potentialité de son propre développement, l'élaboration de sa capacité à aimer, penser, garder espoir et contenir ses émotions dépressives.

Nous souhaitons, pour le bébé, que ses premières expériences lui donnent l'envie et l'ouverture nécessaires pour aller à la découverte de deux mondes passionnants et complexes : sa réalité interne et le milieu extérieur ainsi qu'à leur interaction dynamique. Cela suppose :
– qu'il ait des expériences émotionnelles intimes avec ses proches et qu'il soit présent et sensible à ce qu'il reçoit ;
– qu'il sente que ce qui vient de lui, son expression libre, spontanée, ce qu'il envoie et renvoie à l'autre soit reçu ;
– que ses expériences lui permettent de percevoir le monde extérieur comme amical, qu'il puisse aller à sa conquête activement, à son propre rythme ; que la rencontre du monde extérieur lui permette de vivre et d'éprouver des moments joyeux et *non une simple adaptation à un environnement contraignant.*

Pouvoir donner toutes ses chances d'épanouissement au bébé, voilà un défi considérable !

Cela demande au niveau personnel mais de façon différente pour chacun, une grande disponibilité psychique et physique pour accueillir et accepter de façon profonde les besoins primaires de ces tout jeunes enfants, et en conséquence un engagement personnel pour leur procurer satisfaction par des réponses ajustées. Cela passe par des choses concrètes et la connaissance de petits détails. Savoir comment il aime être couché, ce qui lui permet de s'endormir plus facilement, ce qu'il mange avec réel plaisir et dans quelle quantité, s'il veut se reposer ou bien jouer, quel objet l'intéresse le plus actuellement, ce qu'il aime regarder, toucher, manipuler, comment le consoler, quel geste brusque le fait tressaillir…

Parents et professionnels, nous apprenons peu à peu à connaître et à comprendre ce bébé en face de nous, ses besoins fondamentaux et personnels mais aussi un certain nombre de choses sur les mouvements et le chemin parfois déroutant de son développement : accompagner son élan d'autonomie, le développement de son vouloir, l'affirmation de ses choix, de ses passions, son désir de grandir. L'accompagner pour trouver sa place dans notre société en comprenant les règles, tout en gardant son libre-arbitre.

Voilà ce que nous souhaitons pour ce bébé, hors du nid familial, qu'il devienne sujet de sa vie et non pas objet dans la relation avec les adultes, ni même un objet précieux.

Et lui ? Il arrive dans l'univers de la crèche, après plus au moins de contact avec le lieu et les personnes qui vont s'occuper de lui. Suite à la période d'adaptation plus ou moins longue selon les lieux, l'auxiliaire le touche, le tient, le porte d'un endroit à un autre, cherche à entrer

Julianna Vamos

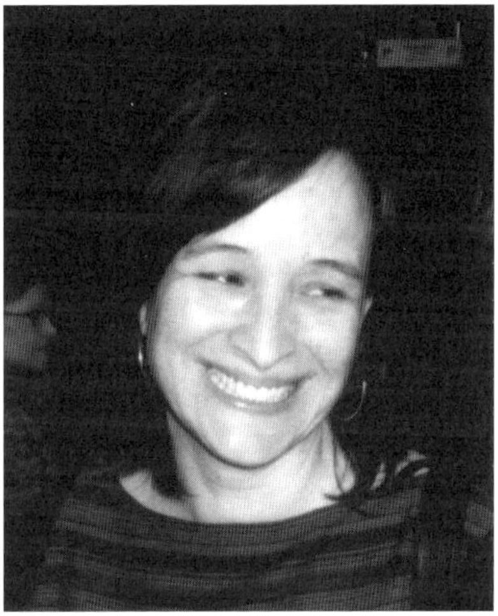

dans une proximité intime avec lui, le nourrit, le couche…

Que peut alors attendre ce bébé, de sa journée à la crèche dans le meilleur des cas ? Comment faire pour qu'il ne passe pas par toutes les phases de l'attente de ses parents, ou de son auxiliaire, allant parfois jusqu'à la résignation ? Comment faire pour que la crèche soit un lieu avec lequel il va se familiariser et qu'il accepte, un lieu où il peut s'investir et où il se sent bien, un lieu où il va acquérir une expérience dont il pourra tirer profit plus tard ?

Il peut s'attendre à un cadre clair avec un déroulement prévisible de la journée dans lequel il pourra se retrouver, et s'orienter rapidement.

À son arrivée, le bébé se trouve dans une situation nouvelle, où tout lui est inconnu : les personnes, le lieu, les odeurs, les bruits... Tout un processus d'adaptation lui est nécessaire pour faire connaissance avec ce monde. Pour lui, tout jeune, c'est important qu'il puisse reconnaître son lit, à côté de la fenêtre et avec cet angle du plafond au-dessus de lui, le coin du parc, savoir ce qui se passe pour lui après le repas. C'est important qu'il puisse anticiper les petits événements de sa vie quotidienne. Cette stabilité du milieu lui offre *des repères* fiables : il va alors pouvoir tourner son intérêt vers la découverte et l'interaction avec son environnement sans être préoccupé à chercher à s'orienter et comprendre les petits changements auxquels il sera confronté seul. La stabilité de l'environnement est donc essentielle.

> *Qu'il devienne sujet de sa vie et non pas objet dans la relation avec les adultes, ni même un objet précieux.*

L'élément-clé pour faire d'un lieu d'accueil un lieu de construction, reste la création d'une relation affective chaleureuse, significative et fiable avec les adultes, et si possible plus particulièrement avec un adulte de référence, à travers des rencontres régulières et prévisibles. Dans le cadre d'un accueil, dans une collectivité, le bébé peut s'attendre à ce que cette relation se tisse entre lui et son, ses soignant(s), créant un lien intime, mais très différent de celui noué avec sa mère.

Vu le nombre d'enfants dans un groupe, nous ne pouvons évidemment pas assurer à chaque bébé une disponibilité immédiate de l'adulte au moment précis où le bébé a besoin qu'il soit là pour lui. Par contre nous pouvons, de manière certaine et prévisible, le rencontrer au moment des soins corporels, repas, change... On pourrait même dire que les soins corporels sont les temps et lieux de rencontre par excellence entre bébé et adulte.

À travers ces temps de soins au cours desquels enfant et adulte vont apprendre à s'écouter et à s'apprécier mutuellement, va se construire une relation affective qui assure au bébé qu'il peut compter sur l'attention et la disponibilité psychique d'un adulte qui veille sur lui, prêt à accueillir ses demandes, ses émotions, sa vie pulsionnelle. Mais ces moments assurent aussi au bébé l'intérêt personnel qui lui est porté et consolident le sentiment de sa propre valeur.

Il peut s'attendre à une attention particulièrement tournée vers lui avec quelques personnes stables, dévouées. Il peut ainsi avoir l'assurance que ses besoins fondamentaux seront acceptés, satisfaits pour son bien-être corporel et psychique sans qu'il ait besoin de réclamer, revendiquer ou de se rappeler à la vigilance de l'auxiliaire. Il existe un lien important entre le bien-être corporel du bébé et la qualité et l'intimité de la relation qu'il tisse avec son entourage. Cette relation est une mosaïque composée de plusieurs éléments basés sur l'ajustement de l'adulte au vécu corporel du bébé dans un rythme et un tempo adéquats.

Le bébé peut s'attendre à des mains sensibles, à des gestes doux de la part de l'adulte, une attention à son équilibre.

Les adultes qui perçoivent que les tensions et les crispations d'un bébé sont autant de signes de défense vont œuvrer à trouver le dialogue corporel qui lui permette de trouver détente et bien-être dans les espaces qu'il va occuper (son lit, la table de change, l'espace de jeux...).

Favoriser cette détente corporelle, c'est s'assurer que le bébé est à l'aise dans son corps, qu'il n'a pas à se défendre, qu'il peut être disponible – ce qui est de la plus haute importance. Se sentir en sécurité, dans une situation confortable est une condition nécessaire pour s'ouvrir et rester ouvert à l'autre et au monde extérieur.

Accorder le rythme des soins à celui de l'enfant, c'est mettre plus ou moins rapidement la cuillère dans sa bouche, attendre qu'il donne sa main pour enfiler le petit cardigan ou son pied pour le chausson, ou simplement le laisser s'installer sur la table de change avant de le changer....

Laisser au bébé du temps pour percevoir ce qu'on fait avec lui, avec son corps, suppose que les gestes de l'adulte ne soient pas trop rapides, intégrant les réactions du bébé (de surprise, de plaisir, d'inconfort) mais aussi que ces gestes soient suffisamment réguliers et continus pour qu'il puisse prévoir ce qui va se passer et donc y prendre une part active.

Veiller à donner au bébé un espace pour ses mouvements spontanés au cours des soins : il pourra ainsi adopter les postures qui lui conviennent et s'intéresser à son corps comme aux divers éléments de la situation de soin, le gant de toilette ou bien l'eau qui coule. Le bébé peut ainsi élargir le champ de ses connaissances, de ses perceptions et sensations tout en étant accompagné, au lieu de rester inactif et soumis, comme absent de son propre corps (tout en étant accompagné).

Le bébé peut attendre que l'adulte repère et respecte sa capacité et son plaisir à faire par lui-même son initiation vers une vraie autonomie, que l'adulte accueille ses initiatives et ses centres d'intérêt personnels. C'est une invitation à la participation, une relation dans laquelle il se sent partenaire, considéré comme un sujet. Cet accueil de ce qui vient de lui, dans la régularité des gestes de soins qui lui sont offerts, lui permet de faire l'expérience de la cohérence de sa vie subjectivement perçue et vécue, et de constituer ainsi le sentiment de sa propre continuité. Le bébé peut alors s'attendre à construire et exercer ses compétences.

Certes, on compte sur ses capacités d'adaptation pour entrer dans ce monde d'abord étrange qu'est la crèche mais ce monde peut devenir un univers passionnant s'il sent que les adultes sont très attentifs à ses initiatives. Ceci reste valable tout au long des étapes de son évolution, lors des échanges avec l'adulte comme pendant ses jeux et créations ludiques.

Attendre qu'il donne sa main pour enfiler le petit cardigan, ou son pied pour le chausson...

Pendant les temps de jeux, l'enfant dès son plus jeune âge, peut s'attendre à bénéficier de conditions lui permettant de jouer librement dans un environnement aménagé pour lui, au plus près de son intérêt actuel et toujours mouvant.

Lorsqu'il peut tisser une relation significative et fiable avec l'adulte qui prend soin de lui, le bébé peut alors se sentir « rassasié » et y emporter avec lui ses expériences émotionnelles.

Pour cela, il aura aussi besoin d'un espace et d'un temps de jeu régulier au cours duquel il pourra jouer et exercer ses activités spontanées, se livrer à tout un travail d'élaboration et donc s'occuper activement pendant une bonne partie de sa journée au lieu de rester dans l'attente.

Dans des conditions et des organisations adaptées, l'adulte peut, dans cette situation de jeu plus à distance, rester néanmoins présent et à son écoute, et suivre l'enfant dans ses diverses découvertes.

Cela suppose une grande capacité d'observation de la part des adultes, non seulement pour remarquer que tel bébé s'intéresse à ces anneaux et qu'il faudra penser à les mettre de côté pour lui, que tel autre cherche à grimper et qu'une petite estrade serait la bienvenue pour encourager son expérimentation, ou qu'un troisième cherche toujours à mettre dedans et à vider et que des récipients avec de petits objets prolongeraient son activité... mais cela suppose aussi de pouvoir reconnaître les capacités, la persévérance, la diversité, l'inventivité de chaque enfant à savoir se déplacer, se hisser debout, faire des expériences, découvrir. Enfin l'enfant peut attendre de l'adulte qu'il partage avec lui son plaisir quand lui, l'enfant explore toutes ces activités, et aussi qu'il soit juste le témoin de celles-ci et qu'il se retienne dans ses élans pour devancer et accélérer ses acquisitions. Quand l'enfant découvre par lui-même, il apprend à apprendre. Il est donc nécessaire à l'adulte, à son tour, d'apprendre à ne pas intervenir, ni interférer, modifier, transformer, ou initier les activités et la motricité des enfants, car ils ont la capacité de les créer eux-mêmes avec une grande richesse.

Dans ce dispositif, chaque enfant peut jouir d'un espace propre et d'une progression dans ses approches personnelles ; il peut découvrir des relations harmonieuses avec ses pairs. Être accompagné dans l'apprentissage du vivre avec les autres sera un autre élément qu'il peut aussi attendre des adultes, à la crèche. Il est primordial pour le bébé d'être dans la continuité entre sa vie familiale et celle de la crèche. Le bébé peut attendre qu'un pont s'établisse *entre ces deux mondes* grâce à des transmissions quotidiennes entre parents et professionnels, qui ont le souci d'être les uns pour les autres un (éventuel) soutien mutuel dans la connaissance et la compréhension du bébé.

Le merveilleux moyen dont les professionnels disposent pour aller à la rencontre de chaque bébé confié à leur garde, c'est l'attention, attention consciente et systématisée aux différents domaines de la vie du bébé. Cette écoute par le regard, cette façon de se poser pour regarder, c'est l'observation dans les différents domaines de sa vie (soin, sommeil et jeux).

Comment peut-on, dans une crèche, obtenir une telle attention-observation-écoute ? C'est la recherche de la coopération avec le bébé qui semble l'élément fondamental : si l'adulte *attend réellement une réponse* de la part du bébé, il est alors vraiment dans l'attention aux signes individuels et personnels de l'enfant.

Permettre au bébé de vivre une vie qu'il aime, dans la crèche, voilà notre défi. En sécurité, dans un climat de tendresse, avec des règles claires, le bébé peut s'appuyer sur des adultes qui ne mettent pas à l'épreuve sa capacité d'adaptation, ni en l'inhibant (arrête de bouger pendant que je te mets ta couche !) ni en exigeant de lui (Tu dois tout goûter ! Reste tranquille !). Ce qui n'exclut en aucun cas de contenir ou de canaliser ses pulsions, impulsion (non, tu ne peux pas faire cela parce que ça fait mal, ou parce que l'autre enfant n'aime pas).

Quand l'enfant découvre par lui-même, il apprend à apprendre.

C'est donc en sécurité physique et psychique qu'il peut vivre son développement et sa vie à la crèche avec passion, imaginaire et créativité…

---

1. Ce texte est paru dans le n°38 de *Spirale*, 2006, p. 141-147.
2. La pression idéologique qui pousse à mettre son bébé à la crèche peut se révéler très forte et, dans bien des cas, plus forte que la pression financière. Il y a des parents qui, malgré tout, résistent. Il serait intéressant de porter attention à ces parents qui réorganisent leur vie pour rester près de leurs jeunes enfants et de réfléchir avec eux sur ce que la société pourrait leur apporter.

L'accueil des jeunes enfants : nouvelles approches[1]

Sylvie Rayna
psychologue de l'éducation de la petite enfance, maître de conférence à l'Institut français d'éducation (ENS Lyon) et responsable du programme tranversal "Petite enfance" du centre de recherche EXPERICE (université Paris 13)

srayna@wanadoo.fr

Émergence de nouveaux paradigmes

Les idées sur la petite enfance bien que fortement enracinées dans les traditions évoluent, constituantes de cultures par définition vivantes (Brougère et Rayna, 1999 ; Rayna et Brougère, 2000). Un ensemble d'études françaises et étrangères convergent aujourd'hui, laissant voir une rencontre d'idées, issues de diverses sources théorico-pratiques (avec un important recours à Foucault, par exemple, dans la littérature anglo-saxonne) et à l'œuvre dans certains milieux d'accueil ou textes officiels, qui indiquent la présence de nouveaux paradigmes pour penser l'accueil et l'éducation des jeunes enfants (Brougère et Vandenbroeck, 2008).

Cette évolution des idées résulte de celle des savoirs construits au cours de ces dernières années dans les disciplines traditionnellement associées à la puériculture, la psychologie notamment et ses divers courants. Mais également dans d'autres disciplines qui ont plus récemment investi le champ de la petite enfance comme la sociologie, renouvelant ainsi thématiques et entrées du questionnement, avec par exemple la question du genre (Coulon et Cresson, 2008). Enfin, dans le champ multidisciplinaire de l'éducation de la petite enfance qui s'est constitué au fil des années dans de nombreux pays, où existent dans les universités des départements d'*early childhood education*, entraînant une visibilité de la petite enfance plus grande que chez nous où elle est morcelée en de multiples lieux.

Cette évolution est également liée aux conclusions récentes de recherches comparatives, et notamment celles d'organismes internationaux. L'important examen des politiques de la petite enfance dont celle de la France (OCDE, 2006), assorti de recommandations aux gouvernements qui laissent transparaître ces nouvelles idées, oriente actuellement les politiques d'un certain nombre de pays. La multiplication de réseaux européens et internationaux (depuis celui des modes de garde qui a débouché en 1996 sur quarante recommandations), associant chercheurs, praticiens, responsables, décideurs, etc., contribue largement au renouvellement de la réflexion. Signalons aujourd'hui le rôle majeur que jouent le réseau DECET (www. decet. org), sur l'accueil de la diversité, ou le réseau de revues professionnelles *Enfants d'Europe* (www. lefuret. org), vecteurs importants des innovations majeures d'ici ou d'ailleurs.

La référence à des textes-cadres communs, et en particulier la convention des Nations Unies sur les droits des enfants, influe aussi, bien évidemment, sur cette autre façon de voir la petite enfance. Les notions de « droit à l'éducation dès la naissance », de « droit à la participation », de « droit à la culture »..., ne vont pas de soi dans les anciens paradigmes. Elles avancent pourtant peu à peu dans les mentalités et les réalités de terrain, les dimensions éthiques et politiques des lieux de la petite enfance se faisant jour de plus en plus nettement (Dahlberg et Moss, dans Brougère et Vandenbroeck, *op. cit.*).

Elles s'inscrivent, en outre, dans le contexte général d'évolutions économiques et sociétales concernant tous les pays. Évolutions des formes familiales, du travail, de pauvreté, de mobilité des populations..., qui affectent immanquablement les tout-petits et leurs parents. De nombreuses recherches le démontrent.

Notre propos n'a pas l'ambition d'offrir ici une synthèse exhaustive de ces nouvelles idées et de poursuivre l'étude de G. Neyrand (2000). Il s'agira plutôt d'en retenir quelques-unes, en invitant le lecteur à prolonger sa lecture, s'il le souhaite, à travers les sites et références bibliographiques cités. Des idées qui transforment regards et pratiques quant aux enfants, parents et professionnels.

Sylvie Rayna

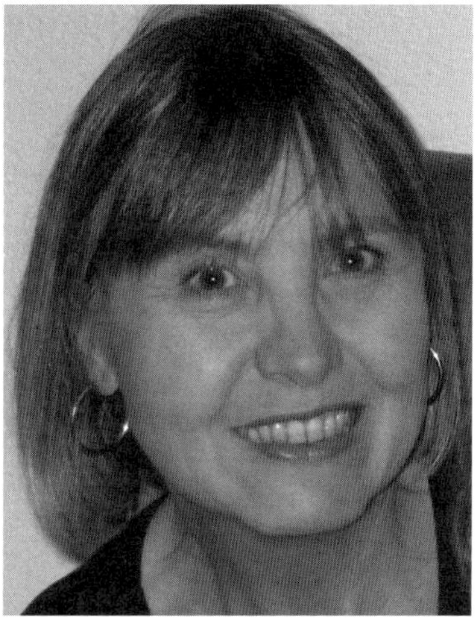

Ces nouveaux regards ne nous tombent pas dessus aujourd'hui de façon miraculeuse. C'est le fruit d'un aboutissement de longs cheminements. Nous pouvons en témoigner, ayant contribué avec tant d'autres depuis le début des années 1970 à les forger, pour notre part dans le cadre des travaux du CRESAS, en nous opposant résolument aux approches positivistes et à toutes formes de déterminismes. Et ce, grâce à des recherches menées sur le terrain, avec une approche constructiviste, dans une collaboration étroite avec les professionnels de la petite enfance et en lien avec des chercheurs d'autres pays. Ces études ont participé à mettre en lumière les capacités communicatives, cognitives et plus généralement créatrices, insoupçonnées des tout-petits, à définir les qualités de l'environnement humain et physique nécessaires à leur épanouissement, à démontrer le potentiel créatif des équipes et à indiquer certains outils indispensables à la transformation des pratiques (Sinclair et coll., 1982 ; Stambak et coll., 1983 ; CRESAS, 1992 ; Bréauté et Rayna, 1995, etc.). Notre centration sur les parents et sur les relations entre parents et professionnels est en revanche plus récente (Rayna et Brougère, 2005), objet de plusieurs études en cours. L'une d'entre elles porte sur l'accueil des enfants de migrants à l'école maternelle, dans le cadre d'un projet international (www.childrencrossing-borders.org) débouchant sur la question de la négociation culturelle de l'éducation des jeunes enfants et de celle de l'hospitalité des structures qui les accueillent (dans Brougère et Vandenbroeck, *op. cit.* ; Brougère, Guénif et Rayna, 2008) ; une autre, débutante, explore la notion de coéducation en milieu d'accueil.

Ces nouveaux regards ne surgissent donc pas *ex nihilo* et recourent à d'autres théories dites « postmodernes », postcoloniales, culturelles, etc., parmi lesquelles les *French theories* sont en bonne place. Celles-ci jusqu'ici n'avaient pas pénétré le champ de la petite enfance et peuvent s'avérer fécondes dans la promotion de la qualité de l'accueil (Tobin, dans Brougère et Vandenbroeck, *op. cit.*), aux côtés d'autres approches potentiellement émancipatrices, comme celle de la psychanalyse, tout particulièrement face aux menaces et dangers de la domination de l'économique sur l'humain, et des logiques sécuritaires sur les ambitions démocratiques.

Nouveaux regards sur les enfants

Lire les textes officiels actuels qui encadrent l'accueil des jeunes enfants dans les différents pays est révélateur de ces changements de vision. Suite à une dynamique de réflexion collective en région Provence-Alpes-Côte-d'Azur, P. Moisset (dans Rayna, Bouve et Moisset, 2009) met ainsi en contraste les images des enfants sous-jacentes à plusieurs *curricula* (c'est-à-dire orientations officielles, pour ne pas dire programme) et textes législatifs. Parmi ces documents : le *curriculum* préscolaire suédois pour les enfants âgés de 1 à 7 ans (Karlsson-Lohmander, 2009) ; le *curriculum* de Berlin concernant ceux de la naissance à 6 ans, adopté dans deux autres *Länder* allemands (Preissing, 2006) ; le *curriculum* écossais pour ceux de la naissance à 3 ans, et le décret de 2000 révisé en 2007. On pourrait en ajouter d'autres qui retiennent particulièrement l'attention, par exemple le *curriculum* de Nouvelle-Zélande.

Il en ressort la montée en puissance de conceptions d'enfants compétents, curieux, participants du groupe, citoyens en puissance, coconstructeurs de leur développement, de leurs apprentissages, de leurs identités que l'on considère aujourd'hui multiples (Vandenbroeck, 2004). Des enfants non plus abstraits mais situés, culturellement et historiquement. Ces conceptions proviennent de diverses sources : des travaux des années 1970-1980 sur les compétences interactives des bébés dans les structures d'accueil, qui ont conforté empiriquement les visions piagétienne ou wallonienne des enfants, « sujets actifs et sociaux » ; des apports de F. Dolto établissant le bébé comme « une personne » ; des découvertes relatives aux échanges intersubjectifs avec la mère, par exemple celles de C. Trevarthen qui ont inspiré le *curriculum* écossais, et se prolongent aujourd'hui dans une réflexion plus large sur les bébés et les arts. Bien sûr, il y a d'autres sources encore...

De telles conceptions donnent du poids à des postures éducatives qui favorisent l'expression des initiatives des enfants, à des attitudes chaleureuses et « répondantes » des adultes *(responsiveness)*, à l'importance et à la valeur du jeu et des activités culturelles, à une pratique démocratique en actes.

L'idée d'une construction sociale de l'enfance et des enfants, issue de la sociologie de l'enfance et de l'anthropologie, œuvre aussi dans ces nouvelles conceptions dont la dimension politique et éthique est présente, affichée, autorisant une analyse critique de certaines réalités et régressions de la qualité de l'accueil, et ouvrant des perspectives d'amélioration qu'un certain nombre d'expériences locales prometteuses donnent à voir (OCDE, *op. cit.*).

Bien que largement en retrait sur les *curricula* cités, le décret de 2000 évoque, outre l'hygiène et la sécurité, l'éveil et le développement, reconnaissant ainsi les avancées considérables réalisées sur le terrain. Se dégageant du carcan hygiéniste, les services d'accueil commenceraient-ils à être reconnus pour leur dimension éducative ? Lieu d'accueil et non plus seulement lieu de garde, certes, mais quel accueil ? On observe souvent une grande réticence à parler d'éducation. Serait-ce la chasse gardée de l'école ? Il y a plus de cinquante ans, pourtant, I. Lézine, qui a amené les psychologues dans les crèches, plaidait pour une « psychopédagogie du premier âge », bataillait contre les « soi-disant carences maternelles »... Poids des traditions ? Ne parler que de prévention, une notion aujourd'hui bien dangereuse ? Se laisser déborder par une inflation de règles et règlements locaux, ne détourne-t-il pas de la réflexion requise par le projet « éducatif », pourtant exigé ? Ne lamine-t-il pas la créativité des équipes et donc des enfants ?

Alors, ne vaudrait-il pas mieux aller de l'avant sur le chemin de l'éducation, en défendant sa spécificité dans la prime enfance, en optant pour une compréhension globale et contextualisée des jeunes enfants, en accordant une importance équivalente aux différentes dimensions physiques, émotionnelles, intellectuelles, sociales, culturelles de leur développement (OCDE, *op. cit.*) ? Des lieux reconnus pour la qualité de leurs structures s'y emploient. Certaines villes italiennes comme Reggio Emilia ou Pistoia, qui impressionnent les professionnelles françaises (dans Rayna, Bouve et Moissset, *op. cit.*), osent ainsi parler de « services éducatifs de la petite enfance », qu'il s'agisse de crèches, d'« écoles de l'enfance » (et non « maternelles ») ou de lieux d'accueil parents-enfants aux diverses dénominations selon les villes – *« aera bambini », « tempo per le famiglie », « spaze insieme »* (Galardini, 2009). Des lieux de vie, d'expression des « 100 langages des enfants », notamment artistiques, avec, sous-jacente et explicite, une « pédagogie de l'écoute » construite sans *curriculum* national, sous l'impulsion de L. Malaguzzi, à travers une forte dynamique de réseau des professionnels, une collaboration importante des chercheurs et des références théoriques multiples, toujours ouvertes (OCDE, *op. cit.* ; *Enfants d'Europe*).

Bien sûr, les craintes d'instrumentalisation sont légitimes. Que met-on derrière les mots « enfants compétents », « enfants citoyens » ? On connaît trop de réductions et de détournement de connaissances scientifiques. La critique de « l'enfant des stades », vision simpliste de celui de la psychologie du développement, est vive chez les « reconceptualisateurs », dans le monde anglo-saxon (Tobin, dans Brougère et Vandenbroeck, *op. cit.*). La critique pourrait être tout aussi forte des dérives psycho-pathologisantes, comme de toute pensée hégémonique, susceptibles de traverser le secteur que l'on ne peut penser aujourd'hui qu'à l'aune de la complexité. Pourtant, ces craintes peuvent tomber sous certaines conditions : lectures plurielles et croisées de la petite enfance, accès aux sources et ressources théoriques et pratiques, accompagnement de l'innovation pédagogique, voyages d'études, réflexion en réseau, etc.

> *Ne vaudrait-il pas mieux aller de l'avant sur le chemin de l'éducation, en défendant sa spécificité dans la prime enfance, en optant pour une compréhension globale et contextualisée des jeunes enfants, en accordant une importance équivalente aux différentes dimensions physiques émotionnelles, intellectuelles, sociales, culturelles de leur développement.*

Ce que montrent la transférabilité dans d'autres contextes de ces approches éducatives en évolution permanente, leurs enrichissements mutuels et l'invention de nouvelles pratiques, de par la mobilité intellectuelle engagée dans cette dynamique. Citons pour exemple les innovations, informées par les travaux sur les *children perspectives*, qui tentent de tenir compte des points de vue des enfants sur les structures qui les accueillent pour améliorer le bien-être et le bien vivre ensemble de tous… Une éducation à la démocratie.

Nouveaux regards sur les professionnels

Aujourd'hui le regard sur les professionnels est double, paradoxal. C'est celui de spécialistes de la petite enfance reconnus par les parents et se posant comme tels, non sans heurts parfois – ils se sont dégagés de leur costume étriqué de « substituts maternels ». Mais pour beaucoup d'entre eux, dans notre pays notamment, celui d'exécutants, situés au bas d'une structure hiérarchique forte, comme l'ont souligné L. Mozère, D. Chaplain ou M.F. Custos-Lucidi. Des exécutants aux prises avec des normes réglementaires de plus en plus pressantes et des discours dominants, changeants mais toujours prescriptifs. Des exécutants le plus souvent écartés des discussions vives ayant lieu au-delà de nos frontières, sur la notion de qualité en particulier. La qualité, une notion reconnue avec P. Moss (dans Rayna, Deleau et Laevers, 1996) subjective, relative, et dont la définition exige la participation des différentes parties prenantes : les professionnels, aux côtés des experts, des décideurs, des parents et des enfants.

La valorisation des métiers de la petite enfance est encore insuffisante, sur bien des plans, au vu de la pénurie de personnels que connaît le secteur. Bien que l'offre quantitative en matière de formation avance et que les contenus évoluent, on est encore bien loin du compte au regard de la nouvelle professionnalité requise, de nos jours, par la fonction multidimensionnelle d'accueillant (Oberhuemer, 2002). Les nouvelles conceptions des jeunes enfants n'ont pas encore pénétré suffisamment la formation dans laquelle les anciens paradigmes sont encore prégnants. La dimension éducative demeure faible dans la formation de nombre de catégories de professionnels. Le travail avec les parents est un chantier urgent à ouvrir, les missions de « soutien à la parentalité » (notion ambiguë…) prônées par les politiques récentes tendant à envahir le secteur. Quel soutien ? Quelle parentalité ? L'accueil de la diversité[2] mérite de ce fait une approche renforcée, à l'instar des travaux de l'ACEPP[3] ou de l'ESSSE[4] par exemple, vu l'interculturalité croissante dans les services d'accueil, l'accueil d'enfants porteurs de handicaps, issus de structures familiales diverses…

Les perspectives de carrière sont à développer, en décloisonnant le secteur, grâce à des passerelles entre les métiers de la petite enfance. L'exemple suédois est intéressant : les structures fonctionnent avec des pédagogues formés à l'université (trois ans) accompagnés d'assistants (trois ans, formation secondaire) qui peuvent travailler aussi bien en accueil collectif que familial puis, après quelques années d'expérience, entrer à l'université pour devenir à leur tour pédagogue, et ce, dans un système éducatif où les spécialistes de la petite enfance ont une formation de trois ans équivalente à celle des enseignants de l'école primaire et des animateurs du périscolaire. Une façon bien différente de la nôtre de concevoir, de façon décloisonnée et équilibrée, les enfants et leur éducation dans les différents temps et lieux où elle advient (OCDE, *op. cit.*).

Quoi qu'il en soit, l'idée de « praticiens réflexifs » (Schön, 1994) fait son chemin, tout comme celle d'*empowerment*, permettant le dégagement de la fonction exécutante. Un ensemble de dispositifs et d'outils ont montré leur efficacité pour ce faire. Les diverses recherches-actions auxquelles nous avons pris part ont eu des effets formateurs et professionnalisants de par l'entreprise d'expérimentations pédagogiques communes, les professionnels y étant engagés en tant qu'acteurs et auteurs. On sait l'importance formative du processus d'« auteurisation » dans le partage effectif de l'aventure de recherche, la prise de recul, l'affichage pour des tiers, la transférabilité des acquis. Nous avons évoqué plus haut, à l'échelle nationale, le rôle du réseau petite enfance italien dans la coconstruction d'une « culture de l'enfance », d'une « interculture » dit-on récemment, du fait de l'accueil des enfants des familles migrantes (Favarro, Mantovani et Musatti, 2008).

La pratique rigoureuse de l'évaluation de la qualité des services (et pas des enfants !) par les professionnels et les coordinateurs y concourt aussi. Des outils pertinents ont été élaborés dans plusieurs villes et régions en Italie, pour les crèches ou les lieux d'accueil parents-enfants notamment, avec le soutien de chercheurs comme T. Musatti. Ces outils soutiennent le développement de pratiques d'autoévaluation hautement formatives, émancipatrices et inductrices de nouveautés. On le vérifie également ailleurs, au Royaume-Uni par exemple, où un modèle préscolaire innovant, les centres intégrés de la petite enfance, s'est développé avec succès depuis dix ans à l'aide de ce processus, dans le cadre de la lutte contre la pauvreté, comme le montrent T. Bertram et C. Pascal. Ou encore dans les pays scandinaves où les évaluations de la qualité des structures sont réalisées par les professionnels et peuvent associer les parents (OCDE, *op. cit.*)...

> *La valorisation des métiers de la petite enfance est encore insuffisante, sur bien des plans*

L'analyse des pratiques en équipe et la réflexion intercatégorielle s'avèrent essentielles à la construction du nouveau métier d'« accueillant ». Un terme sympathique mais fourre-tout, prétendant masquer la diversité des professionnels de l'accueil, infiltré de savoirs, normes et valeurs multiples selon les cultures professionnelles d'origine et peu articulés entre eux, n'affichant pas véritablement de dimension éducative. Ceci est particulièrement visible si l'on regarde du côté des lieux d'accueil parents-enfants et si on les met en perspective avec d'autres approches, italienne ou japonaise notamment.

Revenons, au niveau des adultes ici, sur l'éducation. Elle est pourtant présente, on le sait, au sens d'« éducation informelle », dans les processus de formation et coformation présidant à la construction de « communautés de pratiques », comme le montrent les travaux de Lave et Wenger, repris actuellement dans le champ de la petite enfance. La notion de « participation », issue des travaux de B. Rogoff, est à ce titre éclairante pour beaucoup.

La présence d'un *curriculum* – mais pas n'importe quel *curriculum !* – facilite aussi le développement professionnel (OCDE, *op. cit.*). L'exemple du *curriculum* suédois est fréquemment commenté pour l'intérêt des valeurs démocratiques qui le fondent, et les attentes explicites qui s'adressent non aux enfants mais aux professionnels (Karlsson-Lohmander, *op. cit.*). La consultation au niveau national, comme dans le cas récent de la Finlande, et l'implication locale dans une démarche curriculaire sont les garants de la qualité du *curriculum* ; son accompagnement sur le terrain aussi, ainsi que le montre F. Pirard dans le cas de la Belgique pour « Oser la qualité » (dans Rayna, Bouve et Moisset, *op. cit.*).

Pour terminer, il importe de souligner l'importance de l'outil « documentation », que l'abondante littérature italienne a développé (Rinaldi, 2000) et qui se diffuse dans d'autres pays : traces recueillies par les professionnelles sous de multiples formes (écrits et images, pour soi ou mises en scènes pour autrui), qui documentent le développement des enfants dans les lieux d'accueil, la vie du groupe et les projets ; construction d'une mémoire de la trajectoire des enfants et d'un patrimoine vivant de ces lieux ; moyen de communication et de réflexion avec les collègues, les enfants, les parents, les partenaires, les visiteurs ; enfin, vecteur essentiel de la transformation des pratiques, de la professionnalisation et de changement du regard sur les professionnels.

Nouveaux regards sur les parents

Le mouvement qui positive le regard sur les enfants et sur les professionnels, et met l'accent sur leurs ressources, touche également les parents, non sans tensions, il est vrai. La notion d'« accompagnement de la parentalité », de « soutien à la fonction parentale », s'est généralisée, reposant sur des acceptions diverses, voire contradictoires. S'agit-il d'éduquer les parents ou de valoriser leur potentiel ? Et ce, par le dialogue singulier parent-professionnel ou en suscitant la dynamique interactive des parents entre eux ? L'analyse est à approfondir des pratiques d'accueil des parents et des conceptions qui les sous-tendent. Les lieux et actions d'accueil parents-enfants constituent à cet égard un observatoire précieux. Leurs formes se sont diversifiées au-delà des deux pôles – Maisons vertes et lieux de quartiers, étudiés par G. Neyrand et B. Eme il y a une dizaine d'années. Qu'en est-il des divers dispositifs s'inscrivant dans le cadre des REAPP ? Quelles visions des parents les traversent ? Celles issues de la psychanalyse, du travail social, et de leurs différents courants ? Quelles autres perspectives ? Quelle cohérence ?

Au premier abord, qu'il s'agisse de ces lieux ou des structures d'accueil, il semble possible de distinguer un éventail de regards allant d'une image déficitaire du parent, correspondant à l'image de l'enfant en creux d'autrefois (pas encore capable de, vulnérable, etc.) (Vandenbroeck et Humblet, dans Brougère et Vandenbroeck, *op. cit.*), qu'il s'agit de conseiller, guider, orienter, à celle d'un parent compétent, à qui offrir un accueil et des situations favorables au déploiement de ses potentialités. « Parentalité positive », dit un texte récent du Conseil de l'Europe. Nouveau regard porté par d'autres paradigmes…

Les sources du changement sont diverses : du côté de la psychologie, les études sur la communication précoce mère-bébé, qui mettent en lumière conjointement les compétences communicationnelles des deux partenaires en jeu ; les travaux de T.B. Brazelton des années 1970 sont à cet égard exemplaires, inducteurs d'un regard confiant à l'égard des « premiers éducateurs des enfants » et d'une posture professionnelle non surplombante qui met à disposition des parents les savoirs experts (cf. son interview dans « Le bébé est une personne »). On trouve d'autres sources dans les approches sociologiques de la famille et de la parentalité, mais également dans les cultures et traditions pédagogiques. En effet, si l'histoire de nos crèches est marquée par sa fermeture aux parents pour les raisons hygiénistes que l'on connaît, il n'en est pas de même ailleurs, et en particulier dans les pays à *Kindergarten* et à pédagogie fröbélienne, où on constate un autre rapport aux parents : pays nordiques, Allemagne, Japon, etc. (Neuman, dans Rayna, Deleau et Laevers, 1996). Soulignons le rôle majeur joué en France par les structures d'accueil parentales[5] en direction de la coéducation.

Dans la pratique, quelle est la place réelle ou symbolique des parents dans les structures ?

Toutefois, les études comparatives soulignent la généralité du positionnement des parents et des enfants plutôt comme destinataires que partenaires des services d'accueil, avec certes toute une gamme de dispositifs et de pratiques pouvant, dans quelques cas, tendre vers la collaboration, comme au Danemark où les projets éducatifs sont coconstruits avec les parents (Broström, dans Rayna et Brougère, 2000 ; Bennett et Rayna, dans Rayna et Brougère, 2005).

Dans les textes législatifs, l'image change pourtant. Si l'on prend le décret de 2000, il s'agit de donner une place, une voix aux parents : aménager l'espace pour ce faire, écouter les représentants des parents. Et les professionnels s'accordent pour affirmer qu'accueillir un enfant passe par l'accueil de ses parents, dans les pratiques quotidiennes, à l'arrivée et au départ (Baudelot et coll., dans Rayna et Brougère, 2005). L'idée de « coéducation » fait son chemin, bien que sa définition mérite, là aussi, d'être explicitée et discutée, puisqu'elle peut recouvrir une vision étriquée (chacun dans son coin, espace privé pour l'un, espace public pour l'autre, partageant dans une prétendue « complémentarité » l'accueil, l'éducation, le soin porté aux enfants) ou, plus large, de coconstruction et de partage (Bouve, dans Rayna, Bouve et Moisset, *op. cit.*).

Les questions surgissent. Dans la pratique, quelle est la place réelle ou symbolique des parents dans les structures ? Citons le *curriculum* de Berlin qui réserve un chapitre entier à cette question, illustré d'une image présentant des mères autour d'un café dans un espace qui leur est dédié, ou encore les entrées des structures de Pistoia, aménagées de fauteuils douillets, de coussins colorés, qui invitent à se poser, échanger, disposer. Quels espaces-temps de transition, voire de métissage ? Quelle recherche de continuité ? Quelle articulation entre savoirs professionnels et savoirs parentaux ? Quels rapports de pouvoirs ? Quelles interactions : à sens unique ou à double sens ? Dans les discours, les pratiques et les écrits, bien souvent encore l'image de parents partenaires de valeur reste marginale. Quelles formes de « participation », autre notion à approfondir, développer ? Sur le terrain, des expériences françaises et étrangères se développent pourtant, mal connues et méritant d'être soutenues.

Du côté des parents, les rapports aux structures sont divers, ainsi que P. Moisset ou C. Bouve l'ont montré (dans Rayna et Brougère, 2005), une diversité de modalités est donc à envisager, en commençant par une communication documentée. Et si leurs attentes sont fortes en termes d'éveil et de socialisation de leurs enfants, et pas seulement en termes de garde (Neyrand et Fraioli, 2008), leurs demandes sont également fortes pour eux-mêmes, comme l'indiquent aussi les enquêtes italiennes, en termes de socialisation de leur expérience parentale. Une socialisation exigeant la rencontre entre le même et l'autre, nécessitant la reconnaissance des trajectoires singulières, parfois douloureuses, celle notamment de l'expérience migratoire, comme les travaux ethno-psychiatriques de M.R. Moro ou anthropologiques de G. Favarro, S. Mantovani et T. Mantovani le démontrent, dans des contextes et à l'aide de références théoriques différents.

Dans la rencontre avec les parents, avec les nouveaux parents (familles monoparentales, homoparentales, etc.), les nouvelles modalités de filiation..., ce sont les normes et valeurs traditionnelles qui sont secouées. Une réflexion s'impose sur l'accueil de la diversité, incluant un travail sur les préjugés et les stéréotypes (Preissing et Wagner, 2006) et la perspective de négociations culturelles.

Ensemble

Dans un contexte de morosité pas seulement budgétaire, face aux dangers de la privatisation, aux replis identitaires et corporatistes, un mot : ensemble !, en conclusion de cet article. Ensemble pour résister. Et l'exemple donné par le collectif « Pas de zéro de conduite » montre bien la vigueur de la résistance dans l'engagement conjoint des acteurs de tous bords professionnels. Mais aussi ensemble pour proposer. À cet égard, on observe que le patrimoine existant, parfois attaqué, est mobilisé dans nombre d'innovations observées sur le terrain, portées par des professionnels, toutes catégories confondues, tant dans l'accueil collectif que dans l'accueil familial. On constate l'importance du rôle joué par les professionnels des arts et de la culture, dans le changement des regards portés sur les enfants, les parents et les professionnels – la démonstration en est faite par A.C.C.È.S. et Enfance et musique, et nombre d'associations qui en sont issues. Un cadre commun pour avancer ensemble, chacun avec son originalité propre, est aujourd'hui proposé à la discussion dans les pays, à tous les niveaux : ministériel, territorial, local, par la Déclaration européenne d'*Enfants d'Europe* (consultable sur www. lefuret. org). Un cadre fondé sur les nouveaux regards dont il a été question tout au long de cet article, et porteur d'émancipation, pour un accueil éducatif de qualité pour tous !

Bibliographie

Bréauté, M. ; Rayna, S. 1995. *Jouer et connaître chez les tout-petits*, Paris, INRP.

Brougère, G. ; Guénif, N. ; Rayna, S. 2008. « L'accueil des enfants de migrants à l'école maternelle, regards croisés », *Diversité* « Le principe d'hospitalité », 153.

Brougère, G. ; Rayna, S. 1999. *Culture, enfance et éducation préscolaire*, Paris, Unesco.

Brougère, G. ; Vandenbroeck, M. 2008. *Repenser l'éducation des jeunes enfants*, Bruxelles, P. Lang.

Coulon, N. ; Cresson, G. 2008. *La petite enfance entre familles et crèches, entre sexe et genre*, Paris, L'Harmattan.

Cresas. 1992. *Accueillir à la crèche, à l'école : il ne suffit pas d'ouvrir la porte !* Paris, inrp.

Enfants d'Europe. 2004. « Reggio Emilia, 40 ans de pédagogie alternative, sur les pas de L. Malaguzzi », n° 6.

Favaro, G. ; Mantovani, S. ; Musatti, T. (sous la direction de). 2008. *Une crèche pour vivre ensemble*, Toulouse, érès.

Galardini, A.L. 2009. « La pédagogie de la petite enfance à Pistoia », *Le journal des professionnels de l'enfance*.

Karlsson Lohmander, M. 2009. « L'éducation de la petite enfance en Suède », *Le journal des professionnels de l'enfance*.

Moss, P. 1996. « Vers une définition des objectifs des services de la petite enfance », dans Rayna, Deleau et Laevers (sous la direction de), *Quels objectifs pédagogiques pour l'éducation préscolaire ?*, Paris, Nathan-inrp.

Neyrand, G. 2000. *L'enfant, la mère et la question du père. Un bilan critique de l'évolution des savoirs sur la petite enfance*, Paris, Puf.

Neyrand, G. ; Fraioli, N. 2008. *Éveil et socialisation*, Paris, Pros pages éditions.

Ocde. 2006. *Starting strong II – Petite enfance, grands défis*, Paris, ocde.

Preissing, C. 2005. « Le curriculum de Berlin », *Le Furet*, n° 51.

Preissing, C. ; Wagner, P. 2006. *Nos enfants ont-ils des préjugés*, Toulouse, érès.

Rayna, S. ; Bouve, C. ; Moissset, P. 2009. *Quel* curriculum *pour la petite enfance ?*, Toulouse, érès.

Rayna, S. ; Brougère, G. 2000. *Traditions et innovations dans l'éducation préscolaire. Perspectives internationales*, Paris, inrp.

Rayna, S. ; Brougère, G. 2005. *Accueillir et éduquer la petite enfance : les relations entre parents et professionnels*, Paris, inrp.

Rinaldi, C. 2000. *In Dialogue with Reggio Emilia*, Routlege.

Schön, D. 1994. *Le praticien réflexif*, Montréal, Logiques.

Sinclair, H. et coll. 1982. *Les bébés et les choses. La créativité du développement cognitif*, Paris, Puf.

Stambak, M. et coll. 1983. *Les bébés entre eux. Découvrir, inventer et jouer ensemble*, Paris, Puf.

Vandenbroeck, M. 2004. *Éduquer nos enfants à la diversité*, Toulouse, érès.

1. Ce texte est paru dans le n°48 de *Spirale*, 2008, p. 33-45.

2. Voir l'article de Myriam Mony [*Spirale*, n° 48].

3. Acepp : Association des collectifs enfants, parents, professionnels.

4. Essse : École santé sociale du Sud-Est.

5. Voir l'article de Marie-Claude Blanc et Marie-Laure Bonnabesse.

L'évolution de la place des parents dans les établissements d'accueil de jeunes enfants*[1]

Marie-Claude Blanc
chargée de mission et formatrice au sein du CEPPRA (Collectifs enfants, parents, professionnels Rhône-Associatifs)

mcl.blanc@laposte.net

Marie-Laure Bonnabesse
coordinatrice du réseau CEPPI (Collectif enfants, parents, professionnels interdépartemental Dauphiné-Savoies) et formatrice à l'Institut de formation en travail social d'Echirolles

ml-b.bonnabesse@wanadoo.fr

Marie-Laure Bonnabesse *Marie-Claude Blanc*

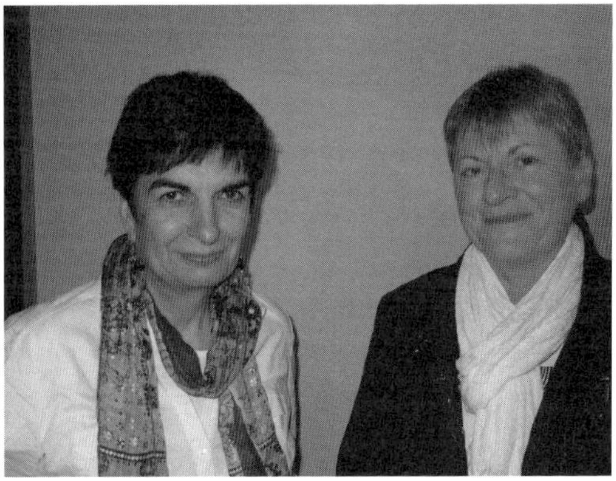

Pour comprendre la place des parents aujourd'hui dans les structures d'accueil de jeunes enfants, un détour rapide par l'histoire paraît utile. Il nous permet de mieux saisir les tribulations des parents dans leurs rapports avec les lieux d'accueil, et de donner sens aux différentes formes de relations entre les parents et les professionnels petite enfance.

La notion de place

La place des parents peut s'entendre de diverses manières. Nous avons coutume de dire que cette place commence « dans la tête des professionnels »... En effet, la vision, la conception et la représentation que les professionnels ont des parents ont une incidence sur la nature des relations développées avec ceux-ci, dès l'accueil et au quotidien. Place des parents et place des professionnels sont liées et destinées – dans l'idéal – à construire une complémentarité et une continuité dans l'éducation des enfants, dans une perspective de coéducation.

De nombreux termes sont utilisés pour évoquer la *place des parents* : relations avec les parents, travail avec les familles, coopération, collaboration, partenariat parents-professionnels… L'expérience nous montre que la place des parents dépend beaucoup – entre autres – du positionnement des professionnels, de leurs compétences et des moyens qui leur sont donnés pour travailler cette question. Cette place a varié avec l'évolution des lieux d'accueil, elle-même liée à l'évolution de la société. Considérer les parents comme partenaires, associés ou encore acteurs de l'accueil des jeunes enfants est très récent, et encore peu mis en œuvre, hormis dans le cadre des crèches parentales.

Le Littré nous dit qu'une place, c'est « *l'espace* qu'occupe ou que *peut* occuper une personne ». Par « espace », nous entendons ici aussi bien l'espace symbolique que réel : quel espace occupe le parent « dans la tête des professionnels », dans le projet ? Quel espace occupe-t-il dans les locaux, dans les échanges, dans le quotidien ? La notion de place est aussi liée au statut social (place occupée dans la société), et enfin, aux fonctions remplies par les personnes. Ces observations nous invitent alors à réfléchir aux nombreuses places que peuvent occuper les parents, tant du point de vue individuel que collectif. Les parents sont de multiples individus, tous différents, que les professionnels doivent accueillir. Tous porteurs d'un projet éducatif (souvent inconsciemment) pour leurs enfants, les parents sont autant de personnes avec lesquelles les professionnels doivent composer, inventer, adapter (et s'adapter), expérimenter, créer, construire, échanger, dialoguer, et surtout… oser !

À leur origine, les premières crèches ont l'objectif de lutter contre la pauvreté en moralisant les parents et en les éduquant. L'arrivée de la puériculture dans les crèches marque le début du mouvement hygiéniste (aux alentours de 1860) : les parents sont exclus car pouvant contaminer ce milieu protégé. Dans les années 1960, à la suite des travaux de Spitz, les psychologues et psychanalystes révèlent l'importance du lien mère-enfant. Ils introduisent involontairement une culpabilisation des parents, et un rapport de domination (ils possèdent les connaissances sur le développement de l'enfant). Cette période est donc marquée par des places différentes attribuées aux parents : parents moralisés, exclus, culpabilisés.

Des crèches sauvages aux crèches parentales : parents acteurs

Les parents engagés dans le mouvement des « crèches sauvages » organisent des rencontres pour échanger leurs expériences, s'entraider et rechercher l'appui de partenaires sociaux et financiers. En 1980, ils créent l'Association des collectifs enfants parents (ACEP) pour fédérer tous les projets et constituer un réseau national. En 1981, une note de service[2] officialise pour la première fois ces « crèches sauvages » et les reconnaît comme des formes innovantes de modes de garde[3]. Cette note définit les grandes lignes de fonctionnement et impose la présence d'un professionnel qualifié, responsable de l'accueil des enfants, nommé « responsable technique ». Parents et professionnels sont donc partenaires pour assurer en collaboration l'accueil des enfants. L'ACEP développe une réflexion et des pratiques liées à cette collaboration, et ajoutera (en 1990) un deuxième P (ACEPP : Association des collectifs enfants parents professionnels) « pour prendre acte et rendre compte de l'importance prise par les professionnels dans la pérennisation des structures parentales. Le partenariat parent-professionnel avec l'affirmation d'une responsabilité partagée prend alors tout son sens et toute sa dimension » (FAVRE, 1998, P. 1).

Les crèches parentales ont connu des transformations importantes pour s'adapter aux différents contextes (rural comme urbain) et s'ouvrir à tous les publics (projets interculturels, mixité sociale). La diversité des projets, des fonctionnements, des pratiques et des modes de participation des parents rend compte aujourd'hui de ces transformations. Cependant, au-delà de cette diversification, une pratique demeure : le partenariat parents-professionnels au cœur du projet. Les crèches parentales ont, par ailleurs, un impact important en termes de solidarité et de lien social. Aujourd'hui, l'ACEPP regroupe environ huit cent lieux et services d'accueil de jeunes enfants, répartis sur tout le territoire français[4]. L'ACEPP contribue à la politique petite enfance, elle développe et diffuse (en lien avec des partenaires européens) une réflexion et une méthodologie d'accompagnement autour des relations interculturelles, de l'accueil et du respect de la diversité, et du développement local.

L'entrée des parents dans les structures petite enfance leur conférant une place, a modifié la place occupée jusqu'alors dans les lieux d'accueil « traditionnels » par les professionnels.

L'expérience et l'évolution des crèches parentales ont généré de nombreuses interrogations sur les relations entre parents et professionnels : l'entrée des parents dans les structures petite enfance, en leur conférant une place, a modifié la place occupée jusqu'alors dans les lieux d'accueil « traditionnels » par les professionnels.

Le monde de la petite enfance « bousculé »

Suite aux différents aspects évoqués (évolution des recherches sur le développement de l'enfant, crèches sauvages, demandes des parents diversifiées...), les crèches vont progressivement se transformer, et les pratiques professionnelles s'éloigner des pratiques hygiénistes et médicales (prise en compte de l'enfant comme un être en devenir, réflexion autour des attitudes éducatives et pédagogiques...).

Dans les années 1980, les échanges entre parents et professionnels se développent progressivement autour de l'enfant accueilli, on commence à parler de projet pédagogique, évoquant l'adaptation, les transmissions entre parents et professionnels. Cependant, la culpabilisation des mères qui confient leurs enfants pour travailler ou pratiquer des activités diverses reste très prégnante dans les relations parents-professionnels : les professionnels estiment que les parents laissent leurs enfants de trop longues journées en crèche, ou qu'ils ne devraient pas les confier pendant leurs congés…

En juin 1983[5], une circulaire « relative à la participation des parents à la vie quotidienne des crèches » atteste de ces évolutions et indique que « la participation accrue des parents à la vie quotidienne des établissements d'accueil des jeunes enfants, notamment les crèches, a pour objectif d'améliorer la qualité de l'accueil des enfants ». Cette circulaire recommande la mise en place d'un « conseil de crèche » avec la présence de parents élus. À notre connaissance, cette recommandation a été peu suivie d'effet et il faudra attendre les années 2000 pour une réelle réflexion relative aux « conseils d'établissement ».

Malgré une forte évolution dans la prise en compte du secteur petite enfance, l'accueil des enfants est caractérisé par une pénurie de places, régulièrement mise en avant par les acteurs concernés (élus locaux, professionnels petite enfance et parents), et il est souvent difficile pour les parents de concilier vie familiale et vie professionnelle. Toutefois, le développement des crèches s'est accéléré grâce à des mesures prises par les pouvoirs publics pour faire face à cette pénurie[6].

La place des parents progressivement institutionnalisée

Depuis les années 1990, face aux évolutions de la société, les orientations politiques et les mesures prises en direction de la petite enfance ont renforcé une approche globale de l'accueil des jeunes enfants, en positionnant ce secteur dans le champ social et en instituant la place des parents dans les établissements. Ce mouvement, récent en France, s'inscrit plus largement dans une politique sociale européenne, en mettant l'accent sur les relations entre les parents et les professionnels. C'est ainsi que le secteur petite enfance connaît actuellement des transformations importantes en termes de mission et de fonctionnement, en lien avec le décret du 1er août 2000[7]. Ces transformations résultent de la prise en compte par les politiques des évolutions de la société relatives à la question de la famille et des besoins en matière d'accueil de jeunes enfants.

Parents responsabilisés…

Les orientations et les mesures prises en faveur de la petite enfance s'inscrivent plus largement dans les politiques sociales familiales. Les grandes orientations nationales concernant la petite enfance sont abordées dans le cadre des « Conférences de la famille ». La délégation interministérielle à la famille (créée en 1998) est chargée d'établir un état des lieux des questions relatives à la famille. Le rapport de Dominique Gillot paru en 1998 fonde les orientations des conférences suivantes. Faisant le constat des nombreuses difficultés (socio-économiques, éducatives, relationnelles) auxquelles sont confrontés les parents, un dispositif national, le REAAP « Réseau d'écoute, d'appui et d'accompagnement des parents[8] », est mis en place en 1999. Ce dispositif national encourage des actions de proximité destinées à accompagner les parents dans leurs responsabilités éducatives, constituant une évolution sur la place des parents dans la société. Ces actions viennent croiser la réflexion sur le lien entre parents et professionnels dans d'autres secteurs (école, enfance handicapée, loisirs, etc.).

Nous assistons en même temps à un courant d'idées faisant porter aux parents la responsabilité des maux de notre société, les accusant de « démissionner ». Si les politiques familiales ont progressivement intégré l'accueil des jeunes enfants, parallèlement « l'espace familial se transforme en espace d'incompétence ou tout au moins, en lieu de faiblesses réelles ou potentielles auxquelles il appartient à l'État de remédier » (Commaille, Martin, 1998, p. 29). Les initiatives prises en direction des parents, si elles apportent des aspects positifs relatifs à « l'accompagnement des parents », viennent renforcer notre interrogation sur la place faite aux parents, sur le positionnement des professionnels et sur le lien sphère privée/sphère publique. Jusqu'où l'État peut-il interférer dans le rôle éducatif des parents ? Faut-il accompagner les parents pour les renforcer dans leurs propres compétences ou pour les conformer à un « modèle » de « bons » parents ? Comment s'assurer que les actions engagées ne soient pas stigmatisantes vis-à-vis des familles dites « en difficulté » ?

Pour renforcer ces orientations, le gouvernement prend des mesures concrètes en faveur de la petite enfance (ministère des Affaires sociales, 2000), soutenues par une évolution de la réglementation des lieux d'accueil.

Le décret d'août 2000 : la place des parents dans tous les établissements

Ce décret[9] relatif aux établissements et services d'accueil reprend en partie les orientations du réseau européen des modes de garde, notamment la nécessité d'être attentif aux familles les plus en difficulté et de favoriser pour les parents l'équilibre entre leur vie professionnelle et leur vie familiale[10] : art. R. 180-1. : « Ils (les établissements et les services d'accueil) apportent leur aide aux parents afin que *ceux-ci puissent concilier leur vie professionnelle et leur vie familiale.* » Il institue les principes « d'une ouverture à toutes les familles et à tous les enfants, y compris les enfants handicapés [...] et une meilleure adaptation des structures aux besoins des familles ». La CNAF indique aussi que « l'obligation d'élaborer un projet social, la participation des parents à la vie et au fonctionnement de la structure, doivent permettre d'adapter le projet et le fonctionnement de la structure au plus près des attentes des familles » (Cnaf, 2000, p. 9).

Ainsi, après une très longue période marquée par une substitution aux parents, leur place a progressivement été réhabilitée dans les politiques publiques. Ce décret d'août 2000 en est l'illustration. Il inscrit définitivement les lieux d'accueil dans le champ social, en indiquant clairement leur fonction d'accueil des enfants *et* des familles, et en leur demandant de fournir un projet d'établissement, comprenant, entre autres, un « projet éducatif et social ».

Le décret définit une *mission commune* à l'ensemble des établissements et services d'accueil de jeunes enfants[11], et introduit la notion de multi-accueil, combinant plusieurs formes d'accueil dans le but de mieux s'adapter aux besoins des parents. Ce décret était attendu depuis plus de dix ans par tous les lieux d'accueil qui souffraient d'une réglementation inadaptée face à l'évolution de leurs missions relatives au travail avec les familles et avec l'environnement[12].

Le décret intègre la place des parents comme un des points de fondement du projet. En effet, une des principales innovations du texte est « de valoriser la place des parents et de favoriser leur participation à la vie de l'établissement. Cette ouverture est un des éléments obligatoires du projet d'établissement à l'élaboration duquel les parents seront associés, ainsi que leur participation au conseil d'établissement » (ministère des Affaires sociales, 2000). La place des parents dans les établissements et services d'accueil de jeunes enfants constitue une avancée essentielle, elle est indiquée de façon explicite : art. R. 180-10. : « Les établissements et services d'accueil élaborent un projet d'établissement ou de service qui comprend les éléments suivants : [...] La définition de la place des familles et de leur participation à la vie de l'établissement ou du service. »

Cette place des parents ne fait l'objet d'aucune autre modalité précise[13]. Nous considérons que c'est à chaque établissement de travailler cette question en lien avec sa spécificité. Dans ce domaine, les crèches parentales bénéficient d'une expérience considérable puisque leurs fondements reposent sur la place des parents, tant dans l'élaboration du projet que dans la mise en œuvre de l'accueil quotidien des enfants. Cet aspect est au cœur des transformations liées au décret et pose de nombreuses questions, précisément sur cette notion de « place » et sur la nature des relations entre parents et professionnels.

Le décret d'août 2000, la Prestation de service unique et la création des commissions départementales permettent une meilleure adaptation des modes d'accueil de jeunes enfants aux conditions de vie et aux attentes des parents. Le mot « crèche » disparaît pour laisser la place à « établissement et services d'accueil des enfants de moins de 6 ans ». Il semble qu'au-delà des mots, une distance soit prise par rapport à l'origine de ces structures. L'obligation d'un *projet éducatif et social*, intégrant la place des parents et la situation de l'équipement dans son environnement, aura une grande incidence pour les gestionnaires et les professionnels. En effet, la place des parents doit être, de fait, « légalement » prise en compte dès la conception d'un projet petite enfance. En outre, le lien nécessaire avec le contexte devrait entraîner une adéquation plus grande entre les demandes des parents et les établissements et services d'accueil de jeunes enfants. La notion de projet social et éducatif fait référence à une dynamique et non à un modèle rigide, ce qui laisse des possibles pour une innovation concertée entre différents acteurs *dont les parents font partie.*

Ce décret a généré de nombreuses interrogations et transformations dans les équipements petite enfance. Durant ces dernières années, les gestionnaires et les professionnels se sont centrés sur un travail autour du projet et sur la mise en œuvre du décret.

Les établissements d'accueil de jeunes enfants tendent de plus en plus vers une mixité sociale des familles. Longtemps réservés aux seuls parents qui travaillent, ils permettent désormais à un parent de reprendre une activité sociale ou professionnelle, ou de répondre à des situations personnelles ou familiales plus larges.

L'accompagnement à la parentalité devient une mission à part entière des établissements multi-accueil, et la participation des familles est recherchée sous différentes formes, favorisée au sein des conseils d'établissements, espaces de concertation et d'information regroupant gestionnaires, professionnels et parents élus.

Parents moralisés, éduqués, culpabilisés, contrôlés, responsabilisés..., l'enjeu aujourd'hui est de créer les conditions pour que les parents soient de véritables partenaires, et gagnent une place qui leur confère une position d'égal à égal avec les professionnels. C'est en effet dans un rapport de parité[14] que peut se construire une coéducation, respectant le rôle et la place de chacun.

> *L'accompagnement à la parentalité devient une mission à part entière des établissements multi-accueil*

Les formations et les fonctions professionnelles ont elles-mêmes beaucoup évolué depuis les premières crèches. Le travail avec les parents devenant une mission inhérente aux établissements d'accueil de jeunes enfants, les professionnels petite enfance, se trouvant au cœur de cet enjeu, voient se transformer leurs relations avec les parents.

Le positionnement des professionnels dans leur relation aux parents

Qui accueille les jeunes enfants et leurs parents ?

Les personnes intervenant dans les premières crèches n'étaient pas des « professionnels ». Deux catégories de personnel concourent à la mise en œuvre quotidienne : « les berceuses », femmes issues du peuple et vivant dans des situations aussi précaires que les mères des enfants accueillis ; et des « dames » de bonne famille qui assuraient par deux la direction et qui se dévouaient pour « sauver » des enfants[15]. Ces dames patronnesses avaient l'espoir d'éduquer les mères de familles pauvres afin de diminuer la mortalité infantile et d'éviter certains abandons. Firmin Marbeau (1798-1875), créateur des premières crèches, est issu du catholicisme social, mouvement qui confirme les fondements religieux, mais s'éloigne d'une charité individuelle pour se situer « dans une perspective plus vaste d'action collective » (Bouve, 2001, p. 36).

Les pères ne sont en principe jamais accueillis dans ces lieux réservés aux femmes. Les médecins, dans le cadre de leur engagement bénévole dans la « société des crèches », sont pratiquement les seuls hommes à y pénétrer.

Un rapport de supériorité

Si les mères sont largement invitées à entrer dans les premières crèches, un rapport de classe existait entre elles et les dames patronnesses qui géraient ces crèches. « La pauvre mère y trouve de bons exemples et de bons conseils pour l'éducation physique et morale de ses enfants, et pour son ménage ; elle y trouve quelquefois des secours lorsqu'elle est accablée sous le fardeau que la nature lui a imposé. Elle se repose, elle se réchauffe, elle se ravive, quand elle vient allaiter son enfant » (Société des crèches, 1850, p. 2). Ce rapport n'existait pas entre les berceuses et les mères. Mais les berceuses étaient sous les ordres des dames patronnesses et elles devaient veiller à garder une certaine distance avec les mères. Elles devaient cependant, comme les mères qui amenaient leur enfant à garder, être de « bonne moralité » et prouver fréquemment cette bonne moralité par un certificat du maire ou du prêtre de la paroisse.

La création d'un corps ou des corps professionnels qualifiés

Progressivement au cours du XXe siècle, la création d'un corps professionnel qualifié pour ce public voit le jour. Les dames patronnesses vont progressivement se transformer en infirmières visiteuses, puis en assistantes sociales et en puéricultrices (le diplôme de puéricultrice est officialisé en 1946).

Des formations pour les jardinières d'enfants se développent dès 1908. Ces professionnelles interviennent essentiellement dans les jardins d'enfants ou dans les salles d'asile (qui deviendront les écoles maternelles). On ne les voit pratiquement pas dans les crèches. Elles deviendront plus tard des éducatrices (ou éducateurs !) de jeunes enfants (1973), diplôme qui sera réformé en 1993 puis en 2006 pour s'inscrire très nettement dans le champ du travail social.

C'est essentiellement Mai 68 qui va provoquer une transformation dans les équipes petite enfance, et « les berceuses » (qui sont, selon les établissements, appelées de différentes façons) deviennent officiellement des auxiliaires de puériculture en 1971. La création des structures parentales va amener aussi d'autres professionnels dans les structures petite enfance (instituteurs, éducateurs spécialisés, animateurs, psychomotriciens, etc.).

Quelques années plus tard, dans les années 1980, un autre diplôme verra le jour, d'abord dans les écoles maternelles puis dans les crèches, le CAP petite enfance.

Un rapport de domination renforcé

La fermeture des structures aux parents dès les années 1860 va entraîner une nette coupure entre les deux mondes, celui des parents et celui des professionnels. La professionnalisation va progressivement amener une dimension d'expertise des professionnels et renforcer le sentiment d'incompétence des familles. Cette expertise est d'abord médicale puis elle va progressivement se déplacer vers l'expertise psychologique sur le développement de l'enfant, puis éducative. Elle reste cependant construite sur le même schéma. Cette expertise engendre très fréquemment tout au long de l'histoire un rapport de domination, au départ essentiellement avec les directrices puis progressivement avec l'ensemble des professionnels. La domination – « le fait d'exercer une influence déterminante[16] » – fait fréquemment référence aux inégalités sociales. Un rapport de domination implique un rapport inégalitaire entre individus. L'inégalité est une différence que les individus et groupes sociaux jugent selon leurs échelles de valeurs. Ces inégalités sont en constante évolution. Les liens parents-professionnels dans les établissements d'accueil de jeunes enfants prennent place dans ce contexte de transformation des rapports sociaux.

Cette domination se traduit à travers plusieurs aspects. Par le passé, les professionnels étaient les « maîtres des lieux » puisque les parents n'avaient pas le droit d'entrer et étaient tenus à l'écart de ce qui se passait à l'intérieur de la structure. Cet aspect se retrouve encore aujourd'hui dans une partie des structures, et au nom de différentes normes ou respect des enfants, beaucoup de professionnels maintiennent des barrières symboliques pour rester maîtres de l'espace.

Les directrices étaient également les « héritières du pouvoir » et avaient souvent toute liberté pour accepter ou non un enfant. Les critères n'étaient pas toujours très explicites. Cette pratique reste encore en vigueur aujourd'hui dans certains lieux, mais tend à disparaître avec la mise en place du projet d'établissement, en particulier du projet social. L'accueil et le choix des admissions répondent à des critères posés dans le cadre de la politique petite enfance, pensée par des élus et des gestionnaires en lien avec les évolutions législatives.

L'ensemble des professionnels ont pu à différentes périodes exercer ce pouvoir de domination, en êtres considérés comme les « détenteurs du savoir ». Très rapidement dans l'histoire des crèches, le *pouvoir médical* s'impose et fait évoluer les pratiques, mais souvent en disqualifiant le savoir des parents. Le même cheminement est suivi pour le savoir psychologique et pédagogique. Ainsi, l'accueil du jeune enfant ne s'est pas construit sur une complémentarité entre parents et professionnels.

Les premiers établissements ont vu le jour dans un cadre d'assistance réservée aux pauvres. L'assistance implique fréquemment une notion de contrôle et développe un rapport social de *domination tutélaire*. Celle-ci imprègne encore *le corps ou les corps* des professionnels petite enfance, et l'on retrouve cette notion de domination tutélaire dans beaucoup d'actions organisées autour de ce qui est fréquemment appelé « le soutien à la parentalité ».

Une transformation des pratiques éducatives

À partir des années 1970, plusieurs facteurs (modification progressive de la société, évolution des pratiques éducatives, développement des crèches sauvages) viennent modifier l'intérieur des établissements et transformer leurs relations avec l'extérieur.

Les idées et mouvements enclenchés en Mai 68 ont donc progressivement donné lieu à des transformations dans les pratiques éducatives, les relations entre les professionnels, et dans les rapports des lieux d'accueil avec leur environnement. Après Mai 68, les crèches s'ouvrent peu à peu, mais ce ne sont pas les parents que l'on fait entrer mais d'autres « spécialistes » : des psychologues et, à la fin des années 1980, des intervenants culturels. Une rupture est également introduite dans les rapports hiérarchiques à l'intérieur des établissements. Dans une majorité de crèches, la notion d'équipe n'existait pas ou peu et la directrice avait un pouvoir important. Petit à petit, réunions d'équipes, temps de supervision, rencontres entre directrices favorisent l'expression des adultes. L'éveil et la socialisation deviennent des mots clés qui fondent des pratiques éducatives privilégiant l'autonomie, la vie de groupe, les jeux, les jouets et les activités. La formation du personnel, y compris les agents de services, va permettre une prise de conscience de la place de l'enfant dans la collectivité. Le personnel est de plus en plus qualifié. Les équipes se diversifient même si le personnel reste exclusivement féminin. Au sein des équipes, une collaboration se met en place. L'entrée de personnes extérieures dans les crèches fait moins peser sur le personnel le poids de l'extrême médicalisation et de l'hygiène, et apporte aussi un souffle nouveau, une ouverture sur l'extérieur, la possibilité de parler, de partager des idées.

Un glissement des missions des professionnels se fait, qui, si elles restent pour l'essentiel centrées sur le travail avec l'enfant, doivent tenir compte des autres éléments précités. « Le mouvement de professionnalisation à partir de 1980 prend un virage qui met en évidence l'importance des liens à créer entre contextes : structure d'accueil et famille ; la compétence de profession se complète d'une compétence de fonction dans un contexte[17]. »

Entre les années 1960 et 1980, le public des crèches change progressivement, la classe ouvrière et les familles en grande précarité laissent peu à peu leur place aux familles de classe moyenne.

Les rapports de domination font peu à peu la place à des rapports de rivalités. Les parents ont de plus en plus de connaissances et remettent en cause certains positionnements professionnels. La diversité des sources de savoirs, que ce soit sur un plan médical ou psychologique, devient parfois source de conflit.

De nouveaux rapports initiés par les crèches parentales

Parallèlement, les structures parentales impliquent de fait un repositionnement des professionnels et essayent d'instaurer des rapports de parité entre professionnels et parents.

La parité fait généralement référence à la notion d'égalité, c'est-à-dire de même valeur, identique, équivalent. L'égalité, c'est également le fait d'être sur le même rang, d'avoir les mêmes charges et les mêmes droits[18]. La parité se joue sur plusieurs niveaux : la place que chacun peut prendre ou doit prendre, l'occupation et l'appropriation de l'espace, les fonctions, les droits et les responsabilités. Les professionnels et les parents ont dès le départ une « porte d'entrée » différente. Le parent a une porte d'entrée individuelle et le professionnel est, lui, garant du cadre collectif. La porte d'entrée du parent, c'est son enfant ; il vient parce qu'il a besoin d'un service d'accueil. Le professionnel a, lui, une fonction qui lui est attribuée par l'institution pour remplir la mission d'accueil elle-même fixée à l'institution par l'État. Les « objets » de départ ne sont donc pas de même nature, pourtant ils sont a priori de « même qualité ». La parité étant aussi une « comparaison employée pour prouver une chose par une autre semblable », c'est cette reconnaissance mutuelle des parents par les professionnels et des professionnels par les parents qui donne cette notion de parité. Il est toutefois nécessaire que les parents reconnaissent la qualification des professionnels et que les professionnels reconnaissent la légitimité des parents dans l'établissement. Un établissement d'accueil de jeunes enfants à gestion parentale ne peut exister que s'il y a effectivement deux parties distinctes mais égales, une partie occupée et gérée par les professionnels et une partie occupée et gérée par les parents. Mais alors, comment cette reconnaissance mutuelle peut-elle se construire dans les structures municipales, du fait d'un grand décalage entre les différentes places ? Il est important de prendre en compte cette donnée quand une équipe met en place un travail avec les parents.

Quelle place pour les professionnels aujourd'hui ?

La législation (décret du 1er août 2000 et du 20 février 2007) apporte des changements en termes de « qualifications professionnelles des personnels des structures d'accueil des enfants de moins de 6 ans » (CNAF, 2000, P. 9) : d'une part, elle élargit le champ des personnels qualifiés pour travailler en multi-accueil ; d'autre part, elle promeut le concours d'une équipe pluridisciplinaire. Même si l'aspect médical reste très prégnant, en particulier pour les gros établissements (un médecin peut être directeur), il y a une « promotion » de la place de l'éducatif. En effet, les éducateurs de jeunes enfants peuvent désormais prétendre à la direction des établissements, celle-ci étant réservée jusqu'à présent aux puéricultrices.

Un rééquilibre progressif des publics se produit, avec la mise en place de la PSU et le décret du 23 décembre 2006, la mixité des publics devient une réalité dans bon nombre de structures.

> *Le travail avec les parents est une nouvelle compétence à construire pour une majorité de professionnels petite enfance.*

L'obligation de faire place aux parents vient modifier les missions des lieux d'accueil et entraîne des changements de fonctions et de pratiques pour les professionnels. Le travail avec les parents est une nouvelle compétence à construire pour une majorité de professionnels petite enfance. Cet aspect est largement pris en compte dans la réforme du diplôme d'éducateur de jeunes enfants. Cependant, pour des équipes en place depuis longtemps cette place à faire aux parents est souvent vécue comme une intrusion dans un savoir-faire professionnel et une baisse de qualité de l'accueil des jeunes enfants. Pourtant, beaucoup d'équipes, quand elles sont accompagnées dans cette réflexion et lorsqu'elles arrivent à inscrire le travail avec les parents dans leur projet d'établissement, perçoivent toute la richesse de cette collaboration avec les parents et tout l'intérêt que peuvent en retirer les jeunes enfants.

Pour l'ensemble des professionnels, il y a aujourd'hui nécessité de sortir des rapports de domination et de rivalité dans lesquels l'histoire les a un peu enfermés malgré eux, pour aller vers la création d'alliance fondant une réelle coéducation des jeunes enfants.

Bibliographie

BOUVE, C. 2001. *Les crèches collectives : usagers et représentations sociales. Contribution à une sociologie de la petite enfance*, Paris, L'Harmattan, coll. « Le travail du social ».

CAISSE NATIONALE DES ALLOCATIONS FAMILIALES. 2000. *Guide pour la création des lieux d'accueil des jeunes enfants*, 53 p.

COMMAILLE, J. ; MARTIN, C. 1998. *Les enjeux politiques de la famille : l'interprétation d'une mutation*, Paris, Bayard.

FAVRE, D. 1998. « Professionnel(le) en crèche parentale : quels enjeux ? », *Les métiers de la petite enfance*, n° 38.

MINISTÈRE DES AFFAIRES SOCIALES. 2000. *Compétence de la famille*, Paris, document multigraphié, 15 p.

SOCIÉTÉ DES CRÈCHES. 1850. *Bulletin des crèches*, Tome 1er, Paris, consultation BNF.

* Cet article est écrit à partir d'un ouvrage de M.-C. Blanc et M.-L. Bonnabesse, publié en mai 2008 : *Parents et professionnels dans les structures d'accueil de jeunes enfants. Enjeux, intérêts et limites des interactions*, Éditions ASH professionnels.

1. Ce texte est paru dans le n°48 de *Spirale*, 2008, p. 115-129.

2. Note de service n° DGSH/3241/S – DAS/81-32.

3. Leur légalisation a eu pour effet une extension rapide (leur nombre double presque chaque année entre 1981 et 1984) qui se poursuivra jusque dans les années 1990.

4. Une trentaine d'associations départementales ou régionales assurent l'animation de ce réseau qui concerne

« 30 000 familles, 40 000 enfants, 20 000 places d'accueil et 6 400 salariés » (www. acepp. asso. fr).

5. Circulaire n° 83-22 du 30 juin 1983.

6. « Contrats crèches » (création de 21 000 places supplémentaires entre 1983 et 1989) et les « contrats enfance » (création de 100 000 places tous lieux d'accueil confondus, entre 1988 et 1995).

7. Modifié par le décret du 20 février 2007.

8. Une charte a été élaborée avec l'ensemble des partenaires politiques, institutionnels et associatifs concernés (en référence à la circulaire du 9 mars 1999, modifiée par la circulaire du 20 mars 2001, et complétée par celle d'avril 2002).

9. Décret modifié le 20 février 2007.

10. Document de 1996, « 40 cibles pour les services d'accueil pour jeunes enfants » (Recommandation du Conseil de l'Europe pour le développement des services d'accueil pour jeunes enfants). Rappelons que ces orientations ont uniquement un rôle incitatif et sont dépourvues de pouvoir législatif et financier.

11. Toutes les formes de mode d'accueil sont rassemblées dans le décret. Les crèches parentales, régies pendant vingt ans par une note de service provisoire, font donc partie intégrante de ce texte avec cependant des points de références spécifiques.

12. De nombreux lieux d'accueil ont opéré ces changements depuis longtemps : ceux situés dans les centres sociaux et d'autres à gestion associative ou parentale s'inscrivent dès leur ouverture dans une mission sociale.

13. Quelques éléments concrets sont indiqués dans le guide pratique relatif à l'accueil de la petite enfance, édité par le ministère de la Santé et des Solidarités en 2007. Voir : Fiche 10, p. 79, « Comment prendre en compte la place des parents dans le règlement de fonctionnement ? ».

14. Notion développée dans l'ouvrage cité en introduction.

15. Information issue de plusieurs documents historiques (1845-1846-1850). F. Marbeau, *Escodeca*, Bulletin des crèches, 1846.

16. *Le Robert*, 1995.

17. M. Mony, directrice de l'École d'éducateur de jeunes enfants, ESSSE. Intervention intitulée « Petite enfance et cultures en mouvement », Évolution des professions dans le secteur de l'accueil des jeunes enfants, colloque organisé par le CCAS de la ville de Grenoble le 18 mai 2000.

18. Référence à J.-J. Rousseau et à la Déclaration de l'homme et du citoyen en 1789, « Les hommes naissent libres et égaux ».

Nounou d'hier, assistante maternelle d'aujourd'hui : l'évolution d'une véritable profession[1]

Luce Dupraz
historienne, sociologue

dupraz.luce@wanadoo.fr

Afin de comprendre l'évolution de la profession d'assistante maternelle et les enjeux actuels de cette activité professionnelle, nous proposons de revenir au lourd héritage historique qui continue de peser sur ce métier. Des nourrices aux gardiennes d'enfants, il a fallu attendre 1977 pour commencer à penser à un début d'institutionnalisation de cet accueil de l'enfant. Alors que l'accueil à domicile est plus important quantitativement que l'accueil en collectivité, il a souffert d'une mauvaise image de marque, liée au manque de reconnaissance de ses professionnels. Nous verrons que les dernières modifications législatives de 2005, intégrant de nombreuses années de réflexion, sont une avancée dans la professionnalisation. Nous terminerons par ce qui est le plus important, c'est-à-dire l'élaboration d'une position professionnelle qui dépasse la législation.

Un lourd héritage historique

Il est un temps qui paraîtra très lointain et qui, pourtant, est toujours présent dans la mémoire collective. Il agit inconsciemment, et nous verrons en quoi il explique des résistances, des réticences actuelles.

L'assistante maternelle d'aujourd'hui est héritière de la nourrice d'hier. Au XVIIIe et au XIXe siècle, la situation est très particulière en France. Alors que l'allaitement maternel est généralisé dans le reste de l'Europe, et que l'allaitement mercenaire n'y est pas organisé, en France il existe un système très ancien de trafic nourricier avec des bureaux de placement, des meneurs et des meneuses de deux catégories de nourrices : les nourrices « à emporter », c'est-à-dire celles qui reçoivent des nourrissons de la ville à la campagne, et des nourrices « sur lieu », c'est-à-dire des nourrices qui laissent leur nourrisson à la campagne et qui se placent dans des familles bourgeoises dans les grandes villes.

C'est un système d'une très grande ampleur : chaque année, 20 000 enfants de toutes les classes sociales de Paris sont placés dans les campagnes.

Les critiques à l'encontre de la nourrice se font jour dès le XVIIIe siècle, mais elles sont plus fréquentes et plus vives au XIXe siècle, en particulier sous l'influence du corps médical.

Je citerai un mémoire, *De l'industrie des nourrices et de la mortalité des petits enfants*, dont le titre montre qu'il s'agit d'une véritable « traite ». L'auteur de ce rapport est le docteur Monot (de la Nièvre). Il présente ce rapport à l'Académie de médecine en 1866, sous le Second Empire. Il lance une campagne avec d'autres médecins comme le docteur Brochard pour faire prendre conscience du scandale de la surmortalité infantile imputée au système nourricier mercenaire.

Un mouvement d'opinion se crée, auquel concourent d'autres médecins, des journalistes, des démographes, des philanthropes. Il aboutit au vote de la loi Roussel en 1874 sur la surveillance des enfants placés en nourrice.

Luce Dupraz

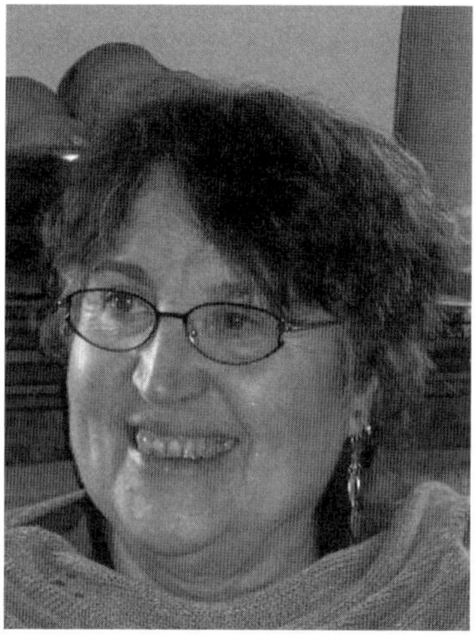

Au XIXe siècle, à une époque de déclin démographique face à la puissance démographique montante de l'Allemagne ennemie (guerre de 1870-1871), la surmortalité est donc étudiée. Le docteur Monot dit : « Nous perdons chaque année sans y faire attention 200 000 nourrissons et enfants trouvés qui sont victimes de l'incurie et de l'ignorance de leurs nourrices. »

Dans le canton de Monsanche (Nièvre), entre 1858 et 1864, d'après une analyse très précise du docteur Monot, deux tiers des femmes ayant accouché ont quitté le canton. Les femmes de la campagne qui ne sont pas placées reçoivent des « Petits Paris », comme on les appelle, dont 71 % décèdent dans la première année de leur existence, alors que le taux de mortalité infantile, pour l'ensemble de la France, est de 17,9 % en 1865.

« Le départ de la mère pour Paris est souvent l'arrêt de mort de l'enfant. » Aujourd'hui, on a une preuve concrète d'une surmortalité imputable au système des nourrices : pendant le siège de Paris par les Prussiens en 1870-1871, la mortalité infantile a baissé, tant pour les petits Parisiens que pour les enfants placés à la campagne. En effet, les nourrices ne pouvant plus atteindre Paris assiégé, les mères parisiennes ont été obligées d'allaiter elles-mêmes leurs enfants, il y eut donc moins de morts. D'autre part, les nourrices restées chez elles à la campagne ont fait de même avec leurs propres enfants, si bien que, là aussi, il y a eu moins de morts infantiles.

Les causes qui expliquent cette surmortalité tiennent d'abord au système organisé. L'enfant de la nourrice qui s'était placée restait au pays, nourri au lait de chèvre, dans des conditions d'hygiène et de logement déplorables. Les conditions de transport étaient épouvantables : c'était le « coche d'eau pour les bourguignotes », des charrettes que l'on appelait d'ailleurs « le purgatoire », car on savait qu'à l'issue du transport ces enfants iraient tout droit au paradis, tant le froid, les courants d'air faisaient des ravages. Ce furent ensuite les chemins de fer, dans les wagons de troisième classe, non chauffés, avec des occupants qui fumaient et des enfants qui mouraient de froid placés sur les banquettes en bois. La nourriture consistait souvent en un petit chiffon d'eau sucrée à sucer pendant les transports.

La cupidité des intermédiaires, telles les directrices des bureaux de placement (d'anciennes nourrices qui avaient réussi, des sages-femmes), est grande. Les meneurs et les meneuses conduisaient les nourrices avec leurs nourrissons à la ville, puis lorsque les nourrices étaient placées, ramenaient leurs enfants à la campagne. Des médecins ou des sages-femmes touchaient une prime à chaque fois qu'il y avait un placement de nourrice dans une famille bourgeoise.

Les nourrices qui attendaient d'être placées étaient logées et nourries avec leur bébé dans des conditions de promiscuité, d'absence d'hygiène, de piètre nourriture. Alphonse Daudet parle aussi de leur logement dans ces bureaux de placements qu'il assimile à des « paillotes d'esclaves » ou à des « cabanons de forçat ».

Nombre de médecins, de maires décrivent des choses épouvantables.

Si le système de l'industrie mercenaire est en cause, les nourrices le sont également. Il existe une documentation surabondante sur leurs défauts et déficiences, d'abord la cupidité : « Leur insensibilité naturelle s'accroît encore avec l'appât du gain. Elles finissent par avoir un cal au cœur, comme elles en ont aux mains. » Et Alphonse Daudet observe (1888) : « Le marché des nourrices suit les fluctuations des récoltes » ; quand les récoltes sont bonnes, elles restent plus facilement au pays, quand elles sont mauvaises, elles partent se placer en ville.

« La récolte a manqué, le propriétaire presse. Le soir sous la cheminée, l'homme dit à sa femme : "Écoute, ton lait est bon, l'argent se fait cher, si tu allais à Paris faire une nourriture ; on n'en meurt pas et la patronne du bureau nous connaît. Tu aurais une bonne place tout de suite" et donc la voilà partie pour "arrondir un bout de pré", "acquérir un champ", etc. Peu à peu l'habitude se prend : chaque fois qu'un enfant naît, son affaire est claire, son destin réglé d'avance, il restera au pays à téter la chèvre. »

La cupidité est décrite ainsi, souvent par des milieux bourgeois, mais il faut bien voir les conditions misérables d'existence des paysans de l'époque. Leur absence d'hygiène, leur sottise, leur ignorance, leur négligence et leur incapacité à modifier leurs pratiques sont incriminées aussi chez les nourrices.

Je cite à nouveau Alphonse Daudet (1888) :

« Vous figurez-vous votre enfant au soin de pareilles personnes, ça n'est pas trop d'une surveillance de tous les instants. Si vous laissiez faire la nourrice, elle ne sortirait jamais bébé pour le mener voir le soleil, respirer l'air de verdure des squares. Paris au fond l'excède ; elle préférerait rester près du feu, sans lumière, l'enfant aux genoux, le nez dans les cendres comme à la campagne, dormant des heures durant de son lourd sommeil de paysanne. C'est le diable encore de l'empêcher de coucher le nourrisson avec elle dans son propre lit. Pourquoi faire un berceau ? Ces bourgeois vraiment ont des idées et de ces exigences ! Ne vaudrait-il pas mieux l'avoir là, tout près le nourrisson, lui donner le sein sans se réveiller ni avoir froid quand il crie ? Il est vrai que parfois, en se retournant, on l'étouffe, mais ces sortes d'accidents sont rares. Des traditions de campagne assurent qu'un enfant de lait ça mange de tout, qu'on peut impunément le bourrer de poires acides et de prunes vertes. Arrive une inflammation, on court au médecin et l'enfant meurt. »

Ces pratiques archaïques sont dénoncées depuis longtemps. Depuis 1756, les prêtres des paroisses ont à signaler, dans un certificat qu'ils doivent fournir aux nourrices désireuses d'accueillir un enfant ou de se placer, que la nourrice possède un berceau et un pare-feu. Ces obligations sont peu respectées. Il y a des descriptions épouvantables d'enfants mangés par des porcs, couverts de vermine, de substitution d'enfants au cours des transports, etc. Je pourrais continuer très longtemps ces tableaux apocalyptiques à relier à la misère des campagnes, à l'insalubrité.

À partir de la lecture de ces pratiques paysannes dénoncées par l'ensemble du corps médical, il ne faudrait pas croire (même s'il y a des différences de traitement qui sont attestées) que les enfants accueillis par les nourrices à la campagne sont bien plus maltraités que leurs propres enfants. Dans *Le cheval d'orgueil*, Pierre Jakez-Hélias, né en 1914, raconte sa prime enfance (p. 52) : « Tout au long du jour je reste seul pendant des heures et des heures, même si je reçois la visite rapide d'un ou deux enfants du voisinage à qui l'on a demandé de passer voir ce que je deviens. Ma mère est au champ, mon grand-père à casser des cailloux sur les routes, mon père abat des arbres dans quelque bois. »

Plus loin, on lit : « Où attend le lait de sa mère, un enfant de 6 mois qui n'est gardé par personne (p. 46). Bientôt la guerre éclate. Tout le travail de la terre retombe sur les épaules des femmes et des vieillards. Ma mère part le matin pour le champ après m'avoir gorgé de son lait, elle revient à l'angélus de midi, pour un repas hâtif, me change et m'allaite de nouveau, repart pour remuer la terre jusqu'à 16 ou 17 heures. Alors je prends une nouvelle tétée, puis elle s'occupe de la vache et du cochon. À la nuit tombée, le grand-père est là, il me prend un moment dans ses bras. »

Ces tableaux de l'éducation des jeunes enfants, qu'ils soient gardés par une nourrice ou par leur mère, se ressemblent. Les médecins reprochent à la nourrice de n'exercer aucune surveillance sur l'enfant qu'elle devrait protéger : elle est au champ, au bois, suivant la saison, et pendant qu'elle sème, qu'elle moissonne, qu'elle glane, qu'elle vendange, qu'elle ramasse du bois mort, l'enfant crie, pleure, se lamente et personne ne répond à sa voix ; la nuit, ses plaintes n'ont pas la chance d'être mieux entendues car, après un si dur travail, la nourrice dort d'un « sommeil de sabot ».

Le terme de nourrice est banni très tôt (à partir du début du XXe siècle dans la pratique), quand les biberons stérilisés et l'allaitement artificiel ont remplacé le système de nourrice véritable. Je retrouve le terme vers 1920, alors qu'il existait très peu de véritables nourrices. C'était des gardiennes ou des bonnes d'enfants qui surveillaient les enfants et les nourrissaient au biberon.

Les gardiennes d'enfant exercent donc une activité peu gratifiante, méprisée, mal rémunérée, mal définie, avec un agrément présentant peu d'intérêt et un système de garde au noir, un marché de gardiennes clandestines très développé.

En 2002, dans la revue de la CNAF, *Information sociale* (n° 103), destinée aux professionnels (et non pas au public !), on lit « nourrice agréée ». Il y a des résurgences. Avec le nom « nourrice », le caractère péjoratif enfoui dans la mémoire collective remonte à la surface.

J'insiste : quand le bourgeois (comme Alphonse Daudet qui en a fait l'expérience) va dans le bureau de placement choisir une nourrice pour son enfant, la directrice donne un ordre, la porte s'ouvre, les nourrices arrivent par fournée de huit ou dix, piétinent et s'alignent, soumises, leurs enfants aux bras avec un bruit de « souliers à clous à pousser le bétail. Celles-ci ne conviennent pas, vite ! Dix autres. Vous désirez une nourrice ? Soixante-dix francs par mois, nous avons un assortiment pour ce prix-là ». Les nourrices sont traitées comme du bétail et quand la nourrice a fini son office, elle n'est pas mieux traitée qu'une vache laitière, assimilée à un animal : « Renvoyez-la vite, parce que non seulement elle sera inutile mais malfaisante. »

La situation à la veille du statut les gardiennes d'enfant

Le système de « bureau de placement », « meneur », « meneuse », s'est effondré avec l'allaitement artificiel stérilisé : les nourrices ont fait place aux gardiennes.

J'ai retrouvé dans mes archives les documents concernant le premier stage de gardienne d'enfants que j'avais coorganisé et animé, en 1976 à Ecully dans le Rhône, en tant que responsable des actions de formations destinées aux femmes pour l'académie de Lyon. La loi Delors, en 1971, permettait la formation permanente de mères au foyer ; dans ce cadre-là, j'avais pu organiser des stages de gardienne d'enfants.

Les gardiennes d'enfants, juste à la veille du statut de 1977, bénéficiaient depuis 1964 d'un agrément délivré par la DDASS (c'est la loi du 6 juillet), d'une surveillance médicale et sanitaire quant à la salubrité du logement et à leur hygiène physique et mentale.

Mais à part cela, c'était une activité peu gratifiante, mal définie, sans formation (il était exceptionnel de pouvoir monter des stages de gardienne d'enfants).

L'affiliation URSSAFF était sans intérêt pour des femmes ayant accès à l'assurance-maladie en tant qu'ayants droit de leur mari et, comme l'agrément portait sur des femmes mariées, le statut fiscal était mal déterminé. La situation au regard du Code du travail était mal définie, tout ce qui concernait les congés, les absences, les indemnités de licenciement, la résiliation de contrats se faisait en accord de gré à gré, de particulier à particulier, avec une mauvaise image de marque – ce qui n'était pas étonnant étant donné l'héritage des conditions de gardiennage que nous venons de voir. L'étude CNAF de 1976 sur les aspirations des familles souligne cette mauvaise image de marque : la gardienne semble être peu en faveur auprès des parents (Rapport « L'enfant dans la vie », N. Bouyala, B. Roussille, p. 262).

Les gardiennes d'enfant exercent donc une activité peu gratifiante, méprisée, mal rémunérée, mal définie, avec un agrément présentant peu d'intérêt et un système de garde au noir, un marché de gardiennes clandestines très développé.

Si je vais au cœur de l'activité exercée par ces gardiennes d'enfants telle qu'on a pu l'analyser en formation dans les années 1975, *l'isolement* en était la principale caractéristique. L'assistante maternelle est seule, face à des enfants qu'elle garde, seule par rapport à l'employeur (à part les contrôles ponctuels de la PMI). Elle vit dans une incertitude financière, avec des revenus non assurés, variables suivant les absences de l'enfant et une situation de rivalité extrêmement forte et multiple.

D'abord la rivalité entre gardiennes, quand l'offre est supérieure à la demande et en particulier, dans des quartiers populaires où bon nombre de femmes ne travaillent pas à l'extérieur. Nous l'avons analysée à notre époque, dans le quartier de la Duchère à Lyon : des enfants passaient d'un étage à l'autre, d'une gardienne à l'autre, pour un franc de moins de garde par jour.

Cette situation de concurrence entre gardiennes était doublée d'une rivalité avec la mère. La coupure femme au foyer/femme à l'extérieur était beaucoup plus marquée qu'aujourd'hui : les parcours professionnels sont actuellement beaucoup plus diversifiés, alternant temps plein, temps partiel, périodes de congé parental, de stage, de chômage. Auparavant, la coupure femme au foyer/femme salariée à l'extérieur étant plus nette, elle créait une rivalité forte entre bonne mère/mauvaise mère : la première étant la gardienne qui avait fait le choix de s'arrêter de travailler pour élever ses enfants au foyer ; la seconde, celle qui les laissait pour aller travailler à l'extérieur.

S'y ajoutait le rapport employeur-employé, sans médiation, sans régulation, sans cadre fixé pour régler les problèmes d'argent qui rendaient l'exercice très préoccupant pour une gardienne. Comment peut-elle concevoir son rôle éducatif sans savoir sur quel revenu compter ? Avec le risque de tomber dans tous les chantages possibles d'un côté comme de l'autre – « reprenez votre enfant », « je ne vous laisse plus mon bébé ».

Néanmoins, beaucoup de gardiennes d'enfants faisaient bien leur métier, sans pourtant bénéficier de conditions claires et bonnes pour l'exercer.

Un rapport de classe pouvait se rajouter entre la gardienne d'enfant pas ou peu diplômée et une mère socialement supérieure, comme un écho de la domestique qu'était la nourrice placée chez des bourgeois.

Il pouvait exister également une rivalité affective, destructrice parce que l'assistante maternelle, qui a peu de points d'appui et de reconnaissance, se projette comme modèle unique de bonne mère de remplacement, par rapport à la mauvaise mère qui laisse son enfant. Cette rivalité est très nocive pour l'enfant et pour les adultes, génératrice mutuellement d'envie, de projections. Ainsi, la mère qui laisse son enfant pour aller travailler dit : « Qu'est-ce que vous avez de la chance avec les vôtres, d'avoir des horaires souples, de ne pas avoir de patron sur le dos ! » Et la gardienne d'enfants qui a parfois consenti ce sacrifice de rester chez elle envie les possibilités d'ouverture sociale de la mère.

Les conséquences sont préjudiciables aux enfants : la stabilité du placement est mal assurée pour les raisons financières évoquées et la rivalité affective prend l'enfant en tenailles entre la gardienne – qui parle souvent en termes très négatifs, devant l'enfant, des parents absents, négligents, démissionnaires – et sa mère culpabilisée.

Pour compléter le tout, intervient une rivalité des modèles éducatifs entre celui appliqué par la gardienne (le plus souvent très réglé) et celui des parents (souvent plus permissif). L'activité de gardienne est donc souvent nourrie de tensions et de ressentiments.

Sur le plan collectif, nous avions affaire au dernier marché libéral de la garde à domicile, comme celui des textiles du Sentier caractérisé par la concurrence sauvage, c'est-à-dire l'absence de régulation entre l'offre et la demande.

Les caractéristiques de ce système étaient le mode de garde le plus massif (six fois plus d'enfants gardés à domicile qu'en crèche). En 1976, 263 000 gardiennes agréées accueillaient 300 000 enfants de moins de 3 ans, alors que les crèches n'en recevaient que 47 000. Il était par ailleurs le moins coûteux pour la Nation puisque aucune aide n'allait aux parents ni aux gardiennes. Seule la mission d'agrément exercée par la PMI avait un coût, mais la garde légale était minoritaire par rapport à la garde au noir.

Ce système était aussi le plus injuste, parce que, quels que soient les revenus des parents, ils payaient la même chose, et le salaire d'une gardienne pouvait atteindre la moitié du salaire de la mère qui travaillait à l'extérieur.

Un marché injuste, et en même temps stratifié, c'est-à-dire que les gardiennes – agréées ou pas –, reconnues, choisissaient leurs parents, ceux à revenus stables et plus élevés. Les salariés aux modestes revenus devaient se contenter des nourrices les moins chères qui gardaient souvent beaucoup d'enfants pour pratiquer des tarifs peu élevés : voici une des racines des inégalités sociales à l'œuvre dans ce système de garde à domicile. Il est aussi le plus méprisé car il ne fait pas partie du système d'accueil et est le moins médiatisé.

Enfin, le système de garde est clivé entre la garde à domicile et la garde collective.

Les professionnels des crèches, par leur formation, leur diplôme, leur salaire stable, relèvent du Code du travail (durée du temps de travail, congés, etc.). Bien que ce soit un mode de garde très minoritaire, très parisien et très urbain, le discours des médecins, des sociologues, des psychologues, les recherches, dans leur ensemble, porte sur les enfants des crèches. Il n'y a aucune étude sur la garde à domicile, qui est pourtant la plus massive.

L'idéologie, qui a été longtemps celle des classes moyennes et des classes supérieures dès les années 1960, est que l'accueil en collectivité est ce qu'il y a de mieux pour les jeunes enfants. C'est une situation propre à la France et aux pays communistes.

L'accueil en collectivité est un mode de garde très minoritaire mais connu, apprécié, reconnu.

La garde à domicile, que l'on ne veut pas reconnaître dans le système d'accueil, *joue pourtant les fonctions de suppléance et de complément* aux autres modes d'accueil institutionnalisés : crèche, halte-garderie, école maternelle. C'est la gardienne d'enfant qui assure l'accueil, s'il n'y a pas de crèche ou de halte-garderie, par exemple dans les villages. Elle joue le rôle de complément à l'école maternelle (quand la journée se termine, qui récupère l'enfant ?) et aux autres modes de garde.

La garde à domicile a une fonction essentielle : *celle de régulation du marché local de la garde* grâce à sa grande souplesse, c'est-à-dire la capacité d'ajustement entre l'offre des équipements et la demande des parents, et entre les différentes offres des équipements dont chacun fonctionne dans son coin. Un double ajustement donc.

Nous l'avions mis en valeur dans notre étude sur le département du Rhône (1980-1983)[2] : une modification unilatérale relative à une halte-garderie, une école maternelle, a des répercussions sur la garde à domicile du quartier sans que cela soit perçu, ni par les uns, ni par les autres.

Si une halte-garderie s'installe, si une école maternelle accueille les enfants à partir de 2 ans au lieu de 3 ans, l'assistante maternelle du secteur a moins d'enfants. Si une halte-garderie réduit ses horaires ou élève ses tarifs, c'est plus de travail pour l'assistante maternelle.

Les équipements n'en ont absolument aucune conscience. L'assistante maternelle subit les répercussions en termes d'horaires, de salaire, du nombre et de l'âge des enfants accueillis sans qu'elle y puisse quelque chose.

Il existe une *interdépendance* des modes d'accueil ignorée de tous. Comme le disait Evelyne Sullerot, dans son rapport de 1981 : « Une indifférence publique d'autant plus regrettable que le nombre d'enfants qui leur est confié est considérable. »

L'évolution vers la professionnalisation : 1977-2006

La reconnaissance de la profession a correspondu à une prise de conscience de l'importance de ce mode de garde par rapport à l'accueil collectif. Actuellement, le souci est de diversifier l'offre de garde par rapport à des itinéraires professionnels plus complexes avec des périodes de stage, de chômage, de contrat précaire… L'accueil par les assistantes maternelles peut répondre à ce besoin de souplesse. L'intérêt porté à ce type d'accueil favorise un processus de professionnalisation.

Nous en retiendrons les points principaux : la mise en place de l'agrément, qui révèle des exigences éducatives vis-à-vis de l'accueil de l'enfant, la formation qui devient obligatoire et augmente en quantité, le droit du travail qui fixe les conditions d'exercice du métier d'assistante maternelle et l'ouverture professionnelle vers d'autres fonctions : en accueil collectif, à l'école maternelle…

La première évolution est le statut de 1977 (loi du 17 mai 77-505) avec les décrets du 29 mars 1978 et la circulaire du 20 décembre 1979, relative à la formation. Une nouvelle appellation, « assistante maternelle », se substitue au terme de « gardienne ».

C'est le point de départ de la professionnalisation, mais le statut vise à reconnaître la fonction sociale que les assistantes maternelles remplissent plutôt que leur professionnalisation.

L'agrément est amélioré : l'assistante maternelle doit concourir à l'éveil intellectuel et affectif, et à l'éducation de l'enfant. Ce qui montre une augmentation des exigences sur le plan éducatif. Le salaire est déterminé (2 heures de SMIC par enfant et par jour pour une durée de garde égale ou supérieure à 8 heures). La loi du 27 juin 2005 inclut, parmi les critères de l'agrément, la maîtrise du français oral. L'agrément tient compte des capacités éducatives du candidat. Les conditions d'accueil doivent garantir la sécurité, la santé, l'épanouissement de l'enfant. L'assistante maternelle ne peut accueillir plus de trois enfants de moins de 3 ans (les siens compris) et pas plus de six au total. L'instruction de la demande doit se faire dans les trois mois, avec une visite à domicile par la puéricultrice ou le médecin de PMI, après un entretien. Un certificat médical du médecin traitant est exigé. L'agrément est accordé pour cinq ans, et le refus doit être motivé.

Du point de vue de la formation, la loi de mai 1977 instaure une *formation facultative* de 60 heures, sous la responsabilité du département. En 1992, la formation de 60 heures devient obligatoire. Le décret n° 2006-464 du 20 avril 2006 élève les exigences de la formation des assistantes maternelles. La durée double, soit 120 heures. Les 60 premières heures doivent être assurées dans un délai de six mois à compter de la demande d'agrément et avant tout accueil d'enfant ; dans les faits : à compter de l'accord d'agrément, soit trois mois après. Les 60 heures restantes sont à suivre dans un délai de deux ans à compter du début de l'accueil du premier enfant. Soixante heures sont rémunérées par l'employeur. Cette formation est la première étape du CAP petite enfance.

L'assistante maternelle pourra bénéficier de la formation professionnelle continue, comme tout salarié. Les modalités sont en cours d'élaboration.

La profession d'assistante maternelle devient réellement réglementée avec la loi du 27 juin 2005 et ses décrets d'application. Les articles 17 à 22 encadrent très précisément les conditions de travail, de repos, de congé, d'indemnité relevant du Code du travail. Revers de la médaille, la fonction de régulation collective, qui était une fonction essentielle dans le système de garde d'hier, est moins bien assurée par l'accueil à domicile parce que la professionnalisation s'est traduite par un certain nombre de rigidités. Le gré à gré, d'employeur à employé, était d'une extrême souplesse et représentait une adaptation invisible entre l'offre et la demande à laquelle s'est substituée une certaine « rigidification » : les progrès obtenus en termes d'horaires, de repos, pour les assistantes maternelles (et tant mieux de leur point de vue) sont difficiles à concilier avec des parents qui ont des horaires atypiques.

Enfin, il existe une réelle possibilité d'évolution professionnelle. L'élaboration de référentiels métiers (dans la loi de 2005) permet la validation des acquis de l'expérience. L'assistante maternelle est parfois impliquée dans des collaborations avec des structures collectives dans lesquelles elle travaillera quelques jours par semaine. En coordonnant des expériences diverses, des formations continues, elle pourra accéder à d'autres métiers.

Il est particulièrement intéressant de reprendre le rapport Bouyala-Roussille (1982) pour se rendre compte que les propositions qu'il contenait ont trouvé leur aboutissement dans la loi de 2005 : par exemple la demande d'un statut, avec salaire, avec indemnité en cas d'absence, les droits sociaux, les congés de maladie, de maternité, les congés payés, les assurances, la retraite complémentaire, la formation, etc. Mais également des propositions pour l'harmonisation des professions de la petite enfance, des passerelles pour que les assistantes maternelles puissent devenir agent spécialisé des écoles maternelles, auxiliaire de puériculture (p. 187). Il a fallu vingt-trois ans d'attente !

Élaboration d'une position professionnelle

Il ne suffit pas d'avoir un contrat de travail s'apparentant au droit commun, d'être reconnue socialement, de voir son salaire augmenter, etc., pour faire une professionnelle. On ne peut découpler les avantages acquis, (convention collective, syndicalisation, etc.) de la qualification.

Le travail, aujourd'hui, des assistantes maternelles est d'élaborer (ou de continuer à le faire) une position de professionnelle, et de la faire reconnaître – si les autres points sont acquis – par la collectivité.

Que veut dire l'élaboration d'une position de professionnel ? Comment se définit un professionnel en dehors des questions de salaire, de conditions de travail, etc. ? *Un professionnel, cela veut dire détenir un savoir propre à la profession, un savoir communicable et une déontologie.*

Les enjeux sont très importants : celui de prévention précoce et celui de coéducation avec les parents. Contrairement à l'inconscience collective qui présidait jusqu'au XIXe siècle, source d'un énorme gaspillage démographique et de la maltraitance de nombreux enfants, tous les progrès des savoirs médico-psychologiques montrent que les assistantes maternelles ont entre leurs mains une responsabilité énorme, comme tous les professionnels de l'enfance, pas plus, pas moins, en termes de prévention précoce pour construire l'adulte de demain.

Tous les savoirs scientifiques dispensés au cours des formations éclairent leur responsabilité. Leur travail (au-delà de la reconnaissance solidement perçue dans le bien-fondé du métier des uns et des autres) est essentiel.

Conscientes des enjeux, elles ont le souci de bien accueillir un tout-petit.

Bien accueillir un tout-petit, ça veut dire quoi ?

Cela signifie préserver la sécurité affective des enfants. Cet aspect est essentiel à une époque aussi chahutée sur le plan social, familial et professionnel.

Comment assurer la sécurité de nos enfants ?

La sécurité affective s'obtient par un lien durable, attentif et respectueux que l'on tisse avec chaque enfant et avec ses proches. L'enfant doit être assuré qu'il est aimé, reconnu, soigné, respecté, protégé.

C'est la stabilité et la continuité des soins qui sont essentielles pour préserver aussi leur vitalité découvreuse (tout ce qui concerne leur éveil culturel) et leur dignité (en particulier dans ce qui les touche au plus près, leurs parents, les mots qu'ils entendent sur eux).

Parfaitement conscientes des enjeux, très au clair sur leur tâche consistant à préserver la sécurité, la vitalité, et la dignité des enfants qu'elles accueillent, la mise en œuvre que les assistantes maternelles ont à faire au quotidien est très délicate et paradoxale.

Comment créer un espace professionnel dans un espace privé ? Comment avoir sa famille comme témoin de son travail ? Comment gérer la jalousie de ses propres enfants ? Comment avoir fait le choix de femme au foyer et assurer un travail professionnel (ça n'est plus la petite activité peu gratifiante d'hier) qui remet en cause ce choix de mère au foyer ? Elles sont à la fois femme au travail salariée et femme au foyer… Comment travailler seule ?

Elles ont donc à mobiliser des compétences, c'est-à-dire un « savoir agir » qui est mis en œuvre dans l'action, dans un contexte singulier, en s'adaptant à chaque situation. C'est une des difficultés parce que la diversification urbaine, notamment des cultures, des familles, est de plus en plus grande.

Donc une adaptation à renouveler sans cesse, qui doit mobiliser des ressources face à une situation sans cesse à recréer, ce qui suppose des qualités traditionnelles d'organisation, mais, en même temps, des qualités de créativité, d'ouverture (écouter les émotions négatives, faire émerger les projections, les représentations…).

Les compétences comprennent aussi des savoirs théoriques acquis grâce à la formation initiale et continue qui permet d'interroger les savoirs pratiques. Enfin, il faut des qualités relationnelles, la capacité à reconnaître et à gérer des émotions fortes, des émotions négatives, à parfaire en formation à l'occasion d'échanges.

En reprenant un référentiel établi par des Belges, les compétences s'organisent autour de trois fonctions.

> *Le travail, aujourd'hui, des assistantes maternelles est d'élaborer (ou de continuer à le faire) une position de professionnelle, et de la faire reconnaître – si les autres points sont acquis – par la collectivité.*

– *Première fonction : la fonction maternante*, c'est-à-dire assurer le développement de l'enfant au niveau psychomoteur, de son langage, de l'établissement des relations avec son milieu. J'insiste sur l'éveil culturel. La « nidation culturelle » (Tony Lainé) revient en partie aux assistantes maternelles : les jeux de nourrices, c'est-à-dire les comptines, les contes, les chansons, les jeux de doigts, vont permettre à l'enfant de lui donner la stabilité du moi. Or, les médecins du XIX^{e}siècle, qui par ailleurs ont fait un travail merveilleux pour lutter contre l'archaïsme, l'ignorance, la mauvaise hygiène des campagnes, ont en même temps lutté contre la transmission orale des comptines, des histoires, des contes.

En 1834, le docteur Celnart écrit *Manuel des nourrices*. Il se bat contre « les chansons, les contes, les dictons qui infectent la mémoire du nourrisson » : j'insiste sur ce point parce qu'il y a beaucoup de nourrices « inconsidérées » qui se font un jeu de raconter au nourrisson les fables les plus « ridicules ». On pourrait rajouter : « Une souris verte, les bœufs parlent à minuit, la chatte a fait un veau et autres sottises semblables. »

Pour les rationalistes du XIXe siècle, c'était vraiment l'horreur à combattre. Ils s'élevaient contre le bercement, qui risquait de faire vomir les enfants, etc.

Il est essentiel que les assistantes maternelles renouent avec la tradition des nourrices, c'est-à-dire ce nourrissage de comptines, de langage poétique, de chansons, de contes, de langage fantaisiste, poétique, en dehors de la rationalité, mais qui est essentiel pour les enfants d'aujourd'hui. Elles ont un devoir de transmission.

– *Deuxième fonction : la fonction observante*. Cette fonction se décline sous deux registres : d'abord *les enfants*, cette capacité (comme chez tout professionnel de la petite enfance, éducatrice de jeunes enfants, professeur des écoles, etc.) d'observer les enfants et leur progrès de développement, mais aussi d'en aviser les parents (de plus en plus informés aujourd'hui). Leur demande de « rendre compte » est légitime. Si les parents n'ont pas cette demande, c'est à l'assistante maternelle de la créer.

Je fais confiance à leur créativité pour trouver les moyens, comme le cahier de bord (pas forcément hebdomadaire, journalier, etc.), pourquoi pas pour l'anniversaire (ou tous les trois mois), consignant une observation écrite très fine. C'est le registre de l'observation de l'enfant qui est le propre de tous les professionnels de l'enfance.

Ce travail d'observation concerne aussi *les parents* au niveau du décodage de leur situation émotionnelle (sont-ils culpabilisés, mal à l'aise, pas rassurés, inquiets, perplexes ?) et de celui du modèle éducatif dont ils sont porteurs. Savoir à quel modèle éducatif le parent se réfère donne un balisage pour pouvoir négocier avec eux, par rapport à l'enfant accueilli, une fois bien entendu que l'assistante maternelle a décodé son propre modèle[3].

– *Troisième fonction : la fonction référente*, c'est-à-dire trouver la juste distance, la bonne place par rapport aux parents. Pas trop loin, pas la neutralité, parce que sinon, on enlève ce qui est la sève de cet exercice particulier, c'est-à-dire ce naturel, cette proximité, cette souplesse, cette part de spontanéité qui sont à garder ; donc je ne vois pas un modèle de professionnalisation rigide.

Et en même temps, pas trop proche, pour ne pas être dans la confusion. Il y a toute une réflexion pour « déconfusionner » les situations : mettre des limites horaires et territoriales dans un espace privé.

L'injonction actuelle est d'associer les parents à l'accueil de leurs enfants, dans un travail de *coéducation.* C'est toute une révolution culturelle pour les équipements (crèche, halte-garderie, etc.) que d'associer les parents. Les crèches parentales en ont l'habitude.

La déontologie

Les assistantes maternelles sont particulièrement bien placées pour ce travail de coéducation parce qu'elles ne peuvent exercer leur profession qu'à partir de la relation avec les parents. Comme l'écrit Gilles Brougère, « la situation d'assistante maternelle la conduit à ne pouvoir exercer qu'à partir de la relation avec les parents qu'elle pourra convaincre de lui confier leurs enfants ».

C'est à partir de la qualité de cette relation singulière, naturelle, peu institutionnalisée, qu'il y a un espace possible pour la meilleure relation avec les parents. Ça veut dire une position de tiers, en acceptant d'être le relais des parents dans une relation triangulaire.

C'est ainsi que pourra se construire une *alliance éducative* entre les parents et l'assistante maternelle, pour assurer la cohérence et la continuité éducative. C'est un pacte de confiance qui est à conclure avec les parents.

D'ailleurs, si je reprends le journal *La Croix* du 4 octobre 2006, où est présentée une enquête d'opinion : « Dans l'absolu, à qui aimeriez-vous confier votre enfant ? », de jeunes parents répondent : « À des personnes qui savent s'adapter au rythme et à l'âge de nos enfants, qui ne jugent pas les parents et avec qui on peut échanger librement, qui respectent la place de chacun. » C'est cette place, sans confusion avec les parents, qui est à construire.

La déontologie de ce métier consiste à respecter la dignité des enfants qui sont confiés. Cela suppose de *ne pas décrier les parents devant eux ni dans leur dos.*

Certains parents sont souvent culpabilisés, infériorisés devant des assistantes maternelles, d'autant plus quand ils les sentent compétentes parce qu'elles ont une réflexion éducative. Les parents demandent à ne pas être jugés.

C'est difficile parce que les situations quotidiennes, au-delà même des situations de conflit (on ne va pas embellir la réalité), pourraient être source de critiques multiples et variées. Comment placer l'intérêt de l'enfant avant, pour s'interdire de dire du mal de ses parents ?

> *Le désenclavement, garde à domicile/garde collective, avec toutes les formules mixtes qui se bricolent avec beaucoup d'ingéniosité sur les terrains, permettent aux assistantes maternelles de pouvoir évoluer au fur et à mesure de l'exercice de leur métier.*

Je pense qu'il y a communication des inconscients, au-delà de l'expression verbale, dans le non-verbal (les gestes, les mimiques, les silences, les soupirs…). Il faudrait avoir des pensées positives pour le parent absent, réciproquement pour l'assistante maternelle qui accueille l'enfant. C'est, je crois, le meilleur climat à construire.

Deuxième point de la déontologie, c'est la *discrétion*, l'assistante maternelle étant dans un rapport de proximité avec les familles qu'aucun professionnel de l'enfance n'a à ce point. De la même façon, le parent qui entre dans son intimité devrait adopter cette position de discrétion.

Ces compétences professionnelles sont à faire reconnaître par les parents, d'autant plus que les assistantes maternelles ont des moyens très concrets d'élaboration de cahiers de bord, mais aussi de création d'outils culturels (de livres en tissus, de jeux). Les parents se rendent bien compte du travail qui est fait avec les enfants, à travers, par exemple, toute la créativité artistique qui s'exprime dans des séances organisées par des relais assistantes maternelles à l'occasion des fêtes (fête des mères, carnaval, Noël, etc.). Une reconnaissance par la société doit s'y ajouter.

La validation des acquis de l'expérience, en unités capitalisables (c'est la première partie du CAP petite enfance), est capitale à l'heure actuelle. À la différence des lieux clos d'hier, sans possibilité d'aller voir ailleurs, le désenclavement, garde à domicile/garde collective, avec toutes les formules mixtes qui se bricolent avec beaucoup d'ingéniosité sur les terrains, permettent aux assistantes maternelles de pouvoir évoluer au fur et à mesure de l'exercice de leur métier.

---

1. Ce texte est paru dans le n°48 de *Spirale*, 2008, p. 57-73.
2. Notre situation d'assistantes maternelles agréées dans le Rhône (décembre 1981), « Éléments pour la définition pour une politique d'accueil de jour de la petite enfance » (janvier 1982), Xavier Franc, Luce Dupraz, dans le cadre d'une recherche-action sur les assistantes maternelles 1981-1982.
3. À ce sujet, consulter L. Dupraz, « De la difficulté d'éduquer ensemble » dans M.-P. Thollon-Behar, *Parents, professionnels, comment éduquer ensemble un petit enfant*, Toulouse, érès, coll. « Mille et un bébés », 2005.

3 Psychologie

Le jeu de l'enfant et la construction sociale de la réalité[1]

Ludovic Gaussot
maître de conférences en sociologie,
université de Poitiers

ludovic.gaussot@univ-poitiers.fr

Ludovic Gaussot

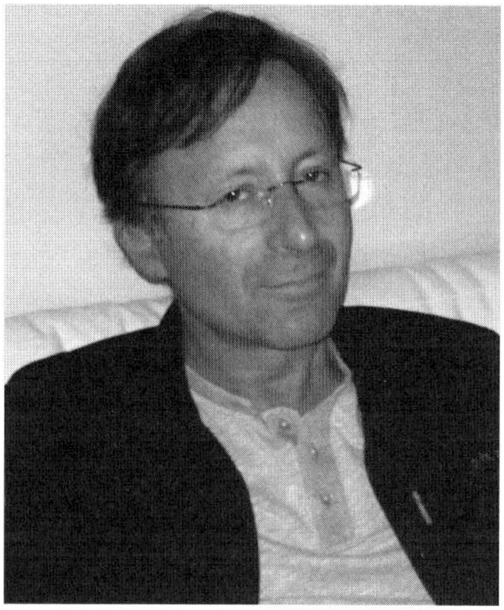

.a sociologie, l'enfance, le jeu : epères

L'enfance de la sociologie

La sociologie a-t-elle quelque chose à dire sur l'enfant et l'enfance ? Elle ne s'y intéresse en fait que très peu, y compris les sociologies de l'éducation et de la famille (Duru-Bellat, 1992 ; Montandon, 1997 ; Sirota, 1998). Et, lorsqu'elle le fait, c'est en considérant l'enfant comme cible de l'action éducative, pédagogique, socialisatrice (Sirota, 1993 ; Montandon, 1997). Pour le sociologue (particulièrement en France), l'enfant en tant que tel n'existe pas ; il est un être en devenir, un adulte en gestation : le monde social se produit et se reproduit par l'intermédiaire de ce chaînon traité comme une « boîte noire ». L'enfant relève principalement de la psychologie du développement (Brougère, 1997). Cependant, influencée par les recherches anglo-américaines, la sociologie française (moins soucieuse de se démarquer de la psychologie) commence à s'y intéresser, en le considérant comme acteur à part entière de sa socialisation (Chombart de Lauwe, 1971, 1990 ; Sirota, 1993, 1998 ; Montandon, 1996, 1997 ; Vulbeau, 1998) : voir par exemple le n° 2 (1998) de la revue *Éducation et sociétés.* Mais la « sociologie de l'enfance » n'est encore que balbutiante (Sirota, 1998), à l'image peut-être de la « parole de l'enfant ». Si le sociologue peut contribuer à la connaissance de l'enfant et de l'enfance, ce n'est sans doute pas en empiétant sur le terrain de la psychologie ; mais ce peut être en étudiant l'univers des normes et des valeurs culturelles d'un côté, des normes identitaires et comportementales de l'autre, que l'enfant a à maîtriser sous la forme de la compétence sociale qu'étudient les psychologues.

Jeux et activités ludiques

L'univers des jeux et des jouets se prête particulièrement à une sociologie de l'enfance. Il est considéré comme le propre de la jeune enfance contemporaine (Ariès, 1960 ; Hurtig, 1971), âge de la vie où l'Homme n'est pas (encore) un homme (ou une femme), où l'Homme est l'objet d'une intention et d'un projet éducatifs, où enfin l'enfant « doué de parole » se met à exister comme « sujet culturel » sous le regard de l'adulte, objet d'une écoute plus attentive (Chamboredon, 1973 ; Chombart de Lauwe, 1990 ; Vulbeau, 1998). Il existe de nombreuses manières d'appréhender l'univers des jeux et des jouets. On peut en distinguer deux, extrêmes, corrélées aux différents milieux sociaux :

1. Le jeu (frivole, gratuit, voire stérile) s'oppose au sérieux de la vie réelle (Caillois, 1967 ; Ariès, 1982), comme le temps perdu et le temps bien employé, le temps de loisir et le temps de travail, l'imaginaire et la réalité, la liberté et la contrainte, etc. Toujours dans cette perspective, on peut considérer que le temps du jeu repose du sérieux (récréation, récompense, compensation), comme le temps de loisir repose du temps de travail.

2. Le jeu est une activité sérieuse, éducative, pédagogique, qui contribue au développement affectif, sensori-moteur, cognitif, moral, intellectuel et social de l'enfant d'une part (c'est l'optique de la psychologie du développement), au développement des plus hautes manifestations de la culture d'autre part (Caillois, 1967). La psychologie du développement appliquée au jeu (Vygotski, 1967 ; Bruner, 1983) pense justement le jeu comme une activité qui intègre la dimension sociale, interactive, raison de sa contribution au développement de l'enfant. La psychologie ne pourrait donc, seule, saisir un phénomène aux dimensions sociales et culturelles si évidentes (Hurtig, 1969).

La définition des activités ludiques (et artistiques) comme contribuant au développement de l'enfant se comprend dans le cadre plus large de l'investissement de la prime enfance comme objet pédagogique (Ariès, 1960 ; Chamboredon, 1973 ; Luc, 1997). Il s'agirait, dès lors, d'apprendre en se distrayant et de se distraire en apprenant : si l'école forme par le jeu, alors on peut aussi avoir à la maison des jeux formateurs, bref, introduire l'école à la maison. La diffusion et la régression des « jeux éducatifs » vers les âges les plus jeunes, que Chamboredon et Prévot apercevaient dans les années 1960, est devenu un lieu commun du discours sur l'enfant, le jeu, le jeu dans le développement de l'enfant. Parallèlement aux recherches inspirées de Piaget, et aux applications décomposant hiérarchiquement et génétiquement les compétences fonctionnelles, cognitives, sociales développées dans tel ou tel type de jeux (d'exercice, d'assemblage, symbolique, de règles simples ou complexes) (Garon, 1985), le savoir scientifique se diffuse, les guides et manuels d'« élevage » de l'enfant consacrent des chapitres à la place du jeu dans le développement de l'enfant. Le guide pratique distribué par le Comité national de l'enfance et la CPAM aux futures mères réserve ainsi une place particulière à « l'importance du jeu dans le développement de l'enfant », en précisant que « le jeu est chez l'enfant une activité essentielle, nécessaire à son équilibre et à son développement global, psychomoteur, affectif et social ». Dans ce contexte, les ludothèques, prises entre leur « vocation » ludique et la contrainte pédagogique, semblent avoir beaucoup de mal à inscrire leur action dans le domaine non contraint, non finalisé, gratuit du ludisme, elles s'insèrent prioritairement dans le domaine de l'action éducative (Roucous et Brougère, 1998). C'est pourquoi l'on peut parler de « jouet éducatif », de « pédagogie du jeu » (Chamboredon, 1973) ou d'« éducation ludique » (Brougère, 1992) : tout se passe comme si les jouets et les jeux, outils d'exploration du monde, étaient pensés comme devant contribuer au développement de l'enfant et à son appropriation individuelle de la culture. Les connaissances psychologiques, psychomotriciennes, psychopédagogiques, etc., sont mobilisées pour inventer des jeux éducatifs performants qu'on veut adaptés aux différentes compétences requises socialement (Brougère, 1995). Au souci proprement éducatif s'ajoute celui de l'autonomie personnelle (Vulbeau, 1998) et de la sociabilité (Sirota, 1998), compétences comme les autres que les jeux (de société) peuvent développer et proposer à l'apprentissage des enfants.

Il ne s'agit ni de contester ni d'approuver cette conception, très inégalement partagée selon les milieux sociaux, mais de la prendre au sérieux : ce qui est conçu comme éducatif peut nous instruire sur les valeurs offertes à l'apprentissage des enfants.

Les jeux peuvent donc être considérés comme des activités par lesquelles les enfants se construisent personnellement en développant leurs capacités et leurs compétences (Piaget, 1932, 1945 ; Vygotski, 1967 ; Winnicott, 1975 ; Bruner, 1983 ; Johnsen, 1991 ; Goldstein, 1994), tout en expérimentant le monde social, les systèmes de valeurs, normes, règles (réciprocité, justice, coopération, compétition, etc.) et les rapports sociaux (d'âge, de sexe, de classe, de rôle, etc.).

La socialisation

Cette conception de l'enfance et du jeu implique d'accorder une attention particulière aux processus de la socialisation autant qu'à leurs résultantes, et de la concevoir comme activité pratique menée, et par le socialisateur, et par le socialisé, dans un rapport dissymétrique certes, mais nécessitant la participation active des deux membres.

> *Le jeu est une activité sérieuse, éducative, pédagogique, qui contribue au développement affectif, sensori-moteur, cognitif, moral, intellectuel et social de l'enfant.*

Dans cette perspective, l'enfant n'a pas – seulement – à intérioriser les normes et les valeurs de sa société et de son milieu : il n'est pas considéré comme une pâte souple pétrie par les structures sociales ; il a tout aussi fortement à acquérir, à expérimenter et à mettre en œuvre diverses compétences et intelligences sociales devant faire de lui un acteur social relativement autonome, maître de lui et de sa relation aux autres, sachant construire des projets, et susceptible de mobiliser stratégiquement ses ressources selon les jeux sociaux et leurs enjeux (d'argent, de pouvoir, de prestige, etc.). Socialiser un enfant, c'est à la fois l'intégrer dans les différents cercles sociaux auxquels il appartient, et en même temps lui apprendre l'autonomie personnelle. La socialisation est tout à la fois insertion dans la vie sociale et culturelle, acquisition de compétences, de connaissances et de savoir-faire, épanouissement de l'enfant : l'être humain est fait socialement, mais le « fait social » s'individualise dans chaque être (Elias, 1939).

L'enfance, le jeu et le monde social : perspectives

Plutôt qu'un examen exhaustif, nous voudrions esquisser maintenant un aperçu panoramique de certains travaux (parfois anciens et bien connus) qui, sans s'être toujours inscrits explicitement dans cette problématique, et partant de prémisses très différentes, convergent à notre avis pour montrer tout l'intérêt d'un questionnement croisant l'enfance, le jeu et le monde social. Nous voulons suggérer, ce faisant, que l'étude des jeux et des jouets est une entrée heuristique pour accéder aux processus de construction sociale de la réalité et des identités.

La perspective socio-historique

Elle a tout particulièrement développé l'idée que le sens du jeu et le rapport aux jeux (et à l'enfance) n'ont pas toujours été ce qu'ils sont. Ariès, dans sa contribution à l'histoire des jeux (1960, 1973, 1982), observe les grandes transformations de la vie sociale, éthique, affective, suivant l'évolution du sentiment de l'enfance et des rapports enfant/adulte qui s'y donnent à voir.

Ainsi, tandis que s'allonge, parallèlement à l'effort de l'homme contemporain pour se distinguer de l'animal puis de l'enfant, le chemin à parcourir par l'enfant pour devenir l'adulte sophistiqué que produit le « processus de civilisation » (Elias, 1939), le temps de l'enfance qui émerge fait l'objet d'un travail spécifique d'inculcation et de socialisation.

Les jeux, et plus particulièrement les jouets, se différencient selon les âges de la vie ; le souci de préserver la moralité de l'enfance, et aussi de l'éduquer, de le « civiliser », frappe d'interdit des jeux (de hasard, d'argent) pratiqués auparavant indistinctement. Mais, à la suite des humanistes et surtout des jésuites, on se met à « percevoir » les possibilités éducatives des jeux, à « comprendre » qu'il est préférable de les assimiler, mais sélectionnés, réglés, contrôlés, disciplinés, en un mot « rationalisés ». Les jeux d'« exercices physiques », notamment, reçoivent une justification hygiénique, médicale, pédagogique, patriotique. D'autres jeux deviennent des jeux d'enfant, des enfantillages réservés aux jeunes enfants frivoles ; mais ils sont pensés progressivement comme supports éducatifs, aussi estimables que les études ; après leur spécialisation enfantine, ils connaissent une spécialisation en fonction des « âges » de l'enfance (prime enfance et seconde enfance notamment ; Luc, 1990, 1997), puis en fonction des compétences requises socialement (Chamboredon, 1973). Il faudrait cependant examiner la contre-tendance consistant à « redécouvrir » ou rappeler la vertu « ludique » du jeu, opposée à sa conception « fonctionnaliste ».

Même si les travaux d'Ariès ont été critiqués, il reste que sa mise en perspective mériterait d'être poursuivie, en reprenant notamment le travail d'Elias (1939) sur le contrôle toujours plus rigoureux des affects, des pulsions, de soi et des autres, impliqué par la civilisation des mœurs et de la haute technologie, où la complexité, le concept, l'abstraction et le virtuel jouent un rôle croissant : le succès des jeux vidéo, de rôles, de simulation, virtuels, qui génère tant d'inquiétude, pourrait se comprendre dans cette perspective (Bruno, 1993 ; Trémel, 1998). Plus largement, c'est le monde et l'« âge » du jouet qui s'éclipsent, face aux nouvelles pratiques et technologies en prise avec l'évolution de la société. Le jouet est renvoyé chez les plus jeunes, comme si, depuis le boom du marché du premier âge, l'image « bébé » associée au jouet s'était trouvée renforcée. Ainsi, si le jeu de règles est l'activité ludique de l'être socialisé (Piaget, 1945), aujourd'hui, pour un enfant, grandir, c'est d'abord en finir avec le jouet (Tap, 1985 ; Brougère, 1995).

La perspective socioculturelle

Elle consiste à rappeler notamment que la société est divisée sexuellement et que cette division (ou domination) se lit tout particulièrement dans les jeux, et surtout dans les jouets offerts aux enfants, soulignant l'investissement des activités ludiques opéré dans le cadre plus large de la structuration sexuelle des pratiques éducatives (Tap, 1985 ; Vouillot, 1986). Après Beauvoir notamment (1949), Gianini Belotti (1974) a inauguré l'étude culturelle de la contribution spécifique des jeux, des jouets et de la littérature enfantine à l'identification et la différenciation des rôles sexués : les jouets sont souvent conçus pour les garçons ou pour les filles, en rapport étroit avec les différents rôles qu'on attend d'eux, la « vocation » ou le « destin » qu'on leur assigne, de sorte que la dichotomie masculin/féminin s'y trouverait institutionnalisée (Tap, 1985). Par la distinction du « bon » et du « mauvais » jouet, les garçons seraient orientés vers un type de jeu agressif et compétitif qui leur permettrait d'extérioriser et d'exercer leur agressivité et leur domination (et de les socialiser, tout en les naturalisant), tandis que le développement féminin est défini comme « une frustration permanente » – les filles ayant à réprimer et intérioriser leur propre agressivité – pouvant déboucher sur une « ritualisation obsessionnelle » (jeux compliqués de la corde à sauter, de l'élastique, de la marelle ou de la balle au mur, par exemple, définis par d'autres comme « exercices de virtuosité » (Hurtig, 1971). S'appuyant sur la littérature sur la question, Duru-Bellat (1992) fait à peu près le même constat : les jeux tiennent encore, de toute évidence, une place essentielle en favorisant l'intégration à la société enfantine et à la société tout court. À travers eux, et au travers des interactions, des ségrégations et des différenciations sexuelles qu'ils autorisent, à la maison ou dans la cour de récréation par exemple, filles et garçons se socialisent entre eux et aux rapports entre les sexes : les filles, plus « calmes », ont globalement des jeux plus restrictifs, plus conventionnels (liés aux activités « maternelles » ou « domestiques ») et moins compétitifs que les garçons ; ceux-ci s'expriment davantage dans les jeux sportifs collectifs, qui impliquent un rapport au corps, à la règle, à l'espace et à l'expressivité (entre autres) différencié (Hurtig, 1971 ; Tap, 1985 ; Maccoby, 1988 ; Duru-Bellat, 1992 ; Schneider, 1993 ; Geay, 1997 ; Gaussot et Geay, 1998).

Ainsi, au travers des jeux et des jouets et de leur univers féminin ou masculin reproduisant en miniature des « scènes de la vie quotidienne », comme au travers du sport (Augustini, 1994) et plus généralement des activités « de loisir » (Bozon, 1990), garçons et filles apprendraient à connaître et à consolider leur identité et leurs différences sexuelles, encouragés qu'ils sont à cette acquisition des rôles de sexe conformes aux stéréotypes par la mère (Battagliola, 1986) et peut-être plus encore par le père (Tap, 1985 ; Zaouche-Gaudron, 1997). Ainsi a-t-on pu dire : « L'enfant se confirme (comme fille ou garçon) en se conformant » (Tap, 1985), c'est-à-dire qu'il se confirme comme être social et sexué et qu'il cherche à être reconnu comme tel (Zazzo, 1985).

La thèse dite culturaliste de Belotti, impliquant un conditionnement passif, a été critiquée, mais force est de reconnaître que peu de recherches sociologiques françaises, y compris parmi celles portant sur les rapports sociaux de sexe (Battagliola, 1986), ont été conduites sur la construction sociale du genre au travers des activités ludiques (Lever, 1978 ; Passeron et Singly, 1984 ; Bozon, 1990 ; Almqvist, 1998), à la différence de la psychologie, même française (Hurtig, 1982). Plus simplement, c'est l'enfance qui semble paradoxalement soustraite à l'analyse des rapports sociaux de sexe. Tout se passe comme si l'univers des jouets participait plus directement de la différenciation et de la structuration identitaires. C'est du moins l'hypothèse qui peut rendre compte de ce processus. Le sexe organise très fortement la différenciation. Cette différenciation sexuelle confirme à la fois le bon sens et la connaissance sur la question. Les préférences sont sexuellement différenciées, tout comme les cadeaux faits aux enfants (Herpin, 1996), tout comme la définition des articles en question.

La perspective socio-économique

Des recherches ont voulu montrer que les sociétés contemporaines sont des sociétés de consommation dont les valeurs, les idéaux et les règles du jeu se reflètent dans les jeux. Freitag, par exemple (1997), dans son étude des jeux comme instruments de socialisation des enfants à leurs rôles adultes, a essayé de montrer que, dans notre société de consommation, les jeux se sont mis à refléter et à encourager un nouveau style de vie : acheter et vendre, piliers de la société, sont devenus des activités naturelles hautement désirables ; agents efficaces d'acculturation, les jeux influenceraient les croyances des enfants, les préparant à leur vie adulte en facilitant leur transition vers leur futur rôle de consommateurs.

Cette thèse était déjà soutenue par Denieul (1979), qui indiquait que le jeu de société moderne (pensons, pour les enfants d'un autre âge, au succès mondial du Monopoly dont Caillois [1967] disait qu'il « reproduisait » le fonctionnement du capitalisme) était aussi le lieu d'un rapport spécifique à l'argent et d'une initiation à l'économie marchande, clef de voûte de notre civilisation : au travers des jeux de société, il s'agirait de faire l'apprentissage de la réalité et d'entrer dans le jeu de la vie quotidienne, en simulant les actions quotidiennes et en s'initiant à leur pratique, le monde adulte se mettant ainsi à la portée de l'enfance. S'agit-il, au travers des jeux de finance, de transmettre et d'acquérir un ethos : l'esprit du capitalisme (Weber), l'esprit d'entreprise ?

Selon Denieul (1979) et Freitag (1997), dans les jeux de société, il s'agirait en fait moins de jouer que d'apprendre en se divertissant. Le jeu a vocation pédagogique, pédagogie de la société de consommation qui met le jeu de société au rang des médias, relais entre l'individu consommateur et la société en évolution. Les normes et les valeurs mises en jeu dans les jeux de finance sont en effet : propriété privée, argent, capital, profit ; stratégie, anticipation, calcul, optimisation ; gagner, perdre, gagner ou perdre ; règles, compétition, coopération, compétition coopérative. Le livre de tous les jeux (1989) rappelle à cet égard le but ludique du Monopoly : « Devenir le joueur le plus riche et acculer tous ses adversaires à la faillite. » Mais cette lecture reste sans doute superficielle : on peut se demander à quoi l'on joue vraiment lorsqu'on joue à une partie de Monopoly.

L'interactionnisme symbolique

Plus largement, la sociologie cognitive, cette notion inaugurée par Mead (1934), apporte enfin des outils théoriques pour appréhender l'articulation entre le jeu, la construction de soi et la construction sociale de la réalité, et faire se rencontrer la sociologie et la psychologie. Parallèlement aux travaux de Piaget et de Wallon (et très proche de la théorie de Wallon sur la genèse du Moi), Mead, dans sa théorie interactionniste de la socialisation, accorde une place éminente au jeu. Le jeu libre *(play)* et le jeu réglementé *(game)*, métaphores du « vrai « jeu social, sont définis comme facteurs dans l'infrastructure du Soi : dans le jeu libre, consistant à jouer à quelque chose ou à quelqu'un (la petite fille parlant à sa poupée à la manière dont lui parle sa mère, jouer au professeur, au policier, etc.), l'enfant assume différents rôles, les domestique, les comprend, les intègre ; ce faisant, il se construit un Soi tout en prenant place au sein du monde social ; le jeu libre de Mead renvoie à ce qu'on appelle aujourd'hui les jeux symboliques de faire-semblant *(social pretend play)* (Garon, 1985 ; Göncü, 1993 ; Kane et Firth, 1993). Dans le jeu réglementé (les jeux de cartes, d'échecs, le Monopoly), l'enfant doit être capable de prendre l'attitude de tout individu qui participe à la partie (et assumer tous les rôles simultanément), et ces différents rôles doivent avoir une relation définie les uns par rapport aux autres, être coordonnés, interdépendants. Le jeu réglementé représente le passage d'une phase où l'on assume le rôle des autres (l'autrui significatif, la mère, le père, etc.), à la phase du rôle organisé dans un tout unifié (l'autrui généralisé, c'est-à-dire « on », le « fantôme d'autrui que chacun porte en soi » [Wallon, 1946]) qui est essentiel à la conscience de soi d'une part, à l'élaboration de la norme collective d'autre part. L'enfant, au travers du jeu, prend les attitudes des autres envers lui, envers eux-mêmes, envers l'activité sociale : bases essentielles au développement le plus large de soi. La conscience émerge de la vie en société (Wallon, 1946). Les processus mentaux se construisent dans les interactions sociales (Vygotski, 1969). Ainsi, au travers des jeux, des jeux de rôles et du jeu avec les rôles, les enfants développent un monde intersubjectif significatif (Göncü, 1993) qui participe de la construction sociale de l'identité (subjective) et de la réalité (objective) (Kane et Firth, 1993).

C'est dans cette même perspective que, par exemple, les observations de Reis (1994) l'ont conduit à poser que c'est par le jeu, traditionnellement analysé comme loisir, et en jouant, que « le monde enfantin s'essaie à la vie adulte ». Le jeu représenterait alors plus qu'une « pédagogie parallèle » : « C'est loin de l'école que les enfants apprennent. En vérité, ce qui est parallèle, dans l'apprentissage de la vie, c'est l'école et la catéchèse. » Par-delà sa fonction de loisir, le jeu serait le lieu privilégié dans lequel les enfants décomposent la conduite complexe et hétérogène des adultes en une série de concepts qui, au moyen de l'action, leur deviennent compréhensibles. Reis essaie de montrer, après d'autres, que l'une des caractéristiques du jeu enfantin est la création de situations fictives où les enfants adoptent le rôle, exécutent les actions et établissent les relations typiques des adultes : « Ils regardent le monde conceptuel des adultes, le démontent, l'assimilent, le pratiquent. » Comme disait Caillois (1967), le jeu ne prépare pas à un métier défini, il introduit à la vie dans son ensemble en accroissant toute capacité de surmonter les obstacles ou de faire face aux difficultés.

Le jeu comme laboratoire de la vie sociale

À travers la diversité des recherches survolées, nous n'avions pour objectif que de suggérer l'intérêt de l'étude du rôle des jeux et des jouets dans la construction, l'expérimentation et l'incorporation du monde social (extériorité objective) et de l'identité (intériorité subjective). En conclusion, nous pouvons, à la manière de Caillois, essayer une définition sociologique du jeu, dont l'intérêt réside surtout dans la recherche empirique qu'elle est susceptible d'encourager : l'activité ludique, ou disposition ludique, en référence à la disposition esthétique, peut être conçue comme une réalité seconde (Caillois, 1967) ou une activité de second degré (Brougère, 1997), une situation fictive dans le sens de « ceci est un jeu » (Bateson, 1955), qui suspend, neutralise momentanément l'espace-temps ordinaire, ouvrant une aire intermédiaire (Winnicott, 1975), un espace d'expériences (Bruner, 1983) permettant une exploration et une expérimentation libre et réglée, frivole (les conséquences ne sont pas « pour de vrai ») et sérieuse (on joue néanmoins « pour de bon ») des dimensions du jeu social.

Par expérimentation, en référence au concept d'expérience utilisé diversement en sociologie, nous voulons surtout souligner son caractère cognitif et dynamique : c'est une manière d'éprouver et de construire le réel, de le découvrir et de l'inventer, de le tester et de le « vérifier ». Comme dit Reis (1994) : « Si l'enfant apprend, c'est parce qu'il expérimente. » Les concepts, principes, règles qui organisent la vie sociale dans une société de plus en plus abstraite et virtuelle ne sont pas assimilables en bloc ; ils doivent être déconstruits mentalement, décomposés en unités plus simples, recombinés, réagencés, reconstruits, et, cela, l'activité ludique semble le permettre ; de même, les catégories du Je et du Moi, du Soi et de l'Autre définies par Mead ne se donnent pas d'elles-mêmes, elles s'élaborent et se construisent, en adoptant les attitudes des autres à notre égard, à l'égard des autres et à l'égard des activités.

C'est pourquoi il semble pertinent de décomposer analytiquement des dimensions de l'expérimentation, pour souligner que la socialisation ne s'effectue pas en une fois et que le monde social ne se décompose et ne s'expérimente pas d'une pièce. À des principes, règles et rôles sociaux hétérogènes, multiples, voire contradictoires, correspondent sans doute des expérimentations hétérogènes, multiples, contradictoires, etc. Les règles de la vie sociale, économique, éthique, affective, pulsionnelle peuvent être expérimentées, « éprouvées », plutôt dans tel type de jeu ou tel type de jouet ; et ce qu'on expérimente ici peut n'avoir que peu de rapport avec ce qu'on expérimente là. On peut parler de « segmentation des cadres de socialisation selon les domaines de la pratique » (Passeron et Singly, 1984).

Par exemple, on peut se demander si, comme leur nom l'indique, les jeux de société (qu'on joue en famille, entre amis) ne permettent pas de décomposer conceptuellement, de se familiariser, de jouer avec un certain nombre de valeurs, de principes, de règles au cœur de la vie sociale : règles de la vie collective, régulation des sentiments et des attitudes, savoir-vivre, système de rôles, distance au rôle (bonne distance à soi qui permet le lien aux autres), mais aussi les compétences (habiletés et savoir-faire, sens du jeu, coopération, compétition, compétition coopérative, stratégie, négociation) à mobiliser et à investir dans les jeux sociaux ultérieurs.

De même, on peut se demander si les jouets, plus intimes, plus individuels, plus affectifs peut-être, ne permettent pas d'explorer et de se construire en tant que sujet pour autrui et en tant qu'objet pour soi, en tant que garçon ou fille, enfant ou pré-adolescent, future maman-puéricultrice ou futur (papa) footballeur-astronaute, etc., c'est-à-dire en tant qu'individu situé dans les jeux sociaux.

Enfin, l'apprentissage du jeu, tout simplement, n'est-il pas essentiel à la vie sociale, vie sociale à laquelle le modèle ludique, ou dramaturgique, s'applique d'ailleurs si bien (Goffman, Bourdieu, Crozier, etc.) ?

Bibliographie

ALMQVIST, B. 1998. « The role of toys in children gender socialization », dans *Jouets et objets ludiques. Les champs de la recherche*, (actes du Colloque international sur le jouet, Angoulême, 1997), p. 92-98, GREC-Université Paris-Nord, Centre universitaire de la Charente.

ARIÈS, P. 1960, 1973. « Petite contribution à l'histoire des jeux », dans *L'enfant et la vie familiale sous l'Ancien Régime*, Paris, Le Seuil, p. 90-140.

ARIÈS, P. 1982. « Du sérieux au frivole », dans *Les jeux à la Renaissance*, Paris, Vrin, p. 7-15.

AUGUSTINI, M. et coll. 1994. « Pratiques sportives des enfants et rôle socialisateur du sport », *Enfance*, 2-3, p. 171-185.

BATESON, G. 1955. « Une théorie du jeu et du fantasme », dans *Vers une écologie de l'esprit*, 1977, Paris, Le Seuil, p. 209-224.

BATTAGLIOLA, F. et coll. 1986. *À propos des rapports sociaux de sexe. Parcours épistémologiques*, Centre de sociologie urbaine.

BERGER, P. ; LUCKMANN, TH. 1966, 1986. *La construction sociale de la réalité*, Paris, Méridiens Klincksieck.

BOZON, M. 1990. « Les loisirs forment la jeunesse », *Données sociales*, Paris, INSEE.

BROUGÈRE, G. 1997. « Jeu et éducation », *Perspectives documentaires en éducation*, 40, p. 79-93.

BROUGÈRE, G. 1997. « Jeu et objectif pédagogique », *Revue française de pédagogie*, 119, p. 47-56.

BROUGÈRE, G. (sous la direction de). 1998. « Jouets et objets ludiques », dans *Jouets et objets ludiques. Les champs de la recherche, op. cit.*

BRUNER, J.-S. 1983. *Le développement de l'enfant : savoir faire, savoir dire.* Paris, Puf.

BRUNO, P. 1993. *Les jeux vidéo,* Paris, Syros.

CAILLOIS, R. 1958, 1967. *Les jeux et les hommes,* Paris, Gallimard.

CASTARÈDE, M.-F. 1995. « L'éveil sonore et musical du jeune enfant : perspectives clinique et cognitiviste », *Enfance*, 3, p. 357-371.

CHAMBOREDON, J.-C. ; PRÉVOT, J. 1973. « Le "métier d'enfant" : définition sociale de la prime enfance et fonctions différentielles de l'école maternelle », *Revue française de sociologie*, XIV, p. 295-335.

CHOMBART DE LAUWE, M.-J. 1971. *Un monde autre : l'enfance. De ses représentations à son mythe*, Paris, Payot.

CHOMBART DE LAUWE, M.-J. 1980. « Intégration et intériorisation des modèles sociaux par les enfants », *Enfance*, 4-5, p. 161-166.

CHOMBART DE LAUWE, M.-J. 1990. « L'enfant, acteur social et partenaire des adultes. Nouvelles conceptions aboutissant à une transformation de son statut », *Enfance*, 43, 1, p. 135-140.

DURU-BELLAT, M. ; HENRIOT-VAN ZANTEN, A. 1992. « Le métier d'élève », dans *Sociologie de l'école*, Paris, Armand Colin, p. 179-196.

ELIAS, N. 1939, 1973. *La civilisation des mœurs*, Paris, Calmann-Lévy.

FREITAG, P. 1997. « Buying and selling : an analysis of G-games manufactured in the United States », communication au Colloque international sur le jouet, Angoulême.

GARON, D. 1985. *La classification des jeux et des jouets : le système ESAR*, Québec, Documentor.

GAUSSOT, L. ; GEAY, B. 1997. « Children, child's play and experiment of the social world. Sociological problems », *Sofia*, 29, 3, p. 124-140.

GAUSSOT, L. ; GEAY, B. 1998. « Les variations sociales du rapport aux jeux et aux jouets chez les enfants de 9 à 11 ans », dans *Jouets et objets ludiques. Les champs de la recherche, op. cit.*

GEAY, B. 1997. « Processus de socialisation, groupes de pairs et cultures enfantines », colloque Sociétés et cultures enfantines, nov.

GIANINI BELOTTI, E. 1974. *Du côté des petites filles*, Paris, éd. des Femmes.

GOLDSTEIN, J.H. (sous la direction de). 1994. *Toys, Play and Child Development*, Cambridge University Press.

GÖNCÜ, A. 1993. « Development of intersubjectivity in social pretend play », *Human Development*, 36, 4, p. 185-198.

HERPIN, N. ; VERGER, D. 1996. « Cadeaux de fin d'année. Fête de l'enfance ou de la famille ? », *INSEE Première*, n° 426.

HURTIG, M., et coll. 1969. « Peut-on étudier le jeu de l'enfant ? », *Psychologie française*, 14, 4, p. 333-342.

HURTIG, M.-C. 1982. « L'élaboration socialisée de la différence des sexes : rôles, identités et représentations de sexe », *Enfance*, t. 35, n° 4, p. 283-301.

HURTIG, M.-C. et coll. 1971. « Jeux et activités ludiques des enfants de 4 et 6 ans dans la cour de récréation », *Enfance*, t. 24, n° 4-5, p. 433-518.

JAULIN, R. (sous la direction de). 1979. *Jeux et jouets : essai d'ethnotechnologie*, Paris, Aubier.

JOHNSEN, E.P. 1991. « Searching for the social and cognitive outcomes of children's play: a selective second look », Play and Culture, 4, p. 201-213.

KANE, S.R. ; FURTH, H.G. 1993. « Children constructing social reality: A frame analysis of social pretend play », *Human Development*, 36, 4, p. 199-214.

LAROSE, F. 1988. « Le jeu traditionnel algonquin au sein du processus d'intégration socio-économique dans une société semi-nomade et son utilité pédagogique », *Enfance*, t. 41, n° 3-4, p. 25-43.

LEVER, J. 1978. « Sex differences in the complexity of children's play and games », *American Sociological Review*, 43, p. 471-483.

LUC, J.-N. 1990. « Une étape importante dans la valorisation de l'enfance: la "découverte" du jeune enfant aux XVIIIe et XIXe siècles », *Enfance*, t. 43, n° 1, p. 69-73.

LUC, J.-N. 1997. L'invention du jeune enfant au XIXe siècle, Paris, Belin.

MACCOBY, E.E. 1988. « Gender as a social category », *Developmental Psychology*, 24, 6, p. 755-765.

MEAD, G.-H. 1934. *L'esprit, le soi et la société*, Paris, Puf, 2006.

MERLIÈRE, S. ; VERGEAU, E. 1995. « Le Père Noël n'offre pas que des jouets », *Décimal*, n° 161.

MONTANDON, C. 1996. « Processus de socialisation et vécu émotionnel des enfants », *Revue française de sociologie*, 37, p. 263-285.

MONTANDON, C. 1997. *L'éducation du point de vue des enfants*, Paris, L'Harmattan.

MOYLES, J.R. 1989. *Just Playing? The Role and Status of Play in Early Childhood Education*, Buckingham, Open University Press.

PASSERON, J.-C.; SINGLY, F. 1984. « Différences dans la différence : socialisation de classe et socialisation sexuelle », *Revue française de sciences politiques*, 34, 1, p. 48-78.

PIAGET, J. 1932. *Le jugement moral chez l'enfant*, Paris, Alcan.

PIAGET, J. 1945. *La formation du symbole chez l'enfant*, Paris, Delachaux et Niestlé.

PRY, R. et coll. 1996. « Adaptation sociale et compétences sociocognitives chez l'enfant de 4-5 ans », *Enfance*, 3, p. 315-329.

REIS, F. 1994. « Le jeu, ou comment passer de la subordination à l'entendement », dans D. Becker et coll., *Échec scolaire ou école en échec ?*, Paris, L'Harmattan, p. 61-87.

ROUCOUS, N. ; BROUGÈRE, G. 1998. « Loisir et éducation : l'apport d'une nouvelle institution, la ludothèque », *Revue française de pédagogie*, 124, p. 91-98.

SCHNEIDER, B. H. et coll. 1993. « Interaction sociale des garçons et des filles de 5 ans en fonction du contexte de jeu », *Enfance*, t. 47, n° 3, p. 229-240.

SIROTA, R. 1993. « Le métier d'élève », *Revue française de pédagogie*, 104, p. 85-108.

SIROTA, R. 1998. « Nouvelles sociabilités enfantines », *Informations sociales*, 65, p. 104-111.

TAP, P. 1985. *Masculin et féminin chez l'enfant*, Toulouse, Privat.

TRÉMEL, L. 1998. « Univers virtuels et compétences critiques : approche de la pratique des jeux de simulation », dans Brougère (sous la coordination de), *Jouets et objets ludiques*, ITRA, université Paris-Nord, Centre universitaire de la Charente, p. 103-118.

VOUILLOT, F. 1986. « Structuration des pratiques éducatives parentales selon le sexe de l'enfant », *Enfance*, t. 39, n° 4, p. 351-366.

VULBEAU, A. 1998. « L'enfance qui parle », *Informations sociales*, 65, p. 4-15.

VYGOTSKI, L.S. 1967. « Play and its role in the mental development of child », *Soviet Psychology*, 5, 3, p. 6-18.

WALLON, H. 1946. « Le rôle de "l'autre" dans la conscience du "moi" », *Enfance*, 3- 4, 1959, p. 279-286.

WALLON, H. 1947. « L'étude psychologique et sociologique de l'enfant », *Enfance*, n° 3-4, 1959, p. 297-308.

WINNICOTT, D.W. 1975. *Jeu et réalité*, Paris, Gallimard.

ZAOUCHE-GAUDRON, C. 1997. « Influence de la différenciation paternelle sur la construction de l'identité sexuée de l'enfant de 20 mois », *Enfance*, 3, p. 425-434.

---

1. Ce texte est paru dans le n°24 de *Spirale*, 2002, p. 39-51.

Amour et attachement[1]

Blaise Pierrehumbert
psychologue, service universitaire de psychiatrie de l'enfant et de l'adolescent, unité de recherche, Lausanne

blaise.pierrehumbert@ip.unil.ch

Il n'y a généralement pas d'amour sans attachement mais, on le sait bien, la réciproque n'est pas forcément juste. Il est vrai que s'il n'y a pas d'amour, il peut toujours y avoir dans l'attachement une forme atténuée d'« aimer », au sens de *like* et non pas de *love*. Amour et attachement renvoient de fait à des univers conceptuels disjoints, voire rivaux. Le débat qui concerne la psychanalyse sur la primauté de la sexualité ou de l'attachement, de même que l'antagonisme entre l'« éros » (amour passion) et l'« agapè » (amour compassion), cher à Denis de Rougemont[2], sont là pour nous le rappeler.

Nous n'allons ni opposer ni chercher à réduire la distance entre ces concepts et leurs univers respectifs, mais plutôt tenter d'illustrer leur complémentarité et la fécondité de leurs différences. Dans un premier temps, nous traiterons non pas de l'« amour » en tant que tel mais de la « relation amoureuse », comme on traite de la « relation d'attachement ». Cela pour énoncer le postulat que dans la relation amoureuse, plusieurs systèmes de comportements seraient impliqués : *sexualité*, *attachement*, *soins*. Nous évoquerons la spécificité de chacun de ces systèmes. Ensuite, nous reviendrons à l'amour. Pour suggérer que l'amour serait essentiellement une « reprise narrative » des émotions suscitées par les systèmes de comportements que nous venons d'évoquer, ou encore par les cascades d'événements physiologiques qui leur sont associés. En tant que forme narrative, l'amour serait alors fortement connoté culturellement (à la différence des trois systèmes de comportement impliqués dans la relation amoureuse). Et c'est bien parce que le concept d'amour est fortement marqué par la culture que nous préférons, pour commencer, parler de « relation amoureuse ».

Tout d'abord, nous pouvons admettre que relation d'attachement et relation amoureuse constituent toutes deux un « lien affectif ». Comment définir un lien affectif ? Nous distinguerons, avec Mary Ainsworth[3], les « liens affectifs » des simples « relations » : les liens affectifs seraient de longue durée, dirigés vers un partenaire non interchangeable ; ils supposent par conséquent une forme de représentation de la personne ainsi qu'un désir, au moins intermittent, de maintenir la proximité ou l'interaction avec celle-ci. La séparation inexpliquée provoque la détresse, et la réunion le plaisir ; la perte entraîne un travail de deuil. On se souvient du petit John à la nursery, filmé par James Robertson, qui traverse différentes phases durant dix jours de séparation de sa mère, phases qui évoquent un travail psychique de deuil : la phase de *protestation* (l'enfant crie, pleure et manifeste des « comportements-signaux » d'attachement), la phase de *désespoir* (il devient passif, les comportements-signaux ayant été mis en échec, et il perd tout intérêt pour son environnement), la phase de *détachement* enfin (il réprime alors les comportements visant à rétablir la proximité du parent).

L'attachement, comme John Bowlby[4] l'a décrit, constituerait un lien affectif. Sa particularité, qui le distingue d'autres liens affectifs, serait l'expérience de sécurité et de réconfort éprouvée en la présence de l'autre. Mary Ainsworth a montré comment la présence du partenaire adulte, suffisamment accessible, sensible et répondant à l'égard des besoins de l'enfant, permet à ce dernier de se sentir en sécurité pour explorer son environnement. De ce point de vue, l'attachement ne serait pas synonyme de dépendance, puisque, au contraire, l'expérience de sécurité permet l'activation de comportements d'exploration ainsi que la possibilité d'une reprise de distance du partenaire.

Qu'en est-il alors de la relation amoureuse en tant que lien affectif ? Nous la distinguerons de la relation d'attachement, en ce sens qu'elle impliquerait – comme le suggère Mary Ainsworth – au moins trois systèmes de comportements : comportements liés à la reproduction (sexualité), comportements d'attachement, justement, et comportements de soins. Pourquoi parler de comportements de soins dans la relation amoureuse ? Cette notion se réfère tout d'abord, historiquement, aux soins destinés aux jeunes

Blaise Pierrehumbert

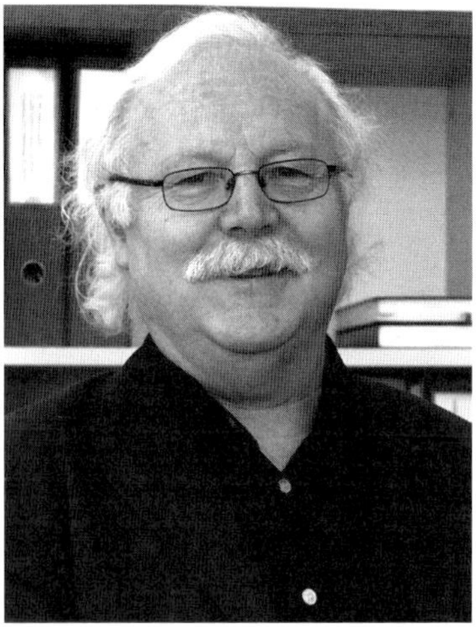

(qu'il faut entendre dans le sens de *caregiving*). Dans ce dernier cas, le soin adéquat implique, de la part de l'adulte, une certaine sensibilité aux besoins de l'enfant, un partage des affects, une réponse attentive à ses demandes. Le sentiment de sécurité *(felt security)* que nous avons décrit à propos de la relation d'attachement différencie clairement celle-ci de la relation de soins. Ainsi, sauf cas particuliers de renversement des rôles (où le parent cherche lui-même une sécurisation dans la relation avec son bébé), on devrait éviter d'utiliser le même terme (attachement) pour décrire la relation spécifique du parent à son enfant *(caregiving)*. Les anglophones préfèrent, pour décrire le lien affectif particulier qui est impliqué dans les soins parentaux, le terme *bonding*. On peut alors supposer que dans la relation amoureuse, entre adultes, les comportements de soins, non directement sexualisés mais consistant en un souci du bien-être de l'autre, entrent pour une part importante dans la relation ; il est vraisemblable que la composante de soins augmente même avec le vieillissement du couple, alors que simultanément la composante sexuelle devient moins prioritaire.

Amour, attachement, affection, adoration, inclinaison, tendresse, passion, penchant, idolâtrie, et le reste...

L'hypothèse de l'implication de différents systèmes complémentaires, mais aussi relativement indépendants les uns des autres, dans la construction de ce comportement social qu'est la relation amoureuse, a un intérêt particulier pour la raison suivante. Elle éclaire les observations selon lesquelles la spécificité de la monogamie ne serait pas, finalement, l'exclusivité sexuelle mais bien davantage le lien social, qui généralement survit à la sexualité. Il s'agit d'observations d'abord réalisées sur des espèces animales monogames (campagnols, hirondelles, par exemple) où l'on a constaté – non sans surprise – que la conception hors couple était très fréquente. Ce qui amène à dissocier la monogamie sociale de la monogamie génétique. La paternité hors couple – qui par exemple chez les mésanges charbonnières peut atteindre jusqu'à la moitié des fertilisations – constitue une stratégie adaptative répondant à divers objectifs. Chez les femelles, elle peut permettre une réduction du risque d'infertilité, un bénéfice génétique pour la descendance en élargissant le choix des partenaires, un accès à des ressources alimentaires ou à la protection de la part de mâles dominants[5]. Mais, pour le bénéfice de l'espèce, l'« infidélité » ne doit pas mettre en péril l'investissement paternel (qui chez beaucoup d'espèces reste important pour le nourrissage et la protection des jeunes). Les comportements des mâles visant à restreindre la fécondation hors couple coévoluent ainsi en parallèle avec les stratégies de recherche de partenaires extraconjugaux de la part des femelles. Ce type d'observation a par la suite été étendu aux humains (dans les sociétés occidentales modernes et monogames) par les sociobiologistes notamment, suggérant que la monogamie ne serait qu'un « mythe » dont l'essence « naturelle » doit être mise en cause[6]. Quoi qu'il en soit, on peut envisager que la relation amoureuse ne serait pas forcément dépendante du système de reproduction. Les trois systèmes impliqués dans cette relation (sexualité, attachement et soins) ne suivraient, en fait, pas le même cours. Ainsi, les premières phases de la relation amoureuse n'impliqueraient pas encore l'attachement, qui surviendrait ultérieurement. Et plus tard encore les comportements de soins développeraient toute leur importance.

Or, du point de vue physiologique, si les trois systèmes impliqués dans la relation amoureuse correspondent à une variété de substances, l'une d'entre elles semble jouer un rôle déterminant : l'ocytocine. Il s'agit d'un neuropeptide synthétisé dans le cerveau par des neurones de l'hypothalamus. Cette hormone, nommée du grec « la naissance rapide », a été mise en évidence tout d'abord parce qu'elle stimule les contractions utérines lors du travail d'accouchement (d'où son nom) ; elle stimule également la montée de lait. Or, il a ensuite été montré qu'elle est bien impliquée, chez les mammifères, à la fois dans les comportements sexuels, les comportements d'attachement et les comportements de soins. Son effet est relaxant et sédatif ; il semble réduire la crainte.

Les études de C.S. Carter[7] notamment ont précisé les mécanismes de la préparation au maternage chez la femelle mammifère. Ainsi, chez les moutons, la descente du fœtus déclenche le relâchement d'ocytocine dans le système nerveux de la mère, et le « bonding » entre la mère et le jeune ne pourrait se faire que si cette hormone est présente au moment de la naissance. En effet, si le relâchement d'ocytocine est artificiellement bloqué, la brebis rejette son agneau. On trouve une certaine concentration de cette hormone dans le lait maternel, suggérant qu'elle joue un rôle réciproque chez le jeune, favorisant son lien à la mère. Présente à la naissance, cette hormone continue à être produite par la mère tout au long des soins au jeune. Les campagnols appartenant à une variété monogame répondent à l'injection de cette substance par le renforcement du lien avec le partenaire. Elle serait en fait relâchée lors de la stimulation des mamelles aussi bien que lors de la stimulation génitale, voire simplement par le toucher ou encore la cohabitation ; elle favoriserait en retour la formation et le maintien des liens sociaux.

Chez l'humain, cette hormone est produite lors des rapports sexuels, lors des soins au jeune, particulièrement lors de l'allaitement, et plus généralement lors de contacts corporels, comme au cours du massage. On la désigne parfois comme étant l'« hormone de l'attachement » ; sécrétée lors de contacts proches, elle semble en retour favoriser la relation. Il s'agit donc d'un système en boucle.

> *« C'est le parent qui investit le plus son bébé qui devient le principal objet d'attachement... »*
> Élisabeth Badinter

Comme le montrent Markus Heinrichs et ses collègues[8], cette hormone atténue la réaction au stress. Au cours de leurs expériences, une personne est exposée à une situation stressante (comme devoir faire un calcul mental devant une audience). Or, un niveau élevé d'ocytocine dans la circulation (par exemple après avoir donné le sein chez une femme allaitante, ou après simple inhalation de la substance chez d'autres sujets) a un effet anxiolytique et réduit l'intensité de la réponse de l'« axe de stress » HPA (système hypothalamique-pituatary-adrénal), réponse que l'on peut détecter par le taux de cortisol salivaire, en l'occurrence.

Il faut penser que la sécrétion de glucocorticoïdes (comme le cortisol que l'on retrouve dans la salive après l'expérience de stress) correspond à une réponse adaptative, protégeant contre les conséquences possibles d'une agression ou d'un combat. Les glucocorticoïdes en effet (cortisol chez les primates, corticostérone chez les rongeurs) aident à préparer le corps à l'action et à mobiliser les ressources énergétiques en vue d'une résistance prolongée, à augmenter les fonctions immunitaires, donc les chances de récupérer lors d'atteintes corporelles effectives[9].

Or, il est intéressant de savoir que le corps, lors du danger ou de l'adversité, ne sécrète pas que des substances comme les glucocorticoïdes ou encore la testostérone (surtout chez les mâles), favorisant l'affrontement ou la fuite *(fight or flight)*. Il sécrète également – et on ne manquera pas d'en être surpris – de l'ocytocine. Cela peut en effet sembler paradoxal. Shelley Taylor[10] propose une explication de ce phénomène. Les femelles (les femmes aussi) semblent, dans les situations de stress, particulièrement réactives à l'ocytocine (chez les mâles, son effet serait atténué par les androgènes, comme la testostérone, et chez les femelles il serait renforcé par les œstrogènes). Et la présence de cette hormone lors de situations menaçantes laisse supposer que, plutôt que combattre ou fuir, les femelles (les femmes) favorisent la solidarité *« tend and befriend »* (protéger et socialiser) ; en d'autres termes, elles privilégieraient les comportements d'attachement. Réaction qui peut s'avérer fortement adaptative en cas de danger, notamment lorsque les individus sont en charge d'une progéniture.

> *« C'est déjà une preuve d'attachement que de pouvoir se supporter. »*
> Natalie Clifford Barney

Bien entendu, s'il y a une chimie des émotions, ces dernières ne se résument pas à la chimie. Et si des systèmes de comportements comme la sexualité, l'attachement ou les soins partagent certaines hormones, cela ne signifie pas pour autant qu'ils soient indissociables. Ils obéissent heureusement chacun à des déclencheurs spécifiques. Ainsi, en ce qui concerne les comportements de soins, on sait grâce aux travaux inaugurés par Konrad Lorenz que, chez l'humain, certaines caractéristiques du corps et du visage du bébé entraînent un sentiment de « mignon » ; ce *Kindchenschema* correspond à la présence d'un front bombé, de grands yeux, bas sur le visage, de joues rebondies, d'une boîte crânienne proportionnellement volumineuse, de membres courts et épais. L'utilisation de ces déclencheurs de façon « supra-naturelle » (par exemple en exagérant, sur un dessin, les caractéristiques du *Kindchenschema*) renforce d'autant le sentiment de « mignon » ; les animaux de Walt Disney en constituent une bonne illustration. Pour ce qui est des déclencheurs sexuels, il est intéressant de noter que certains spécialistes ont supposé que, parmi d'autres déclencheurs plus évidents, le *Kindchenschema* serait impliqué, chez l'homme en particulier. Autrement dit, les marqueurs de jeunesse fonctionneraient comme « attracteur » sexuel. Selon les sociobiologistes[11], ce serait dû à l'intérêt du mâle, notamment chez les espèces monogames, à s'accoupler à des partenaires jeunes, c'est-à-dire qui ont une longue période reproductrice devant eux. Le choix du partenaire privilégierait alors, instinctivement, les traits juvéniles, ou « néoténiques ». Or, les données expérimentales à ce propos sont loin d'être convergentes. En ce qui concerne les déclencheurs d'attachement, Bowlby a montré que l'éloignement, la séparation ou la simple menace de séparation activaient la recherche de la figure d'attachement. De ce point de vue, une certaine « anxiété de séparation » représente une réaction normale lorsque la présence ou l'accès au partenaire offrant une base de sécurité est menacé. Cette anxiété se compose d'une tension interne, accompagnée d'un sentiment de préoccupation, d'une réaction de protestation et de colère dont le but peut être de prévenir la rupture de la relation et, lorsque la séparation est effective, d'une recherche ininterrompue de la personne disparue, jusqu'au rétablissement de la proximité. Comme on l'a vu, Shelley Taylor a montré que l'expérience de stress peut également favoriser les comportements d'attachement, plus particulièrement chez la femme.

Ces comportements ont donc bien une spécificité ; toutefois, sachant qu'ils sont tous impliqués dans la relation amoureuse, et parce qu'ils partagent certains processus hormonaux, nous nous proposons de reconsidérer la question du primat de la pulsion ou de l'attachement (d'une façon générale, et pas seulement dans l'attachement amoureux). Il s'agit en bref de savoir si l'individu doit être considéré *en quête d'objet* avant d'être *en quête de plaisir*, ou si c'est la recherche de plaisir qui détermine l'intérêt pour l'objet.

Nous l'avons vu, l'amour et l'attachement (entre partenaires ou entre générations) auraient une complémentarité adaptative en même temps qu'une spécialisation fonctionnelle. Mais, d'un point de vue épistémologique, il reste une opposition irréductible entre ces termes d'amour et d'attachement. Dans la psychanalyse, cette opposition se cristallise autour de la question de la relation d'objet, et plus fortement encore dans la controverse contre Bowlby sur le primat de l'attachement ou de la pulsion. Cette opposition a également été mise en exergue par certains historiens philosophes[12]. Nous pensons que dans les deux cas – psychanalyse et philosophie – cette opposition tient au statut de l'« objet ».

> *« C'est seulement à l'instant de les quitter que l'on mesure son attachement à un lieu, une maison, ou à sa famille. »*
> Éric Cantona

Qui est donc primaire, de l'objet ou du plaisir ? Pour Freud, nous le savons, la sexualité est première ; il n'y a pas de relation avec un objet indépendamment des pulsions. Celles-ci vont utiliser les besoins organiques pour s'exprimer, besoins qui vont mettre en scène un objet, mais celui-ci ne sera au départ qu'un objet très partiel. Ainsi, entre le bébé et sa mère, il va pouvoir se développer une forme d'attachement, dans la mesure où la personne dispensatrice de soins va récompenser les besoins de l'enfant, exactement comme dans n'importe quel autre apprentissage. Anna Freud parle à ce propos du *« cupboard love »*, un amour « intéressé ».

C'est avec Fairbairn puis avec Bowlby que l'homme va être considéré *en quête d'objet* avant d'être *en quête de plaisir* ; la relation avec l'objet devient alors primaire. On sait qùe la théorie de Bowlby s'enracine fortement dans l'étude des comportements, en particulier lorsqu'elle rapproche le processus d'empreinte décrit par Lorenz et le mécanisme d'attachement. De là, il n'est plus paru nécessaire, du moins aux élèves de Bowlby, de prendre en compte, voire d'évoquer, la sexualité et la pulsion.

Nous pensons que la question du primat est un mauvais débat ; on pourrait resituer celui-ci de la manière suivante. Considérons indifféremment l'attachement, les soins ou la sexualité. À l'origine, certaines caractéristiques de l'objet (on parle bien d'un objet « partiel ») sont susceptibles de déclencher une réaction hormonale (on a discuté de ces « déclencheurs », déterminés en grande partie par des processus adaptatifs). Or cette réaction hormonale à la fois procure du plaisir et rend l'objet désirable. Mais ni l'objet (ou son désir) ni le plaisir (ou sa recherche) ne sont réellement premiers. Cela n'exclut pas que par la suite, le désir de l'objet ou la recherche de plaisir puissent devenir l'un ou l'autre primordial, cependant il restera impossible de déterminer lequel des deux est primaire du point de vue de leur genèse. On peut résumer en disant que la présence de l'objet fait se sentir bien, et se sentir bien facilite le contact avec l'objet. En définitive, *aimer, n'est-ce pas aimer la façon dont l'autre nous fait nous sentir bien ?*

Revenons à l'amour. Nous suggérons que l'amour serait une « reprise narrative » des émotions associées au désir ou à la présence de l'objet, ainsi qu'aux états physiologiques concomitants.

« Mon cœur s'est enflammé, et j'ai juré un amour éternel à cette Dame. J'ai décidé de lui consacrer ma vie. Un jour peut-être la trouverai-je, mais j'ai peur que ce jour advienne. Il est beau de languir pour un amour impossible[13]. »

Lorsque Abdul évoque sa belle, il affirme que c'est son amour (et non sa belle) qui le fait se sentir bien. Baudolino, son ami, l'amène du reste à préciser que ce qu'il aime, ce n'est pas même une illusion, c'est le *désir* d'une illusion.

Ce que propose le héros d'Umberto Eco, c'est un narratif sur ses propres émotions. Et ce narratif reprend une thématique bien ancrée dans l'histoire occidentale, celle de l'*éros*, du « fin'amors ». Dans les années 1930, les historiens philosophes Anders Nygren et Denis de Rougemont voyaient, à propos des termes *éros* et *agapè* (*éros*, *agapè* et *philia*, tous trois décrivent l'amour en grec ; le français est décidément pauvre dans ce domaine), le reflet d'une scission endémique et profonde à l'intérieur de la culture occidentale : l'*éros* (l'amour de l'amour) serait destructeur, l'*agapè* (*caritas* en latin) serait constructeur ; l'*éros*serait « entropique », générateur de désordre, l'*agapè* générateur d'ordre. Denis de Rougemont décrit l'existence d'un retour massif de l'*éros* antique dans la société occidentale du XIIe siècle, avec la chanson de geste, les troubadours, Tristan et Iseut, l'idéal chevaleresque et son fleuron, l'amour courtois – ou plutôt la « fin'amors ». L'auteur plaide alors pour l'*agapè*, c'est-à-dire l'amour de l'autre, l'amour « objectal » pourrait-on dire, à l'opposé de l'« amour de l'amour ».

Freud lui-même avait ajouté, en 1910, en note des *Trois essais*[14] : « La distinction la plus frappante entre la vie érotique du temps de l'Antiquité et la nôtre réside sans aucun doute dans le fait que les anciens mettaient l'accent sur la pulsion elle-même alors que nous mettons l'accent sur l'objet. [...] Les anciens glorifiaient la pulsion et, de ce fait, pouvaient même honorer un objet inférieur ; alors que nous méprisons l'activité pulsionnelle en elle-même et qu'elle ne trouve excuse à nos yeux que dans les mérites de l'objet. »

Le discours sur les émotions est donc fortement imprégné d'histoire et de culture, si ce n'est d'idéologie. Mais nous pensons que ce discours, si culturel qu'il soit, revêt bien une fonction adaptative. La culture, du reste, n'est-elle pas un instrument de l'adaptation ? Que le discours favorise *éros* ou *agapè*, qu'il fasse primer le plaisir ou l'objet, sa fonction est bien de renforcer les liens du couple. Or, renforcer les liens du couple permet d'assurer les soins au jeune. Dans la mesure même où la relation (plus ou moins amoureuse) entre les parents est composée de systèmes indépendants (sexualité, attachement et soins, ce qui, on l'a vu, n'offre pas en soi une garantie de fidélité), il est essentiel (dans une société monogame) que le couple parental soit fortement soudé pour assurer les soins au jeune. La monogamie comportementale n'impliquant pas de fait une monogamie sexuelle (quelle que soit l'espèce), il est alors d'autant plus important de cimenter le couple pour le bénéfice de la progéniture, donc de l'espèce.

Lorsque nous parlons de l'amour comme reprise narrative, nous faisons allusion non seulement à un narratif produit par la culture, mais bien également à un narratif *autobiographique*, produit par l'individu. L'amour en d'autres termes est peut-être une invention culturelle, mais il n'en reste pas moins que les histoires d'amour sont reprises individuellement. C'est la force d'une culture que de faire prendre pour intimes des comportements dictés culturellement : « Ce que j'appelle cristallisation, c'est l'opération de l'esprit, qui tire de tout ce qui se présente la découverte que l'objet aimé a de nouvelles perfections[15]. »

L'amour comme narration autobiographique de ses propres états internes est bien une *opération de l'esprit* sur les émotions, opération dans laquelle nous ne contrôlons pas toutes les substances qui mènent à la *cristallisation*.

> *« Quand on est enfant, on n'a pas de mains, on a des menottes, alors on est très attaché à ses parents. »*
> Vincent Roca

Nous pensons qu'à l'époque de la « fin'amors », cette « reprise narrative » était encore secondaire pour la société. Il n'était pas nécessaire de vivre un amour aussi fougueux que celui de Tristan pour devenir parent. La société traditionnelle avait forgé des institutions suffisamment solides et rigides pour contenir et canaliser collectivement les désirs, économisant le contrôle individuel. Les choses ont évidemment évolué. La conception est devenue un acte volontaire et réfléchi. Les enfants ne viennent plus de l'Église, mais de l'hôpital ; ils ne viennent plus du mariage, mais des parents. Dans cette mesure même, l'amour entre les parents n'est plus « contingent » ; il est devenu « nécessaire[16] ». D'où la nécessité d'une représentation individuelle de l'attachement et de l'amour, la nécessité de *faire parler en soi* l'attachement et l'amour. Et la nécessité de psychologues pour traiter du sujet.

1. Ce texte est paru dans le n°28 de *Spirale*, 2003, p. 31-48.

2. D. de Rougemont, 1939, *L'amour et l'Occident*, Paris, Plon (éd. définitive, 1972).

3. M.D. Ainsworth, « Attachments beyond infancy », *American psychologist*, n° 4, 1989, p. 709-716.

4. J. Bowlby, *Attachement et perte : I L'attachement ; II Séparation, angoisse et colère ; III La perte, tristesse et séparation*, Paris, Puf, 1978.

5. E.J.A. Cunningham et T.R. Birkhead, « Sex roles and sexual selection », *Animal behaviour*, n° 56, 1998, p. 1311-1321.

6. D.P. Barash et J.E. Lipton, *The Myth of Monogamy: Fidelity and Infidelity in Animals and People*, W H Freeman & Co, 2001.

7. C.S. Carter, « Neuroendocrine perspectives on social attachment and love », *Psychoneuroendocrinology*, n° 23(8), 1998, p. 779-818.

8. M. Heinrichs, T. Baumgartner, C. Kirschbaum, U. Ehlert, « Social support and oxytocin interact to suppress cortisol and subjective responses to psychosocial stress », *Biological Psychiatry*, 2003, sous presse.

9. N.M. Kaplan, « The adrenal glands », dans J.E. Griffin, S.R. Ojeda (sous la direction de), *Textbook of Endocrine Physiology*, Oxford University Press, New York, 1988.

10. S.E. Taylor, L.C. Klein, B.P. Lewis, T.L. Gruenewald, R.A.R. Gurung, J.A. Updegraff, « Biobehavioral responses to stress in females: tend-and-befriend, not fight-or-flight », *Psychological Review*, vol. 107, 2000, (3), p. 411-429.

11. M. Ridley, *Génome. Autobiographie de l'espèce humaine en 23 chapitres*, Paris, Robert Laffont, 2001.

12. A. Nygren, *Éros et Agapè : la notion chrétienne de l'amour et ses transformations*, Paris, Aubier (3 tomes), 1930, éd. française 1962. D. de Rougemont, 1939, *L'amour et l'Occident*, *op. cit.*

13. U. Eco, *Baudolino* (traduction de J.-N. Schifano), Paris, Grasset, 2002, p. 82.

14. S. Freud, *Trois essais sur la théorie sexuelle* (1905), Paris, Gallimard, 1987, p. 149.

15. Stendhal (1820), *De l'amour*, Paris, Garnier-Flammarion, 1965, p. 34.

16. É. Badinter, *L'amour en plus*, Paris, Flammarion, 1980.

Supplément à l'enseignement de Serge Lebovici, ou comment un nourrisson reconnaît un psychanalyste[1]

Michel Soulé
professeur honoraire de psychiatrie de l'enfant à l'université René Descartes Paris 5, membre titulaire de la Société psychanalytique de Paris, est décédé le 30 janvier 2012 à Paris

Michel Soulé

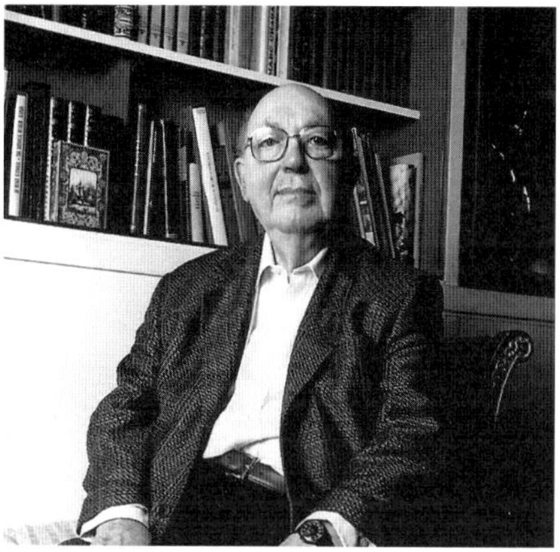

Le bébé Cadum est maintenant dépassé ; il a disparu des réclames murales qui nous accueillaient à l'arrivée dans les gares, au détour de rues, avec son sourire idéalisé et un peu figé. (Bébé Cadum aurait 97 ans s'il n'était mort il y a quelques années).

En revanche, le bébé est une vedette des colloques, il fait partie du show-business scientifique : c'est une star de la vidéo.

Il y a trente ans, grâce à l'amicale pression de Serge Lebovici, le premier article signé Kreisler, Fain et Soulé, sur les troubles fonctionnels du nourrisson, paraissait dans *Psychiatrie de l'enfant* (1967). C'était un premier coup de tonnerre dans le ciel serein de la perception du bébé décrit par les psychanalystes. L'*infans vulgaris* apparaissait alors avec ses diarrhées, ses régurgitations, ses coliques, ses vomissements et toutes ses manifestations fonctionnelles. Il s'opposait, avec ses incongruités, au nourrisson élégant reconstruit par le psychanalyste d'adulte qui le limitait à quelques stéréotypies (absorption, défécation) et le situait dans une grande pauvreté d'expression et une fermeture au monde environnant.

Le box de la consultation thérapeutique, ou la cabine des Marx Brothers

On peut penser que la consultation thérapeutique vidéoscopée est simpliste et n'engage que le bébé, sa mère et le psychanalyste. J'ai toujours été frappé au contraire par l'exiguïté des locaux due aux contingences techniques (le champ vidéo est réduit) et, en revanche, par tout le monde qu'il faut faire tenir dans cet espace.

On peut, en effet, dénombrer les personnages présents au moins dans l'imaginaire des protagonistes. Casting : le bébé, la mère, son père, son psychiatre-psychanalyste, un assistant, un ou deux stagiaires d'élite, bien entendu tous ceux qui sont dans le contre-champ: technicien, manipulateur de vidéo, l'étudiant dans la cabine de la régie-vidéo, si l'on ne tient compte que de ceux qui ont ici une présence physique, et même si une glace sans tain est censée les soustraire aux regards.

Pour la présence dans l'imaginaire on peut citer dans un système régrédient : les futurs étudiants pour qui est fait l'enregistrement, tous les techniciens de la recherche qui reverront inlassablement les documents et, dans l'esprit de chacun de ces protagonistes déjà très encombrants, tous les souvenirs qu'ils ont de leurs propres enfants réels quand ils étaient bébés, et leurs bébés imaginaires.

On a montré avec pertinence la situation transgénérationnelle d'un bébé, et l'on doit donc situer dans cette cabine surpeuplée les parents et les grands-parents de chacun, qui jouent un rôle de surmoi mais aussi de parents idéaux du Roman familial (idéal du Moi).

Ainsi, le psychiatre-psychanalyste est dans la situation du champion d'échecs qui joue plusieurs parties qu'il doit maîtriser dans le même temps.

Les limites de la vraisemblanc

L'enregistrement vidéo semble proposer au spectateur un exercice de caméra-vérité, mais dans les faits, il restreint et il oriente. Nos moyens techniques sont encore limités, quelles que soient les subventions accordées au matériel. Le champ est restreint, on ne peut pas se permettre des mouvements de caméra et des balayages plurifocaux, et surtout, le technicien fait des choix. En tout cas, la projection ultérieure est bien entendu sélective et l'on souhaiterait bien souvent voir ce qui se passe à côté de ce qui est montré.

Les séquences sont filmées à partir de situations proposées qui sont très réductrices (aujourd'hui nous en avons trouvé peu et nous sommes, de ce fait, très répétitifs).

Il en est ainsi du *portage*, c'est-à-dire la tenue de l'enfant par sa mère. Devant la caméra, ce portage est pratiqué dans des conditions inhabituelles et peu naturelles. Pas de fauteuil, mais une chaise assez droite où la mère ne peut, par décence (sauf si elle porte un pantalon), ni écarter, ni croiser haut une jambe, comme il est habituel et commode de le faire. L'enfant est tenu mal assis à une heure qui est la nôtre mais pas la sienne ; la mère doit regarder son enfant et s'arranger pour qu'il la regarde, sinon

Comment un nourrisson reconnaît-il un psychanalyste dans la consultation thérapeutique ?

on risque de mal interpréter leurs échanges ; elle doit regarder le psychanalyste, regarder – mais sans affectation – l'objectif et surveiller en même temps à droite et à gauche, sans pour autant paraître trop inquiète.

Cela nous rapproche de la manière dont a été représentée, pendant des siècles, la scène de l'Enfant Jésus tenu par sa mère la Vierge. Certains d'entre nous, les plus engagés dans la notion de portage, ont toujours envie, au musée, d'aller replacer correctement l'Enfant Jésus pour qu'il se trouve mieux assis. C'est oublier que la Vierge de la Renaissance sur son retable est en situation de vidéoscopie.

On doit réfléchir au fait que nous n'avons pas utilisé jusqu'à présent la situation de portage la plus naturelle : *l'allaitement au sein*. Bien entendu, proposer à une mère d'allaiter son bébé devant la caméra est pour l'instant, et pour certains d'entre nous, passible d'une accusation d'exhibitionnisme, de voyeurisme, etc. Pourtant, la situation d'allaitement maternel au sein offre à l'observation scientifique les quatre plans de l'interaction : biologique, éthologique ou naturelle et fantasmatique. Elle est tout particulièrement naturelle pour les femmes et elle se prête à l'observation vidéoscopiée.

Et c'est bien de cela que nous parlons : « Le nourrisson, sa mère et son psychanalyste[2]. »

Ce n'est pas, en tout cas, *grâce à ses interprétations*, et de toute façon, les toutes premières interprétations viennent de sa propre mère. Ainsi, la berceuse chantée par elle agit grâce à plusieurs mécanismes :

– le balancement qui implique une légère masturbation sensorielle des cils vibratiles de l'oreille interne par les otolithes (toute bonne nourrice sait endormir un très jeune enfant par une des diverses formules de la masturbation légère) ;

– par une interprétation explicite : « Maman est en haut qui fait du gâteau [référence orale], Papa est en bas qui fait du chocolat [référence anale] » – « Fais dodo Colas mon p'tit frère », nous séparons le couple parental : « Tu peux dormir, ce n'est pas aujourd'hui qu'ils fabriqueront un petit frère. »

Ce n'est pas davantage par la vue. Généralement, le professeur-psychanalyste n'est pas clairement défini, il est à quelques mètres du bébé, et si le nourrisson perçoit quelque chose, c'est que sa mère semble le voir, alors que lui (rappelez-vous la boule rouge du test de Brazelton) ne voit guère au-delà de trente centimètres.

Ce personnage est de toute façon presque immobile, il ne tripote pas sa mère, comme son père le fait ; il ne le tripote pas, lui, comme son pédiatre s'y autorise ; en revanche, il semble avoir une relation privilégiée, œil à œil avec sa mère, ce qui lui vaut des modifications brusques de posture. En revanche, ce professeur-psychiatre-psychanalyste sent intensément un certain after-shave ; cette odeur brouille les odeurs multiples qui viennent de sa mère, celle des selles qu'il vient de lâcher dans un moment d'élation, et celle du vomi de son bavoir – qui perdure et caille depuis le matin.

Le psychiatre-psychanalyste pourrait être défini comme : l'étrangeté bien tempérée.

La perception éthologique et sensorielle du psychanalyste par le nourrisson doit être prévalente. De plus, les interventions du psychanalyste, par exemple quand il se lève et vient le recaler dans le giron de sa mère, lui apportent une marée submergente d'excitations. Le « professeur-psychiatre-psychanalyste » lui propose ses objets comme jeux nouveaux : ceux-ci lui paraissent intéressants, stimulants, mais bizarres, parce que tout à fait inconnus dans son intersecteur natal.

Toutes ces raisons nous permettent de proposer la notion selon laquelle le psychiatre-psychanalyste pourrait être défini comme : *l'étrangeté bien tempérée*.

B. Cramer propose que, finalement, le bébé « sent » le psychanalyste avant que de l'investir : il est envahi par la sensorialité et celle-ci lui apparaît comme signalant l'étranger. (Il faut aussi tenir compte des réactions secondaires à l'odeur de l'after-shave, que la mère exerce sur son bébé.)

On peut décrire aisément maintenant *la situation historique* dans laquelle se trouve le bébé : assis sur les genoux de sa mère, plongé dans le marécage de ses éliminations, il entrevoit dans le lointain le « professeur-psychiatre-psychanalyste », perçoit sa forme et ses interactions (interactions vives, œil à œil avec sa mère, et intelligence avec son père, cuir chevelu au stade du miroir, compréhension profonde révélant une longue expérience).

On voit alors ce bébé, émergeant d'une Afrique d'immaturité relationnelle, montrant devant lui quelqu'un, à l'aide d'un pointage accentué du doigt vers le professeur-psychiatre-psychanalyste, et on l'entend balbutier : « *Professeur Lebobigny, I presume !* »

Effet de zoom et contre-transfe

L'effet de zoom (changement de champ, zoom, etc.), qui permet de privilégier la réaction d'un des partenaires, traduit bien souvent un passage à l'acte contre-transférentiel des opérateurs impliqués et, plus particulièrement, du cameraman. Plus tard, lorsqu'on projette le document devant des étudiants qui ne reçoivent que les informations qui ont été sélectionnées, on peut remarquer leurs réactions dues à des affects contre-transférentiels qui surenchérissent ceux qui ont réalisé ce document.

Une situation fréquente est la mise « sur le devant de la scène », exagérée et grossie, de réactions de la mère « étalées » sur l'écran.

Une étude est déjà commencée de la vidéoscopie du vécu contre-transférentiel du professeur-psychanalyste pris entre plusieurs feux : la relation interactive avec les parents et le bébé, la relation avec toute l'équipe de vidéo, les étudiants présents mais aussi ceux des années scolaires suivantes. Le professeur psychanalyste est donc très peu protégé ; il peut se défendre par différents procédés, notamment par des interventions plus nombreuses et plus directes qu'il ne faudrait.

La consultation thérapeutique avec un bébé exige du psychiatre-psychanalyste qu'il accepte en lui-même des régressions multiples, profondes, afin qu'il puisse s'identifier au bébé. Il lui faut supporter les affects dus au fait qu'il devient le bébé de la mère. Cette régression est plus angoissante que les autres parce qu'il sait qu'il est filmé par la caméra et scruté par un auditoire. Ses moyens défensifs ou ses gestes de réassurance narcissique les plus fréquents sont :

– les tics et les mouvements du corps (changement de jambes, main dans les cheveux, modification de la posture) ;
– une verbalisation compulsive ;
– une interprétation hâtive et percutante de l'interaction fantasmatique jusqu'alors inconsciente pour la mère.

On risque ainsi de réaliser un « cathétérisme » de l'inconscient qui, parfois, devient aussi préjudiciable que l'interprétation des comportements en analyse.

1. Ce texte est paru dans le n° 17 de *Spirale*, 2001, p. 143-148.
2. S. Lebovici, *Le nourrisson, sa mère et le psychanalyste*, Paris, Le Centurion, 1983, 2e éd., 1985.

Être, c'est apprendre
Les chemins de l'apprentissage[1]

Anna Tardos
psychologue, directrice de la pouponnière de Lóczy, jusqu'à sa fermeture en avril 2011

pikler-loczy2@online.hu

Myriam David
(1917-2004), pédopsychiatre

En relisant ce texte[2], que j'ai eu le plaisir et l'honneur d'écrire avec Myriam David… il y a dix-huit ans, il m'a paru encore d'une étonnante actualité.

Il ne traite pas de tous les aspects, fort riches, du processus d'apprentissage du bébé et du petit enfant. Beaucoup de résultats de nouvelles recherches[3] ont été publiés depuis, notamment sur la « pédagogie naturelle » par laquelle l'adulte intervient directement dans les apprentissages du bébé. Dans ces travaux, il est concrètement décrit comment l'adulte peut apporter des connaissances, des savoirs, des explications à un bébé, comme sont détaillés les comportements d'intérêt et d'attente que l'enfant manifeste à l'égard de l'adulte… Ces recherches, ainsi que d'autres, montrent les inépuisables variétés de chemins que prennent les bébés pour apprendre.

Cependant, les données apportées dans notre article, encore peu connues et rarement présentées, mettent en évidence, d'une part, la valeur particulière de l'apprentissage pendant l'activité autonome du bébé et les possibilités qu'elle lui ouvre et, d'autre part, la spécificité apportée à ce processus par le dialogue – qui se développe entre enfant et adulte, pendant les temps de « soins » – tel qu'il est proposé par la pédagogie piklérienne.

Dans un article précédent[4], nous avons montré quelles étaient les capacités du bébé à être actif par lui-même dès le début de sa vie, l'intérêt qu'il y prend, comment l'évolution de ses activités se fait dans une succession sensiblement identique pour tous les enfants, mais à des rythmes très variables individuellement.

La lenteur ou la rapidité du rythme n'a pas d'influence sur la qualité des acquisitions – chaque rythme adopté par l'enfant est au service d'une bonne intégration et, à ce titre, il paraît important de le respecter. Ceci concerne aussi bien les activités manuelles que les activités corporelles : postures et grands mouvements.

Nous avons constaté aussi que l'enfant peut faire toutes ces acquisitions par lui-même et qu'il n'est pas nécessaire de les lui enseigner ou de l'y aider. Lui donner les possibilités de s'y exercer par lui-même, sans intervention de l'adulte, lui permet de passer par toutes les étapes intermédiaires, à travers des « petits pas » qui assurent justement la bonne intégration des acquisitions.

Anna Tardos

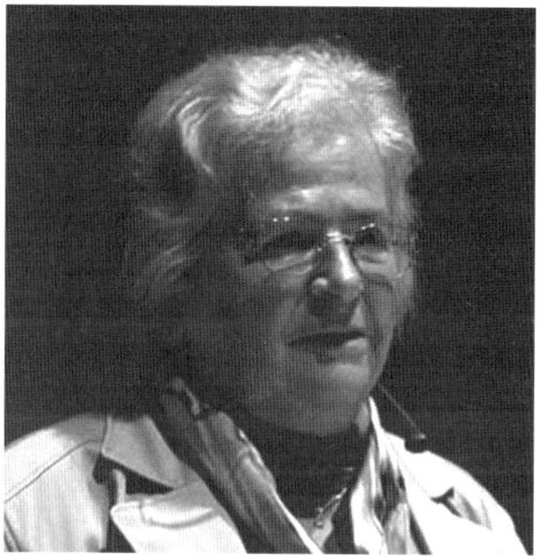

Myriam David

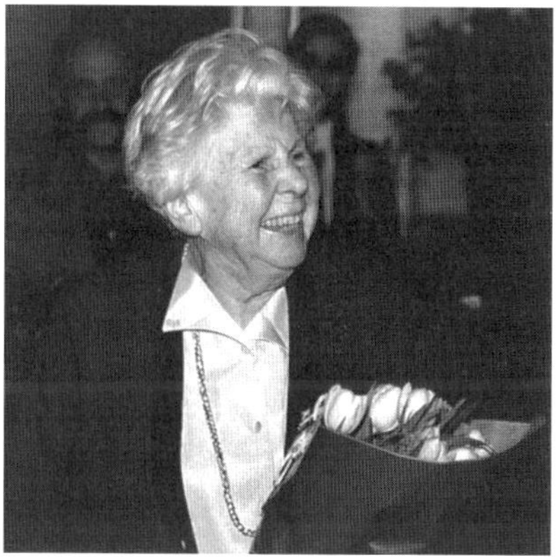

Nous avons insisté sur la valeur de cette activité dans tout le processus du développement, et en particulier sur toutes les étapes intermédiaires qui servent de fondation, qui préparent et assurent l'étape suivante. La découverte de ces étapes et de leur succession éclaire la nature des processus des premiers apprentissages dont la valeur ne tient pas seulement aux compétences nouvelles dont ils dotent l'enfant, mais plus encore en ce qu'ils sont en eux-mêmes un support et un instrument au service de l'affermissement du soi et de la confiance en soi.

Ce sont ces processus d'apprentissage qui sont analysés dans les pages qui suivent : quels sont les chemins utilisés par le nourrisson et comment s'organise-t-il pour parvenir à ses fins ? Bien sûr, il existe de multiples domaines d'apprentissage autres que ceux relatifs à l'activité indépendante. En particulier, il faut mentionner le vaste ensemble des champs dans lesquels l'enfant apprend de sa mère et de ses proches, ne peut s'en passer, et pour lesquels ces « adultes significatifs » jouent un rôle fondamental : la vie émotionnelle, la communication, la différenciation de soi et de l'autre...

Dans cette contribution, nous extrairons un aspect concernant l'apprentissage des activités relatives aux soins corporels : alimentation, habillement, entre autres, dans l'exercice desquels il passe forcément par l'adulte qui y joue ce processus un rôle direct et primordial.

Comparer les similitudes et différences de ces processus dans les situations d'activité indépendante et d'activités interactives permettra d'approfondir notre compréhension des lois de l'apprentissage.

L'organisation de la vie quotidienne des enfants à Lóczy[5]

Tout en attachant une grande importance à l'activité libre du bébé, Emmi Pikler a toujours été convaincue de la nécessité pour le bébé et l'enfant de bénéficier et d'être assurés d'une relation affective privilégiée, riche, significative, permanente et stable, avec un adulte qui prend soin d'eux. À défaut de cette relation, le bébé ne peut pas bénéficier de la situation de jeu libre. Elle a insisté sur la nécessité impérative, pour l'enfant élevé en institution comme pour sa nurse, que cette relation soit soutenue et animée par un intérêt vivant de la nurse pour toutes les manifestations émanant de l'enfant, pour toutes les petites acquisitions quotidiennes de développement, ainsi que par le souci de respecter les initiatives du bébé, assurant ainsi la fonction de *holding*.

Face aux obstacles et difficultés liés à l'absence de parents et à la vie en groupe, de grands efforts sont constamment déployés à Lóczy pour faire exister une telle relation entre la nurse et l'enfant. Entre autres, il faut signaler la mise en place d'observations écrites quotidiennes par les nurses ; celles-ci sont indispensables pour soutenir l'intérêt continu, quotidien, à l'égard de l'enfant, de sa santé, de son contentement et de la progression de son développement. Un temps est réservé régulièrement à cette activité et, pour ce faire, les nurses ont à leur disposition un important répertoire de questions auxquelles elles tentent de répondre. Ces observations quotidiennes sont complétées par une synthèse mensuelle.

À Lóczy, les principaux temps d'interactions directes et d'échanges entre l'enfant et la nurse ont lieu à l'occasion des soins : alimentation, bain, changes, habillement, etc. Les temps de jeux libres se déroulent en dehors de ceux des soins, lorsque l'enfant est pleinement éveillé et actif. Lorsque le bébé montre des signes de fatigue, il est mis dans son lit.

Pendant les temps de jeux libres, le bébé dispose d'un espace, adapté à ses besoins de sécurité et d'exploration, et d'objets variés (formes, taille, couleur, valeur symbolique…), soigneusement choisis et renouvelés en fonction de son âge et de ses intérêts propres. Dans cet espace, il peut se mouvoir et agir entièrement librement en fonction de ses intérêts et de son désir, sans que l'adulte intervienne pour le stimuler ou lui propose d'autres activités que celles qu'il choisit lui-même.

Néanmoins, l'enfant n'y est jamais seul, sa nurse est à proximité, il existe entre eux une relation à petite distance, avec, par moments, des interactions visuelles ou des échanges de paroles ou sons. Ainsi, quand nous parlons d'« activité indépendante » de l'enfant, cela signifie simplement que l'adulte prend une certaine distance et lui laisse un espace de vie qui lui est propre.

Les chemins de l'apprentissage au cours de l'activité indépendante

Pour le bébé, le simple fait d'être, et de se situer dans un processus rapide et continu de développement, le met dans une position d'apprentissage permanent : « Être, c'est apprendre. »

Tous les domaines de la vie sont une source d'apprentissage, et innombrables en sont les objets : son corps, ses mouvements, les objets, les personnes, l'environnement proche comme lointain, sa capacité d'agir, d'influencer, de dialoguer avec tous les éléments de cet entourage…

Les observations conduites dans le cadre des recherches sur les acquisitions ont permis de constater les caractères particuliers des procédés utilisés par le bébé pour organiser ses processus d'apprentissage, les principales modalités qu'il met en œuvre et le rôle de l'adulte au cours de ces apprentissages.

Caractéristiques des processus d'autoapprentissage

Continuité du processus d'apprentissage

Il est habituel de parler des acquisitions de l'enfant lorsqu'elles sont là, pleinement visibles, sans prêter attention à tout ce qui est mis en œuvre dans l'intervalle qui sépare la première acquisition de la suivante. Une caractéristique essentielle de l'autoapprentissage du bébé échappe alors à notre attention, à savoir son caractère continuel. En effet, il ne s'arrête pas lorsqu'une étape s'achève, mais se poursuit sans discontinuer de façon permanente, alors qu'à nos yeux elle paraît accomplie. Car dès que celle-ci survient, elle devient aussitôt le point de départ d'une nouvelle route à suivre et à découvrir.

Ainsi en est-il lorsque le bébé réussit pour la première fois à se tourner du dos sur le côté : d'une part, c'est là le résultat des expériences préparatoires au cours desquelles il a appris à progressivement décoller les épaules en s'appuyant sur les talons. De même le voit-on utiliser, dans ses recherches, des mouvements de la tête sur le côté, puis en arrière… ; d'autre part, dès qu'il se trouve dans cette nouvelle position il cherche aussitôt comment s'y maintenir sans perdre l'équilibre, et comment il peut s'y mouvoir de plus en plus librement, afin d'atteindre, de prendre, de manipuler des objets avec la main. De cette façon, il se prépare déjà à se tourner sur le ventre.

Autre exemple, quand l'enfant parvient à s'asseoir par lui-même, c'est-à-dire quand il prend appui sur ses deux fesses – grand moment pour le bébé et ses parents –, c'est là le fruit d'un long cheminement au cours duquel il utilise plusieurs voies, elles-mêmes introduites par des positions intermédiaires (voir ci-dessous[6]).

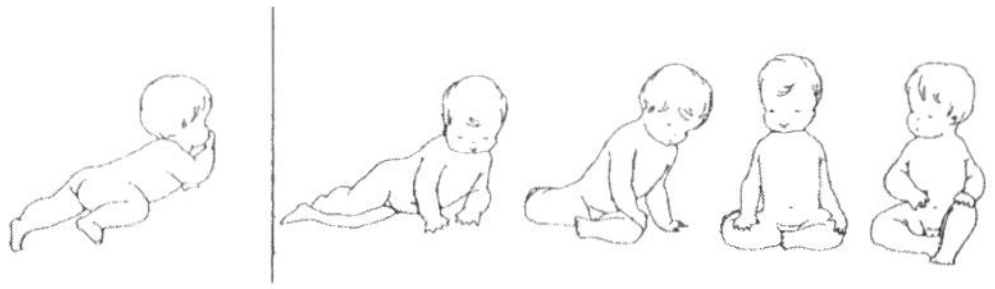

Ces voies préparent un nouvel équilibre qui consiste à élever la tête, la porter au moyen du maintien à la verticale de la colonne vertébrale et à faire porter le poids sur les ischions.

Lorsque l'enfant a la possibilité de parcourir ce chemin, il est assuré, dès le début, d'une ferme tenue bien droite de son dos en position assise (voir photo ci-dessous).

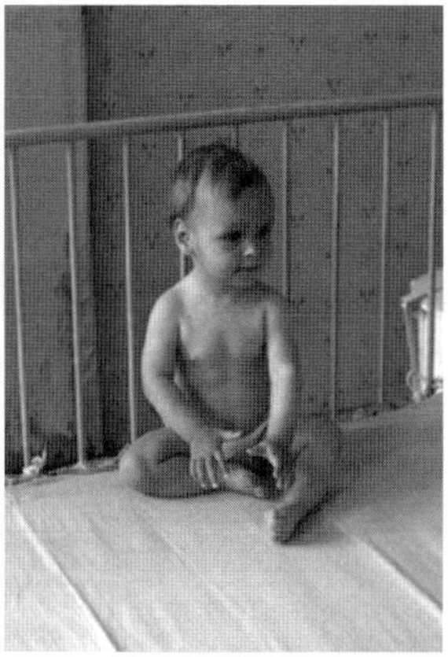

Néanmoins, dès que cette position est obtenue, il lui reste encore beaucoup à apprendre pour maintenir cette posture, la perfectionner, en découvrir et en utiliser toutes les variétés (voir ci-dessous[7]).

SCHÉMA XII / S'assied, se tient assis.

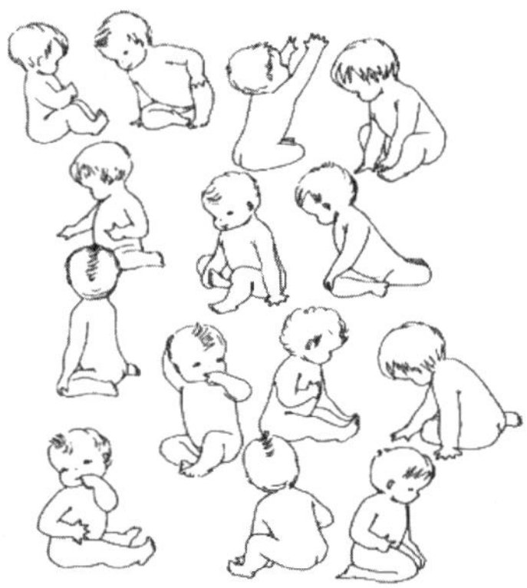

Fig. 25. — Positions assises variées.

Le même principe de continuité s'applique à la manipulation : ainsi, quand l'enfant prend pour la première fois un tissu qui se trouve à sa portée, c'est le résultat de plusieurs apprentissages (voir ci-dessous), entre autres[8] :

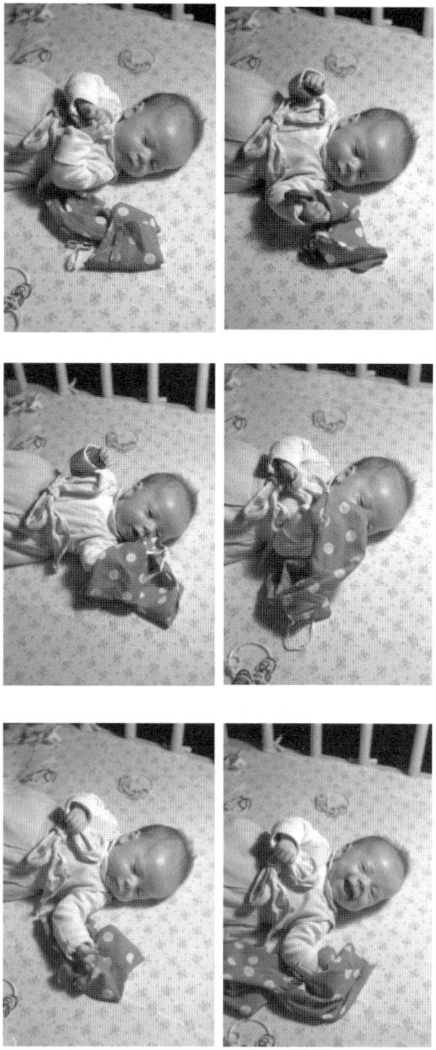

- pouvoir le regarder en contrôlant le mouvement des mains, orienter sa main vers l'objet aperçu en dépit des mouvements parasites qui s'y opposent, ouvrir les doigts en le touchant. Ce mouvement, à son tour, est aussitôt suivi de la mise en route de nouvelles acquisitions ;
- comment tenir, ne pas lâcher, puis lâcher sur sa propre commande, pouvoir répéter ces gestes avec moins d'efforts, plus d'économie ;
- puis, tenant l'objet dans les mains, commencer à varier les mouvements de bras : éloigner, rapprocher, déplacer latéralement, passer d'une main à l'autre, etc.

Ainsi, pendant plusieurs mois, il continue à découvrir de nouvelles possibilités. Par exemple, en perfectionnant ces premiers jeux avec le tissu, il prépare ses mains à rencontrer des objets durs, de plus en plus difficiles à prendre et à tenir.

Plus tard, mettre un objet dans un autre est une étape importante, non seulement du point de vue des aptitudes manuelles mais aussi à l'égard du développement mental : découvrir les notions de creux, de contenant/contenu, et en jouant à inlassablement introduire et sortir, découvrir et expérimenter, vérifier le dedans, le dehors.
Cette acquisition, comme toutes les autres, est préparée par une longue route semée de petites découvertes :
- avoir deux objets dans les mains et les regarder l'un après l'autre ;
- porter le regard à la fois sur deux objets, les faire entrer en relation l'un avec l'autre (toucher, taper l'un avec l'autre) ;
- mettre un objet sur l'autre…
Tout cela est nécessaire avant de découvrir la possibilité et l'intérêt de mettre « dans ». À son tour, cette récente découverte initie de nouveaux apprentissages :
- découvrir la différence de taille ;
- apprendre à mesurer et apprécier les tailles, comprendre que « ce qui va dedans » doit être plus petit ;
- expérimenter : verser, renverser, garder, jouer à garder dedans, tout en versant légèrement…

Au début, ces formes et proportions sont expérimentées avec et par les mains, puis appréciées et mesurées du regard.

Il ne s'agit là que de quelques exemples, parmi beaucoup d'autres, à partir desquels on peut dégager la loi suivante : *toutes les acquisitions sont préparées par cette succession de petits progrès qui découlent les uns des autres et sont en continuité les uns avec les autres.*

Cette connaissance des petits ajustements « préparatoires » et de « perfectionnement » peut être d'une grande utilité pour évaluer le développement, mais aussi des pertes ou des lacunes. Si l'on s'appuie exclusivement sur les acquis, et non sur les processus, on peut facilement sous-évaluer l'enfant en pensant qu'il ne se développe pas, ou à l'inverse se rassurer à tort. Il est au contraire indispensable, pour faire cette évaluation, d'avoir à sa disposition des arguments concrets et objectifs, permettant de différencier la répétition de mouvements sans ajustement de celle qui s'accompagne de petits changements.

Chevauchement des acquisitions

Une autre caractéristique du processus d'apprentissage est le chevauchement des acquisitions. Le bébé n'attend pas qu'une acquisition soit parachevée pour entreprendre la suivante, sans que pour autant soit introduite une discontinuité dans l'apprentissage de l'une ou de l'autre : si le mouvement qui permet le passage d'une petite étape à l'autre est toujours respecté, le chevauchement, loin de l'entraver, favorise la continuité, parce que la satisfaction de perfectionner et d'intégrer une acquisition permet au bébé de se donner le temps d'avancer doucement quant au nouvel acquis en cours. Il est ainsi intéressant pour le bébé de poursuivre une acquisition dont il a la maîtrise pendant qu'il est aux prises avec un nouvel apprentissage.

C'est ainsi, par exemple, que bien souvent les bébés continuent à utiliser le quatre pattes pour atteindre commodément leur but, alors qu'ils sont déjà capables de faire quelques pas debout en se tenant.

Plusieurs semaines, ou même plusieurs mois se passent entre le moment où le nourrisson se met à quatre pattes et celui où il ose se déplacer ainsi ; puis, deux mois (en moyenne)

Tableau 1 - Temps dont l'enfant a besoin entre le moment où il découvre pour la première fois une posture et celui où il s'y trouve tout à fait à l'aise et l'utilise couramment pour jouer

	Posture : sur le ventre		*Posture : assis*	
	Semaines	Semaines (valeurs extrêmes)	Semaines (moyenne)	Semaines (valeurs extrêmes)
Groupe A 10 bébés	6,8	3-12	4,8	1-14
Groupe B 20 bébés	9,6	3-17	6,8	2-15
Groupe C 10 bébés	13,7	2-25	9,4	2-25

Groupe A : Début de la marche libre avant le 13e mois
Groupe B : Début de la marche libre entre le 13e et le 18e mois
Groupe C : Début de la marche libre après 18 mois

se passent encore avant qu'il ne se déplace régulièrement de cette façon, plutôt que de ramper. L'examen de quarante enfants a montré que plus de la moitié d'entre eux (21) se sont mis debout dans la période où ils étaient seulement en train d'apprendre à marcher à quatre pattes – ils n'utilisaient le marcher à quatre pattes qu'occasionnellement. Cinq d'entre eux ont même essayé pour la première fois de marcher à quatre pattes seulement après avoir appris à se mettre debout.

Modalités des processus d'apprentissage

Deux remarques :

– Pour le bébé, *l'exercice de l'activité est en soi une source d'intérêt passionnant et durable, qui le pousse à faire des efforts considérables*, sans qu'il ait connaissance ou conscience du point auquel cela va le mener. Il ne cherche pas à atteindre un but ; il agit pour le plaisir d'agir et d'exercer le mouvement avec une amélioration de sa maîtrise et en introduisant des variations. De cette façon, il est entraîné vers une situation qu'il n'a ni anticipée ni recherchée… Il découvre cette nouveauté, s'y intéresse ; à la faveur de la répétition il peut anticiper les résultats de son action et découvre sa capacité à provoquer lui-même cette expérience, s'exerçant alors encore et encore à obtenir ce résultat, à perfectionner sa maîtrise pour atteindre son but. Cet intérêt persiste longtemps, jusqu'au moment où il devient un moyen au service d'une autre activité.

– Un autre trait est *l'intérêt tenace et les efforts soutenus du bébé pour chaque nouvelle expérience qu'il retrouve*, répète à divers moments de la journée et les jours suivants. En général, il paraît sérieux et extraordinairement concentré. On observe souvent un certain étonnement lorsqu'il fait une nouvelle découverte, puis des manifestations de joie et de jubilation lorsqu'il réussit à la reproduire.

Il arrive aussi que, en dépit des efforts réitérés, il ait de la peine à atteindre son objectif, son effort étant alors chargé de tension, parfois à la limite de la frustration. Mais, dans l'ensemble, sa tolérance à cette frustration est grande, il étonne par sa patience et par sa ténacité, et on observe que lorsqu'il en a assez, il s'arrête de lui-même et se repose. On peut alors avoir l'impression qu'il a abandonné la partie et qu'il oublie, mais en réalité il y reviendra un peu plus tard.

Dans un autre travail sur l'attention du bébé[9], nous avons observé que ces arrêts sont constants. Ils ont leur utilité, permettant à l'enfant de se reposer, de ressourcer son énergie et de recommencer. On comprend ainsi que l'arrêt ne correspond pas à une perte d'intérêt mais donne au contraire les moyens de le poursuivre.

Parfois, à l'occasion d'une telle pause, on le voit s'intéresser de façon transitoire à une tâche immédiatement accessible et moins difficile. Cette souplesse est un mode de régulation de l'énergie nécessaire aux efforts, et d'ailleurs, ces derniers sont tels qu'ils transmettent parfois à l'adulte une impression douloureuse. Mais si on se contente d'observer, on s'aperçoit que cet effort n'entraîne habituellement pas de manifestations de douleur, d'inquiétude ou de détresse parce que dans ces moments-là, il est capable de mettre en œuvre par lui-même ces mécanismes de régulation.

Le rôle de l'adulte dans ces apprentissages

Il est fréquent de constater que devant l'intensité des efforts de l'enfant, l'adulte qui en est témoin est tenté d'intervenir pour faciliter la tâche de l'enfant, lui montrer comment faire ou faire à sa place. Il interrompt alors le processus d'autorégulation par l'enfant de ses apprentissages.

Sans doute sur le moment l'enfant est-il intéressé, captivé par cette intervention dont l'adulte et lui tirent un plaisir mutuel. Néanmoins, il y a des risques non négligeables si ces interventions deviennent objet d'interaction dominante. Son intérêt spontané si vif pour l'effort et l'expérimentation peut céder complètement le pas au plaisir de la présence. Dans les cas extrêmes il y perd une importante source de satisfaction, son plaisir à expérimenter, sa confiance en lui-même, son sentiment de compétence, et donc sa sécurité dans les situations où il est indépendant. C'est ainsi qu'à terme, il peut être coupé de la valeur, la richesse, l'intérêt d'un espace à lui.

Certes, l'adulte a un rôle important dans ces apprentissages, mais sur un autre mode que celui de l'intervention directe.

Tout d'abord, rappelons que le bébé ne peut profiter de cet espace à lui que s'il jouit par ailleurs de la richesse et de la continuité de liens affectifs de base. Nous savons qu'en leur absence l'enfant laissé à lui-même ne s'intéresse pas, est inactif, déprimé.

Le rôle positif de l'adulte dans ce domaine particulier consiste avant tout à reconnaître les moments où l'enfant est en état de jouer, à organiser et à alimenter cet espace en fonction de sa connaissance des intérêts en évolution du bébé. Ceci implique une connaissance intime de ce bébé et une connaissance des lois du développement des activités (dont il a été question précédemment). Bien entendu, l'adulte fait de cette façon un « don » de valeur à l'enfant qui, en profitant de ce moment, comme nous le voyons, avec tant de plaisir, ne le vit pas le moins du monde comme un abandon.

Créer un espace intéressant constitue, pour le bébé et la mère, un mode essentiel d'interaction indirecte et à distance, dont l'un et l'autre tirent plaisir et bénéfice mutuels.

Les chemins de l'apprentissage au cours des activités interactives

Comment l'enfant profite-t-il des situations au cours desquelles il se trouve avec l'adulte, et en particulier lorsque celui-ci s'occupe de lui et qu'ils sont ensemble ?

Être ensemble est en général un moment privilégié pour le bébé comme pour l'adulte. Pour le premier, la situation est particulière en ce qu'elle lui procure cette expérience humaine essentielle « d'échanges ». Certes, ceux-ci peuvent beaucoup varier en intensité, en nature, en degré d'accordage, avec beaucoup, peu ou pas de considération l'un pour l'autre... Mais quelle qu'en soit la qualité, être ensemble pose la question de l'échange, et cet échange est une source importante d'apprentissages.

Il y a de multiples occasions d'être ensemble : simplement côte à côte, dans les bras, pour jouer, pour faire faire ou pour montrer à l'enfant quelque chose qu'il ne sait pas encore faire seul, et également lors des soins (alimentation, toilette, bain, change, habillage...) au cours desquels l'adulte est engagé dans une action qui se porte sur le corps de l'enfant.

À Lóczy, cette dernière situation est considérée comme une expérience fondamentale, essentielle dans la vie de l'enfant. C'est pourquoi elle est aménagée de façon à ce que, dans chaque cas, le bébé n'y soit pas manipulé passivement, y prenne une part active et que le soin soit une source d'échanges entre lui et sa nurse.

Principales caractéristiques des soins à Lóczy[10]

Conscients de la valeur inestimable pour le bébé de pouvoir exercer librement et pleinement son activité spontanée, ayant vu et éprouvé la force de son intérêt et l'intensité de sa satisfaction ainsi que les conséquences heureuses sur la mise en route de son développement, l'équipe de Lóczy a souhaité tout mettre en œuvre au cours des soins pour traiter le bébé en partenaire actif, à qui on donne toutes ses chances d'exercer là encore l'ensemble de ses possibilités.

Dans un premier temps, nous décrirons succinctement la façon dont ce souci de l'enfant oriente l'attitude de l'adulte au cours des soins, et comment les bébés y réagissent en généralement à Lóczy. C'est dans cette situation que sont poursuivies les observations et les recherches dont les résultats sont analysés plus loin. Avant d'examiner les processus d'apprentissage proprement dits, nous présenterons les caractéristiques principales des soins tels qu'ils sont donnés dans notre institut et l'état habituel des enfants qui en bénéficient.

L'adulte au cours des soins

Insistons d'emblée sur la nécessité que la nurse s'engage dans une réelle rencontre avec l'enfant à l'occasion et au cours de ce soin. Pour réaliser cet objectif nous avons pris conscience de l'importance pour les nurses de trouver les moyens concrets et précis de mettre en œuvre un certain nombre de principes directeurs :
– s'assurer que le bébé se montre à l'aise, en sécurité, détendu et confortable. À cette fin, être attentif à la façon de le tenir, de soutenir son corps par des gestes doux, une main sensible, tenir compte de sa sensibilité à l'approche, au contact et aux manipulations de l'adulte ;
– accorder le rythme des soins au rythme de l'enfant, lui donner le temps et l'aider à prévoir et percevoir ce qu'on fait avec et pour lui, par exemple en lui montrant les objets, en lui parlant, ou en lui racontant une histoire... ;

– lui laisser son espace, qu'il puisse se mouvoir, s'intéresser aux divers éléments de sa situation (environnement, adulte, son propre corps, l'action de l'adulte, le savon ou le verre). Et en retour être attentif à son intérêt spontané, à son initiative, l'y accompagner, sans pour autant négliger la tâche à accomplir dont il est intéressant pour lui de prendre conscience ;
– repérer et encourager la capacité de l'enfant à faire par lui-même ce qu'il a envie de faire et qu'il est capable, au moins en partie, d'accomplir. Par exemple, lorsqu'il tend le bras vers l'adulte qui est en train de l'habiller, lui laisser sa part d'initiative et l'inviter, sans insister, à participer, en lui laissant la liberté de répondre ou non.

L'enfant au cours des soins[11]

De grandes différences individuelles existent, mais on relève quelques invariants :
– les enfants sont à l'aise et contents ; les nouveau-nés se laissent faire, ne sont pas crispés ; les bébés sourient, gazouillent, sont gais ;
– les enfants sont animés d'une activité corporelle continue : les tout-petits bougent les mains, les pieds ; les plus grands bougent également mais en changeant fréquemment de posture. Cette activité libre du bébé pendant les soins n'est pas moindre que dans l'activité indépendante ;

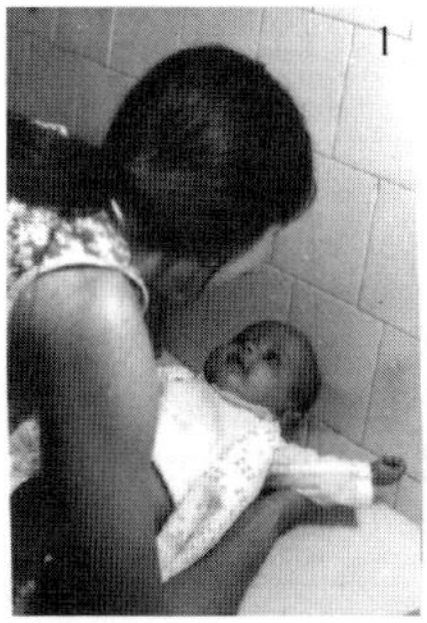

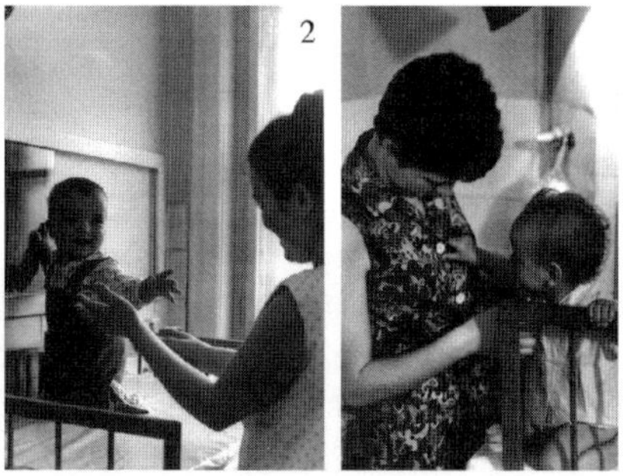

– les enfants sont vigilants, intéressés, ils expriment leur intérêt en regardant, écoutant, gesticulant, touchant, parfois en émettant des sons. Leur intérêt se porte successivement de l'environnement (robinet, savon, un autre enfant qui fait du bruit, un adulte qui passe) à leur propre corps (regardent, touchent leurs mains, leurs pieds…), aux soins (regardant les objets de soins, cherchant à les saisir, suivant du regard l'action de l'adulte…) et à l'adulte qui prend soin d'eux ;
– l'intérêt de l'enfant pour conquérir la maîtrise des objets de soins, dès qu'il le peut, puis ses tentatives pour faire seul ;
– bien que l'attention de l'enfant soit partagée entre ces divers pôles d'intérêt, l'adulte occupe une position centrale. On voit que l'enfant est en dialogue avec lui par le regard, les réponses gestuelles et corporelles, les sons ; non seulement l'enfant répond à l'adulte de cette façon mais il le sollicite activement, l'appelle, cherche à jouer… On le voit également coopérer avec l'adulte vers qui, par exemple, il tend son bras ou sa jambe quand on l'habille ;

– au cours des soins, on observe aussi des moments de pause, de détente, de rêverie ;
– enfin, quels que soient l'adaptation mutuelle et le souci de l'adulte de faire du soin une expérience heureuse, le bébé manifeste parfois son mécontentement, sa peine, ou son impatience. Par exemple au cours du bain, quitter l'eau peut provoquer un chagrin de l'ordre de la déception ; ou encore à la fin du soin, lorsque l'enfant est fatigué et agacé. Sans pouvoir supprimer ces incidents, les nurses vont chercher à les réduire le plus possible, parce qu'il est essentiel de faire de ce moment de partage à travers le soin une expérience nourrissante dont l'enfant puisse s'emparer pleinement.

L'apprentissage au cours des soins

Les soins sont un temps important de la vie de l'enfant, d'abord parce qu'il ressent et découvre le bienfait d'être soigné et de sentir ses besoins reconnus et satisfaits. C'est aussi un domaine où il a le plaisir d'apprendre progressivement à faire par lui-même. Surtout, les soins sont un des moments importants de l'apprentissage des relations humaines. Quelle que soit la façon dont ils sont prodigués, l'enfant y fait l'expérience fondamentale des échanges émotionnels avec une personne qui est d'autant plus importante pour lui qu'elle s'occupe intimement de son corps. Ce que montre bien l'étude de l'apprentissage des objets au cours des soins : à cette occasion, l'adulte utilise des objets ayant une fonction déterminée et précise (le savon pour nettoyer, la cuillère pour manger, la grenouillère pour protéger contre le froid). Au début l'adulte a l'entière maîtrise de ces objets jusqu'au moment où l'enfant aura appris à les utiliser par lui-même.

Nous avons souhaité savoir comment l'enfant bénéficie de la présence de l'adulte pour faire ces acquisitions. Deux points retiennent l'attention : d'une part la continuité de leur réalisation, et d'autre part, les échanges auxquels elles donnent lieu.

La continuité des acquisitions

Dans tous les cas et à propos de tous les objets de soins, on retrouve les mêmes caractéristiques dans la progression de l'enfant au cours des soins que dans les activités indépendantes :
– cette progression est continue ;
– elle se réalise pas à pas, par de légères modifications qui rapprochent du but ;
– il ne semble pas que l'enfant s'engage délibérément dans ce chemin, que néanmoins il entreprend, poursuit et accomplit ;
– longue est la durée entre le moment où l'enfant ébauche un apprentissage et celui où il est acquis et devient un instrument d'usage qui ne pose plus question ;
– enfin, les enfants passent par les mêmes étapes : s'intéresser, regarder, toucher, participer à l'action, faire par soi-même tout ou partie de l'action.

Suivons Angela dans sa progression, telle que nous permet de l'observer une série de photos prises à intervalles réguliers :

À 3 mois, sa nurse lui met doucement son verre dans la bouche, et Angela tient, de sa main droite légèrement entrouverte, le pouce de sa nurse. Quelques jours plus tard, on voit la main d'Angela reposer en partie sur le pouce de la nurse tandis que ses autres doigts touchent le verre ; lorsque la nurse cesse de la faire boire et tient le verre non loin du visage, Angela, tout en maintenant sa main à demi ouverte sur le verre, le regarde attentivement (photos 4, 5 et 6).

Tout au long, la nurse a la tête penchée vers l'enfant dans une attitude de grande attention. *À 4 mois*, la nurse tient le verre par en dessous, laissant ainsi posées dessus les deux mains d'Angela qui ne le tient pas encore ; les mains de celle-ci sont maintenant indépendantes de celles de la nurse. Angela suit avec ses mains le mouvement que la nurse imprime au verre pour boire tout le contenu (photo 7).

À 6 mois, elle tient le verre de ses deux mains, la nurse, encore très proche, accompagne ce mouvement en soutenant à peine le verre (photo 8).

Dans les mois qui suivent, les mouvements d'Angela sont de plus en plus sûrs et la main de la nurse s'éloigne du verre. *À 10 mois*, Angela prend le verre que lui offre sa nurse avec ses deux mains, elle boit toute seule, sa nurse la regarde, sa main gauche repose tranquillement sur la jambe de l'enfant, sa main droite entrouverte prête à intervenir si nécessaire (photos 9, 10).

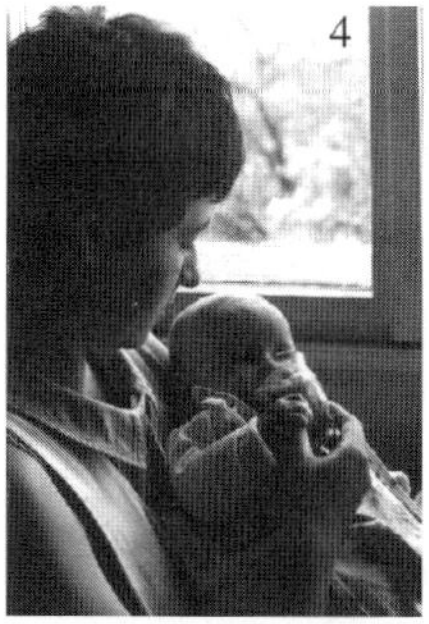

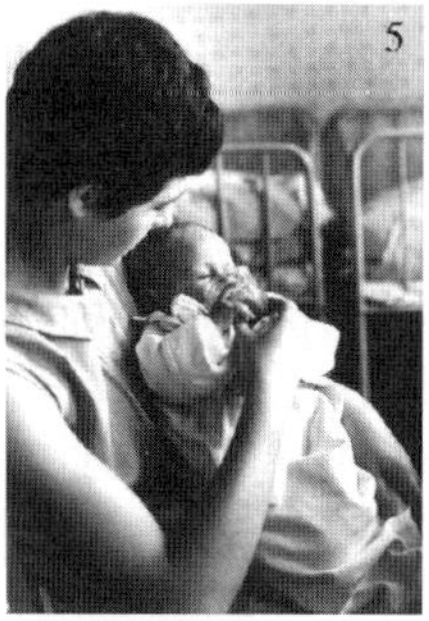

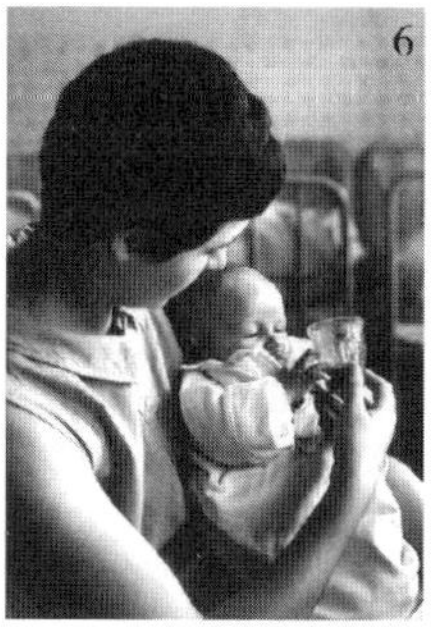

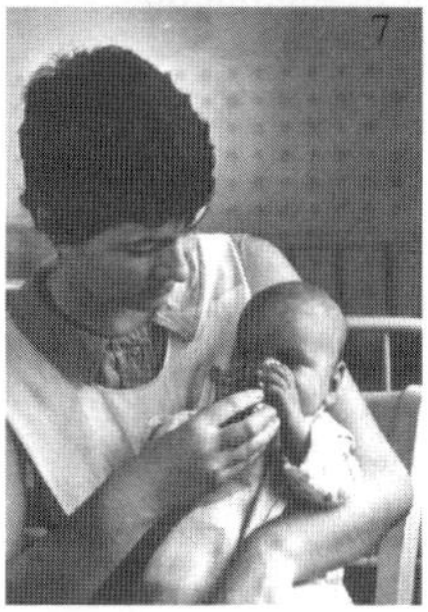

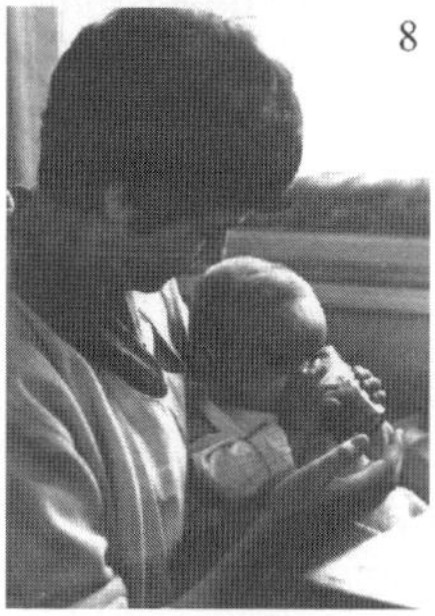

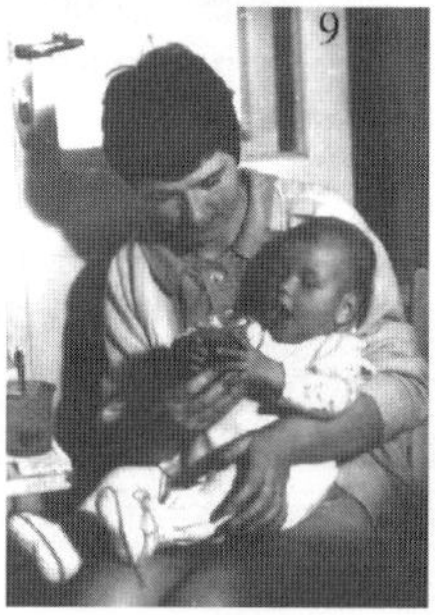

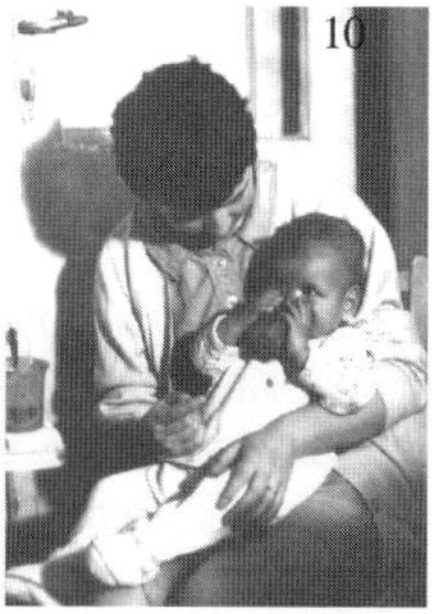

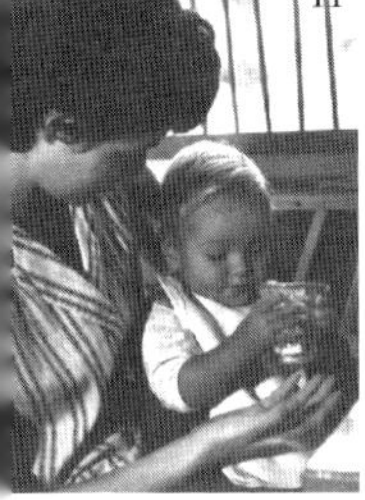
11

À 14 mois, après avoir bu, Angela donne son verre à la nurse en le posant dans sa main qui est prête à le recevoir. Tout au long de l'observation, Angela est sur les genoux de sa nurse (photo 11).

À 19 mois, Angela est à table, elle montre de l'index à sa nurse qu'il faut lui verser du lait dans son verre ; elle accompagne de sa main posée sur la bouteille l'action de sa nurse, puis boit à deux mains toute seule (photos 12, 13, 14).

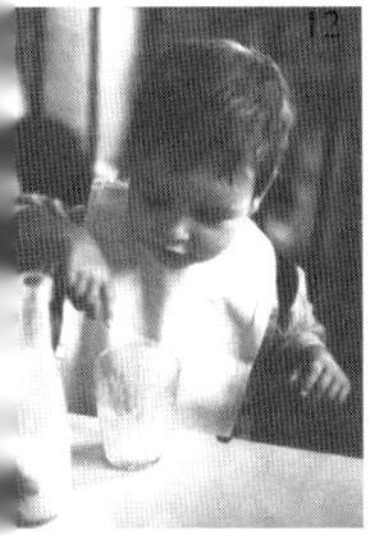
12

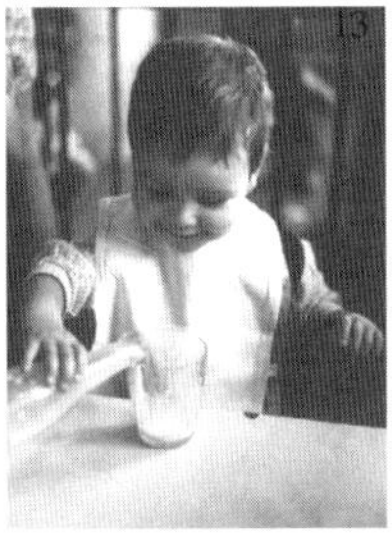
13

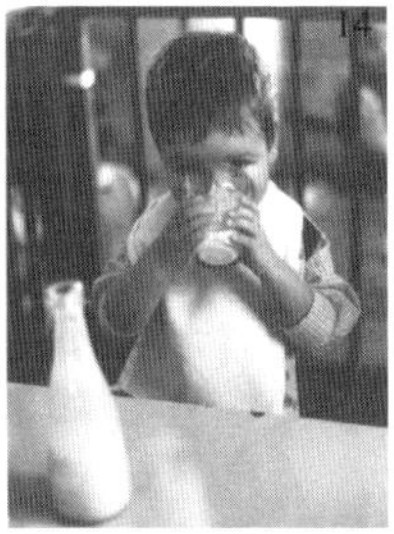
14

Cette observation montre bien que, tout comme on l'a observé avec l'activité indépendante, la situation de soins est pour l'enfant un moment de vie source d'apprentissages passionnants, auxquels il prend une part active tout au long du soin. Elle illustre bien aussi l'évolution à « petits pas » de l'enfant accompagné de l'adulte qui « offre » la situation à l'enfant, achève ce que celui-ci n'est pas en mesure de faire, se retire lui aussi à « petits pas » dès que l'enfant manifeste une nouvelle capacité à faire un peu plus.

Sur ce chemin, adulte et enfant s'accompagnent ainsi l'un et l'autre de bout en bout.

Rôle fondamental des échanges

Il est évident que dans la description de la progression d'un enfant vers la maîtrise d'une activité de soin, on ne peut se dispenser de mentionner l'attitude correspondante de l'adulte. Celui-ci guide la situation avec un objectif précis et, bien qu'il respecte l'activité spontanée de l'enfant et utilise ses gestes, il entraîne l'enfant vers la réalisation de ce but, alors que dans le jeu indépendant, c'est l'enfant qui poursuit son propre but.

Dans le jeu, l'enfant se heurte aux limites venant des objets inanimés ; ici, les limites viennent de l'adulte. Dans le jeu libre l'enfant peut utiliser, explorer l'objet de toutes les façons qu'il le souhaite ; dans les soins, sa liberté de toucher, prendre..., est limitée par l'utilisation qu'il doit faire de l'objet qu'il partage avec l'adulte, mais dans un but précis pris au sérieux.

Pendant toute la durée de l'apprentissage, l'action de l'enfant est étroitement liée à celle de l'adulte et vice versa ; ceci est vrai pour toutes les sortes de soins. L'exemple précédant montre bien comment la coopération est fondée sur une volonté de l'adulte de s'ajuster au rythme, aux ébauches de mouvements et d'accomplissements du bébé, de s'arrêter et d'attendre, si nécessaire de compléter ou de corriger, de façon à amener l'enfant jusqu'au plein accomplissement de l'action entreprise ensemble. Il s'agit bien là d'un ajustement mutuel, car l'enfant offre lui aussi son intérêt, ses tentatives en réponse aux propositions de l'adulte, tandis que l'adulte ajuste ses propositions à ce que l'enfant montre de l'ébauche de ses capacités.

Lorsque l'adulte s'apprête à entreprendre une action, il commence par le signaler à l'enfant (par exemple, lui laisse le temps de voir le verre) : cela prépare l'enfant à recevoir le soin, et cela l'incite à y participer en ébauchant une première réponse. Lorsque l'adulte marque un arrêt, il laisse la place à l'enfant comme en attente d'une réponse. Puis lorsque l'adulte laisse l'enfant continuer une action commencée, il lui indique que son activité a été perçue et appréciée. Il fait sentir à l'enfant qu'il a fait quelque chose d'important, qui a un sens (probablement légèrement différent pour chacun d'eux), mais qui leur donne à tous deux satisfaction (photos 15 et 16).

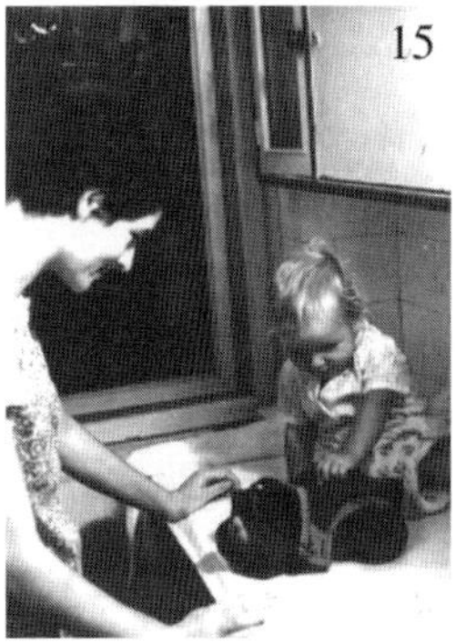

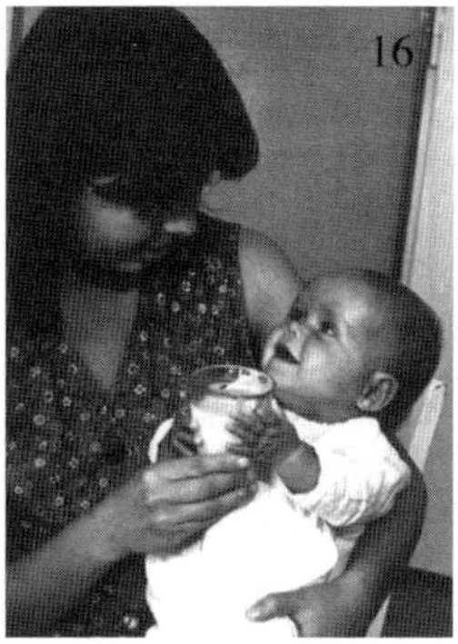

Il protège également l'enfant contre l'insuccès de ce qu'il n'est pas encore capable de faire aujourd'hui, mais qu'il sera prêt à faire par lui-même un peu plus tard. Au travers de ces petites adaptations mutuelles, l'adulte transmet donc au bébé des messages essentiels.

Ce faisant, l'adulte offre à l'enfant l'expérience d'une relation dans laquelle il l'appelle à s'engager comme un partenaire actif. L'enfant ressent puis découvre que, par ses réponses, il touche ou atteint l'adulte. La continuité de ce type d'échanges au travers du soin aiguise la capacité de l'enfant à enrichir ses modes subtils d'expression, et à découvrir et sentir qu'il y a échange et communication (photos 1 et 2).

L'adulte, de son côté, enrichit sa connaissance et sa compréhension de l'enfant à travers l'observation de chacune de ses manifestations. Par exemple, les gestes de l'enfant qui complètent, continuent les mouvements de l'adulte signifient à ce dernier que l'enfant est attentif, participant, qu'il accepte l'adulte et son activité. L'activité interrompue par l'enfant peut indiquer le désir de se reposer un peu, ou encore de terminer l'action, tandis que l'absence de ces réponses gestuelles induit plusieurs hypothèses : le refus de l'adulte ou la fatigue, l'inattention de l'enfant, ou encore son refus de participer à l'action parce qu'il n'en a pas envie ou besoin (par exemple, boire ou manger).

Il apparaît donc clairement que les soins sont le cadre privilégié pour les premières expériences de relations humaines. À cet égard, la façon dont l'adulte le traite à cette occasion est certainement déterminante dans la manière dont il se le représente et dont il se vit lui-même. Dans le cas présent, à travers le type d'échanges que nous venons de décrire, l'enfant vit une expérience au cours de laquelle il y a des échanges d'intérêt, de plaisir, de satisfaction, et des échanges de subtiles accommodations mutuelles qui mettent en valeur ses capacités et non ses limites.

Les limites existent, mais dans le cas présent, elles sont à peine ressenties par l'enfant dans la mesure où il est gratifié par la permission d'exercer ses capacités quand elles sont orientées vers le but déterminé. Et, dans cette situation, le souci de la nurse pour que tout se passe bien, c'est-à-dire que l'expérience soit profitable et agréable pour l'enfant, est l'objectif de soin atteint, elle utilise son observation et sa connaissance de l'enfant pour éviter que celui-ci n'investisse cet objet à d'autres fins, mettant en échec la fonction du soin.

n conclusion : ature et caractéristiques es situations d'apprentissage

Les recherches menées sur les acquisitions et capacités précoces des enfants ont indiqué d'emblée que, *plus importants encore pour l'enfant que les acquisitions elles-mêmes, sont les processus au travers desquels il les accomplit*, en y prenant une part active, achevant ainsi de lui-même un travail quasi continuel, poussé probablement dans cette voie par sa vitalité, son immaturité à la naissance et la rapidité du développement.

Les observations réalisées sur le bébé dans les situations où il est indépendant et dans celles où il est avec l'adulte, nous ont beaucoup appris sur la nature et les caractéristiques des processus d'apprentissage. Chacune des deux situations a son importance ; on retrouve dans l'une et l'autre les mêmes processus d'apprentissage ; on s'aperçoit aussi que chacune a sa spécificité. Par ailleurs, elles sont étroitement liées entre elles et s'alimentent l'une l'autre.

> *Si j'enseigne, c'est pour apprendre.* »
> Youssef Chahine

Dans les situations où le bébé est indépendant

On le voit faire par son corps, dans son corps, des découvertes fondamentales : il découvre, sent, voit, prend connaissance des parties de lui-même d'abord, des liens entre ces parties, puis de tout ce qu'il est. Ainsi s'élabore le sens du « je », du « moi » corporel qui s'instaure peu à peu, puis prend fortement racine.

Il teste encore et encore, découvre peu à peu, sent, ressent ses capacités, ses limites. Il vit intensément le « je peux » et le « je ne peux pas », choisissant et dosant à travers les petits pas accomplis de jour en jour des tâches qu'il s'efforce de reproduire et qu'il finit par maîtriser.

À travers ce processus d'apprentissage, s'intéressant, se piquant au jeu, désireux de connaître, d'expérimenter, il découvre la finalité et la satisfaction profonde de s'intéresser.

Simultanément, les expériences répétées de réussites et de limites entretiennent son goût de l'activité, de la recherche, de l'exploration, de l'aventure, et le dotent d'une sécurité intérieure pour poursuivre, sans qu'il vive les difficultés comme un échec mais plutôt comme un désir intense de continuer.

Cet apprentissage « continu » nourrit son sentiment de sécurité et contribue au ressenti de sa « continuité d'existence ».

Tout cela, le bébé le bâtit dans son corps, acquérant profondément, avant que de pouvoir le dire ou même le penser, ces sentiments du « je suis », « je peux », « je ne peux pas », ou encore la sensation profonde d'intégrité, de totalité, de potentialité de son être. C'est là une modalité spécifique de cette intelligence préverbale qui, au même degré que le langage préverbal, est au service de l'intégration de toutes les acquisitions, y compris le « sens de soi ».

Enfin, se découvrant lui-même dans son « je suis », « je peux », « je ne peux pas », il distingue ce qui est lui, ce qui lui appartient en propre du monde des objets manipulables, perdus et retrouvés inchangés de l'environnement, faisant ainsi l'expérience concrète du « soi » et du « non-soi ».

Dans la situation de soins

La situation de soins offre à l'enfant l'expérience d'au moins trois catégories d'apprentissages qui se déroulent simultanément, sont intimement liés, inséparables et interdépendants :
– la reconnaissance de la satisfaction des besoins apportés par le soin ;
– l'accomplissement et la maîtrise progressive de l'activité de soin ;
– enfin, et c'est un aspect essentiel et fondateur, les échanges émotionnels qui, au cours des soins, accompagnent les mouvements d'adaptation mutuelle que nous avons longuement décrits.

Au cours des soins, l'intimité corporelle qui s'instaure entre le bébé et la personne qui le soigne éveille des échanges émotionnels puissants, lesquels constituent une sorte de sève qui alimente la vitalité de l'enfant, c'est-à-dire son désir impulsif, naturel d'appréhender l'expérience indistincte dans laquelle il est plongé et qui, à la suite du soin, apporte le bien-être ; y est associée très vite la découverte du visage, de la main, puis de la personne qui prodigue le soin.

Il en est ainsi de cette toute petite fille qui, pendant tout le début du soin, est absorbée par l'intérêt qu'a suscité en elle la découverte de son poing, qu'elle serre frénétiquement, ainsi que la possibilité de se raidir pour le garder dans son champ de vision ; elle paraît absente au soin en dépit de l'attention soutenue manifestée par des paroles et des regards de l'adulte, jusqu'au moment où le passage sur son poing d'un coton humide éveille un intérêt nouveau sur cette « main rafraîchie et caressée » qui se détend, s'entrouvre, en même temps qu'un furtif coup d'œil amène à ses yeux le visage de la nurse.

Un autre coup d'œil sur la main, sur le visage, entraîne, quelques secondes plus tard, un long regard sur ce visage, avec une expression pénétrée bien différente de celle qu'elle avait en regardant son poing.

Ce genre d'observation aide à saisir l'intime liaison entre l'intérêt pour un soin ou pour le corps et la découverte de la personne, lorsque, comme ici, le caractère gratifiant du soin suscite des affects dirigés sur la personne entrevue : pour cette enfant, sont associés étroitement l'intérêt pour la main, la détente apportée par le soin et l'apparition du visage humain qui la regarde, lui sourit, lui parle…

Ces trois domaines d'apprentissage simultanés sont tous trois fortement investis ; ils se développent, chacun pour leur compte, mais au cours du soin dans ce mouvement associatif qui les unit.

L'intérêt et la maîtrise progressive de l'activité de soins et des objets qui y sont attachés, on l'a vu, suivent le même cours de développement que l'activité indépendante ; mais dans le soin, le travail de maîtrise est imprégné par les affects issus des deux autres domaines.

N'est-on pas en droit de penser que, après les soins, lorsqu'il se trouve à exercer son activité dans son espace à petite distance de l'adulte et sans interagir avec lui, le bébé garde en lui, au moins un certain temps, ces aliments affectifs qu'il a incorporés pendant les soins, qu'il transporte avec lui et qui lui permettent de s'exercer si intensément, et cette fois sans limites, à toutes les activités de maîtrise qui renforcent son sentiment « d'être », « d'exister » par lui-même, sans perte ?

« Apprendre ?
Certainement, mais vivre d'abord,
et apprendre par la vie, dans la vie. »
John Dewey

Il nous semble que ces deux expériences consécutives sont en continuité et qu'elles s'alimentent l'une l'autre, établissant un solide trait d'union intégratif entre la sphère émotionnelle et la sphère cognitive. Il semble aussi que faire exister et cultiver à égalité ces deux espaces distincts et également nourrissants, contribue à la constitution de l'objet et du self, ainsi qu'à une harmonisation et un équilibre des rapports entre soi et l'autre.

Enfin, il y a là une expérience vécue qui le prépare à se distinguer de l'autre, donc à se séparer en sécurité. En effet, l'expérimentation de cet espace à lui l'autorise à se sentir et à se découvrir satisfait dans cette situation qui nourrit son besoin d'individuation, sans qu'il soit menacé par l'absence momentanée de l'adulte privilégié. Partant, la plénitude de ce temps lui apporte une sécurité qui lui permet de ne pas vivre la séparation comme une souffrance, ni comme un risque de perte.

1. Ce texte est paru dans le n°63 de *Spirale*, 2012, p. 94-112.

2. Merci à Miriam Rasse pour son initiative de publication de l'article et le « soin » qu'elle lui a accordé. Une partie a été publiée dans la revue *Spirale*, n° 5, 1997, rééd. dans les Dossiers *Spirale*, *Le bébé, ses parents et leurs soignants*, Toulouse, érès, 2008.

3. P. Fonagy, entre autres.

4. A. Tardos, M. David, « De la valeur de l'activité libre du bébé dans l'élaboration du self », *Devenir* 1991, 3, 4, p. 9-33.

5. Pouponnière fondée en 1946 par le docteur Emmi Pikler à Budapest (Hongrie). Voir G. Appell, M. David, *Lóczy ou le maternage insolite* (1973), Toulouse, érès, rééd. 2011. Cette présentation est tirée de l'article « De la valeur de l'activité libre dans l'élaboration du self », *op. cit.*

6. Dessins de Klara Pap, extraits de E. Pikler, *Se mouvoir en liberté dès le premier âge*, Paris,Puf, 1970.

7. *Ibid.*

8. Les photos présentées ici ont été prises à l'Institut Pikler par Marian Reismann.

9. Recherche sur les différents niveaux d'attention du bébé présentée dans le documentaire *De l'attention du bébé au cours des jeux* réalisé par Anna Tardos et Geneviève Appell (disponible à l'association Pikler Lóczy-France : www.pikler.fr).

10. M. David, G. Appell, « Lóczy ou le maternage insolite », *op. cit.*

11. Voir aussi à ce sujet le film *Attentif l'un à l'autre, le bébé et l'adulte au cours du bain*, réalisé par G. Appell et A. Tardos (disponible à l'association Pikler Lóczy-France : www.pikler.fr

12. Philosophe et pédagogue, John Dewey (1859-1952) est considéré comme le penseur le plus important de la première moitié du XXe siècle aux États-Unis. Comme introduction à son œuvre, on peut lire *L'école et l'enfant* (Fabert, 2004).

Des sens au sens
La place de la sensorialité dans le cours du développement[1]

Bernard Golse
professeur de psychiatrie de l'enfant et de l'adolescent,
université René Descartes-Paris 5
psychanalyste
chef de service à l'hôpital Necker-Enfants malades
président de l'association Pikler Lóczy-France

bernard.golse@aphp.fr

Bernard Golse

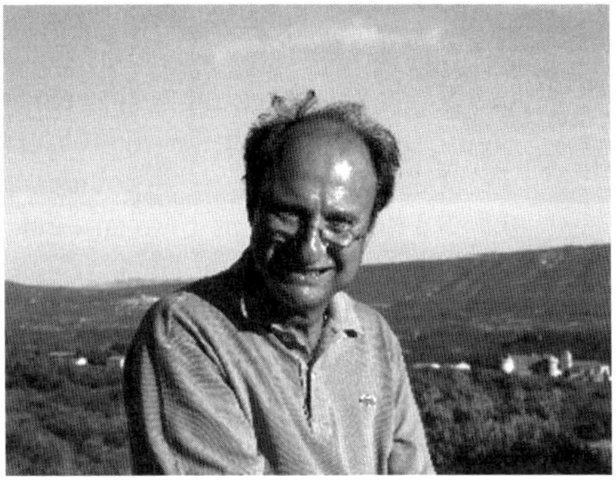

L'importance de la sensorialité dans le champ de la construction du sujet n'est plus à démontrer actuellement, et il y a même là un domaine de dialogue, enfin possible, entre la psychanalyse et les neurosciences.

En français, nous avons la chance de disposer du même signifiant pour les deux signifiés différents que sont les organes de la sensorialité (les sens) et la signification (le sens), ce qui montre à quel point l'accès au sens dépend fondamentalement de la sensitivité et de la sensorialité.

Dans son travail sur le « Moi-peau », D. Anzieu insistait beaucoup sur le fait que, selon lui, la réflexivité de la pensée s'enracinait dans la réflexivité de la sensorialité, et en particulier dans celle de la peau qui précède, probablement, toutes les autres : dès que l'on touche, on est touché par ce que l'on touche, et c'est seulement dans un temps second que ce couplage entre la position active (toucher) et la position passive (être touché) s'organisera au niveau des autres sensorialité (voir/se voir, entendre/s'entendre, sentir/se sentir, goûter/se goûter).

Des sens au sens, il y a donc tout un chemin qui ouvre sur la construction de la réflexivité psychique qui se trouve au cœur même des processus de subjectivation.

Dans le cadre de cette contribution[2], nous voudrions montrer à quel point les émotions et la polysensorialité du bébé se trouvent, désormais, en position centrale dans l'étude des interactions précoces dont le dialogue tonique, ou tonico-émotionnel, a, sans conteste, constitué l'un des précurseurs essentiels.

Avant « L'aube des sens » : une petite histoire des idées allant du concept de dialogue tonique à celui d'interactions

Les travaux actuels sur le développement précoce du bébé ont, certes, remis le corps et la sensorialité au tout devant de nos modélisations théorico-cliniques, mais c'est au fond le Moi-corps, le schéma corporel, l'image du corps et le Self – qui se trouvaient déjà au cœur de l'œuvre de J. de Ajuriaguera – qui nous servent encore de guide aujourd'hui et dont l'ancrage sensoriel ne fait évidemment aucun doute.

Du Moi-corps au Self via le concept d'image du corps

Selon S. Freud, le premier Moi est un Moi-corps, et il y a là, bel et bien, une idée force de la métapsychologie.

Le Moi-réalité dérive du Moi-corps, ce qui, bien évidemment, donne au principe de plaisir-déplaisir une place centrale au sein de la théorie psychanalytique, comme S. Freud l'a souligné lui-même dans divers textes fondamentaux.

Dans son article sur « La négation », S. Freud nous montre bien comment toute représentation mentale implique nécessairement une rencontre initiale avec un objet ayant d'abord été, en son temps, source de satisfactions, et il est clair que cette activité de représentation du Moi, qui s'enracine dans la présence de l'objet, ne correspond en réalité qu'à l'une des activités du Moi parmi bien d'autres.

Certaines de ces activités sont inconscientes, tels les mécanismes de défense du Moi quand le sujet n'en pas encore pris conscience, notamment par le biais de la cure ; d'autres sont préconscientes ou conscientes (perception, mémoire, agentivité des cognitivistes).

Ici, nous insisterons surtout sur la question du schéma corporel dont la constitution progressive, par le Moi-corps puis par le Moi-réalité, se situe à l'exacte interface du développement neurologique (maturation de la proprioception, en particulier, qui permet l'intégration de la perception des différentes parties du corps, de leurs mouvements et de leurs relations mutuelles), et des interactions qui, par le détour du travail psychique de l'adulte, permettent peu à peu à l'enfant d'acquérir une appréhension réflexive de son propre corps.

Mais le schéma corporel n'est pas encore l'image du corps, tant s'en faut ! Quelques étapes conceptuelles peuvent, en effet, être rappelées :

Dès 1958, H. Wallon souligne l'importance du mouvement et de la vue dans la prise de conscience du corps propre par l'enfant.

J. de Ajuriaguerra propose ensuite la définition suivante du schéma corporel : « Édifié sur les impressions tactiles, kinesthésiques, labyrinthiques et visuelles, le schéma corporel réalise dans une construction active constamment remaniée des données actuelles et du passé, la synthèse dynamique, qui fournit à nos actes, comme à nos perceptions, le cadre spatial de référence où ils prennent leur signification. »

« C'est un corps rendu présent au monde par la perception, c'est un corps de chair vécu, et non pas seulement imaginé ou représenté de façon symbolique ou conceptuelle » (Ajuriaguerra, 1974).

P. Schilder, lui, invente l'expression « Image du corps », en désignant par là une représentation à la fois consciente et inconsciente du corps. L'expression ne désigne pas seulement une connaissance physiologique, mais renvoie également au concept de libido et à la signification sociale du corps.

R. Zazzo met en avant la question de l'image spéculaire dans la question de la reconnaissance de Soi, prenant ainsi en compte le texte fondamental de J. Lacan sur le stade du miroir.

Quant à F. Dolto, elle mentionne une image inconsciente du corps. Il s'agit dans un premier temps d'une notion de personnalité, mais F. Dolto en fera un concept lacanien, et elle définira ensuite l'image inconsciente du corps comme l'incarnation symbolique inconsciente du sujet désirant.

Certes, cette recension est loin d'être exhaustive, mais on sent bien que ces différentes approches tentent d'aller au-delà du concept neurologique de schéma corporel, en cherchant à y intégrer le ressenti psychologique du sujet et, donc, la prise en compte d'une certaine dimension de réflexivité, déjà évoquée ci-dessus, et qui spécifie la question de l'image du corps par rapport à celle du schéma corporel.

La notion de Self nous fait franchir encore un pas de plus. Concept difficile, d'origine anglo-saxonne, nous le comprenons aujourd'hui comme l'intériorisation graduelle du sentiment de la continuité d'exister, à la fois physiquement et psychiquement.

Les émotions et la polysensorialité du bébé se trouvent, désormais, en position centrale dans l'étude des interactions précoces dont le dialogue tonique, ou tonico-émotionnel, a, sans conteste, constitué l'un des précurseurs essentiels.

Lié à la « capacité d'être seul » (Winnicott), ce sentiment de la continuité d'exister conjoint en fait, en un tout cohérent, l'image du corps propre et l'image de la psyché (du Moi, notamment), et il ne peut s'instaurer que dans le cadre des interactions précoces, le bébé s'auto-investissant de manière narcissique sur le mode de l'investissement dont il a été l'objet de la part des adultes qui prennent soin de lui.

Le Self apparaît donc comme le fruit d'une co-construction de la dyade ou de la triade, il ne correspond pas à une instance intrapsychique au sens propre du terme, et il a partie liée avec la notion de Soi qui renvoie, chez le sujet, à une sorte de conscience réflexive de son propre fonctionnement psychique et corporel, distinct de celui d'autrui.

Les liens préverbaux et l'écart intersubjectif (communication préverbale)

En même temps que se creuse l'écart intersubjectif et que s'instaure donc la différenciation extrapsychique, l'enfant et l'adulte qui en prend soin se doivent de tisser des liens préverbaux dont le fonctionnement harmonieux conditionne et prépare l'avènement du langage verbal qui, ultérieurement, revêtira toujours cette double fonction de constat et de dépassement de cet écart (Kristeva, Pontalis).

Parmi ces liens préverbaux, la psychologie du développement précoce et la psychiatrie du bébé (Alvarez, Golse) nous ont appris que figurent les liens d'attachement (Bowlby), l'accordage affectif (Stern), l'empathie, l'imitation, les identifications projectives normales (Bion), le fonctionnement du système des neurones-miroir, les figurations présymboliques dont nous reparlerons plus loin et, *last but not least*, le dialogue tonique, ou tonico-émotionnel, lui-même.

On voit donc que ce dialogue tonique est un élément aujourd'hui essentiel de l'étude de la communication préverbale et de ses troubles.

Le dialogue tonique comme précurseur des interactions naturelles

Avec le concept de « relation tonico-affective », développé ensuite par J. de Ajuriaguerra sous le terme de « dialogue tonique », H. Wallon – un petit peu trop oublié en France ! – doit être considéré comme le précurseur, en quelque sorte, des études sur les interactions précoces qui allaient se développer ultérieurement.

Le dialogue tonique est ainsi à ranger, aujourd'hui, dans le cadre des interactions comportementales (dites encore « naturelles » ou « éthologiques »), celles-ci faisant suite aux interactions biologiques (principalement fœto-maternelles), et précédant les interactions affectives (ou émotionnelles), les interactions fantasmatiques, et les interactions pré ou proto-symboliques enfin (Alvarez, Golse).

Il s'agit donc d'un concept central, véritable ancêtre épistémologique du concept d'interaction, et qui convoque le fonctionnement corporel et psychique des deux partenaires de l'interaction, ce qui s'avère, on le sent bien, résolument moderne.

La qualité de l'appui postérieur offert au bébé, en lien avec la qualité du *holding* par le regard, permet l'émergence de la verticalité psychique de l'enfant qui favorise, à l'évidence, l'efficacité du dialogue tonique.

Tout ceci n'a de sens que *via* les sens, c'est-à-dire *via* l'ensemble des perceptions sensitivo-sensorielles de l'enfant, en relation avec ses divers partenaires relationnels.

partir de « L'aube des sens » : a question de la polysensorialité ésormais au cœur de la genèse es représentations mentales

Extériorité de l'objet et polysensorialité

Entre le modèle d'une intersubjectivité secondaire acquise à partir d'une phase d'indifférenciation initiale absolue (Spitz, Mahler) et celui d'une intersubjectivité primaire d'emblée présente chez le nouveau-né (Stern, Trevarthen), une troisième voie existe, plus dialectique, et que nous défendrions volontiers.

Cette troisième voie consiste à penser que l'accès à l'intersubjectivité ne se joue pas en tout-ou-rien mais, au contraire, de manière dynamique, entre des moments d'intersubjectivité primaire effectivement possibles d'emblée, mais fugitifs, et de probables moments d'indifférenciation, tout le problème du bébé et de ses interactions avec son entourage étant, alors, de stabiliser progressivement ces tout premiers moments d'intersubjectivité, en leur faisant prendre le pas, de manière plus stable et plus continue, sur les temps d'indifférenciation primitive.

Il nous semble, par exemple, que la description des tétées par D. Meltzer comme un temps « d'attraction consensuelle maximum » évoque bien ce processus. Selon cet auteur, en effet, lors de la tétée, le bébé aurait transitoirement le ressenti que les différentes perceptions sensitivo-sensorielles issues de sa mère (son odeur, son image visuelle, le goût de son lait, sa chaleur, sa qualité tactile, son portage…) ne sont pas indépendantes les unes des autres, c'est-à-dire ne sont pas clivées ou « démantelées » selon les différentes lignes de sa sensorialité personnelle (celle du bébé), mais au contraire qu'elles sont « mantelées » temporairement, le temps de la tétée.

Dans ces conditions, le bébé aurait alors accès au vécu fugitif qu'il y a, bel et bien, une ébauche d'un autre à l'extérieur de lui, véritable préobjet qui signe déjà l'existence d'un temps d'intersubjectivité primaire, puisque c'est précisément la perception polysensorielle d'un objet qui nous permet de le vivre en extériorité, comme l'ont bien montré les travaux des cognitivistes (Streri).

Après la tétée, ce vécu de sensations mantelées s'estompe à nouveau, le démantèlement redevient prédominant, et de tétée en tétée, le bébé va ensuite travailler et retravailler cette oscillation entre mantèlement et démantèlement pour, finalement, réussir à faire prévaloir le mantèlement et, donc, la possibilité d'accès à une intersubjectivité désormais stabilisée.

Ainsi donc, si l'on définit l'intersubjectivité comme l'ensemble des processus permettant à l'enfant, plus ou moins progressivement selon les différentes théories, de ressentir, d'éprouver et d'intégrer profondément que lui et l'autre, cela fait deux, alors il n'y a pas d'intersubjectivité possible sans rassemblement des différentes perceptions émanant de l'objet, ce qui suppose une comodalisation de ces perceptions qui renvoie, en réalité, au concept meltzérien de mantèlement des sensations.

Dès lors, on peut faire l'hypothèse d'un équilibre nécessaire entre, d'une part, le couple dialectique mantèlement-démantèlement (mécanisme intersensoriel) et le phénomène de segmentation des sensations (mécanisme intrasensoriel), d'autre part, étant entendu qu'il n'y a pas de perception possible sans une mise en rythme des différents flux sensoriels.

> *Pour les bébés, penser, c'est d'abord agir et surtout interagir*

Ce travail de comodalisation perceptive ne peut se faire, en effet, que si les différents flux sensoriels s'avèrent mis en *rythmes compatibles*, et si ce travail de comodalisation s'effectue, comme on le pense aujourd'hui, au niveau du sillon temporal supérieur, alors s'ouvre une piste de travail passionnante, dans la mesure où cette zone cérébrale se trouve également être la zone de la reconnaissance du visage de l'autre (et des émotions qui l'animent), de l'analyse des mouvements de l'autre et de la perception de la qualité humaine de la voix.

La voix de la mère, le visage de la mère, le *holding* de la mère apparaissent désormais comme des facteurs fondamentaux de la facilitation de la comodalité perceptive du bébé – ou au contraire de son entrave – et donc de son accès à l'intersubjectivité. Ceci nous montre que les processus de subjectivation se jouent, fondamentalement, au niveau des interactions précoces, comme une coproduction de la mère et du bébé, coproduction qui doit tenir compte à la fois de l'équipement cérébral de l'enfant, de ses capacités sensorielles, et de la vie fantasmatique inconsciente de l'adulte qui rend performants, ou non, ces divers facilitateurs de la comodalité perceptive.

En se centrant sur les précurseurs corporels et interactifs de l'accès au langage verbal de l'enfant, notre programme de recherche « pile » (Programme international pour le langage de l'enfant) – développé de manière collaborative à Necker par Valérie Desjardins et par nous-même – nous sert désormais de paradigme expérimental susceptible d'explorer ces différentes pistes de travail (Golse).

Les figurations présymboliques

C'est toute la question de l'image motrice qui mériterait d'être envisagée ici, image motrice à propos de laquelle G. Haag nous a tant apporté depuis quelques années.

Pour les bébés, penser, c'est d'abord agir et surtout interagir et, dans cette perspective, c'est l'image motrice et sa fonction de « représentance » (Green) qui fondent la possible validité de l'observation directe des bébés (Bick).

Ce que nous observons ne correspond pas, en effet, à la manifestation périphérique et seulement corporelle d'une activité de pensée sous-jacente.

Ce que nous observons, c'est la pensée elle-même – en œuvre et en éprouvé – dans le comportement : penser, agir et ressentir, s'avérant, chez le bébé, absolument indissociables.

Il y a, là, un vrai débat parce que selon que l'on considère l'image motrice comme un simple reflet de la pensée ou, au contraire, comme la pensée en acte, c'est-à-dire comme un mode de pensée par elle-même, c'est alors toute la question de la légitimation de l'observation directe qui se trouve ainsi posée : dans le premier cas, l'observation directe ne donnerait en rien accès aux processus de pensée eux-mêmes ; dans le second cas, au contraire, l'observation directe serait bel et bien un moyen d'accès sans détour à la pensée en tant que telle.

L'enjeu conceptuel est de taille, étant entendu, cependant, que les partisans de l'observation directe ne sont bien évidemment pas aussi naïfs qu'on voudrait parfois le faire croire, et qu'ils ne prétendent en rien pouvoir assister en direct au refoulement originaire…

L'image motrice, en tant que mode de pensée primordial, pourrait donc fournir la base de la représentation d'action, et certains auteurs n'hésitent pas à considérer que toutes les représentations mentales sont, de fait, des représentations d'action (rappelons ici le joli concept de « représentactions » de J.-D. Vincent).

Ajoutons enfin que l'image motrice semble pouvoir prétendre être la source, à la fois, de la pensée chez le sujet, mais aussi d'une certaine forme de pensée chez l'autre, *via* l'empathie et les neurones-miroir (Jeannerod).

Un excellent exemple d'image motrice nous est donné par ce que G. Haag a décrit sous le terme de « boucles de retour[3] ».

À la suite de certains moments interactifs particulièrement harmonieux et intensément investis, elle observe, en effet, des mouvements caractéristiques des bras et des mains des bébés, en une sorte de mouvement circulaire antéro-postérieur, les mains se propulsant en haut et en avant, pour revenir ensuite vers soi selon une direction vers le bas et en arrière, et ceci chez les bébés de quelques mois qui, en accédant à l'intersubjectivité, découvrent en quelque sorte le circuit de la communication et qui le figurent, ainsi, dans ces mouvements des mains ayant alors valeur d'image motrice.

Tout se passe un peu, dit G. Haag, comme si ces bébés voulaient nous montrer ou nous « démontrer[4] » qu'ils ont ressenti qu'on peut envoyer à un autre, différent de soi, quelque chose de soi-même (un message, ou surtout une é-motion), et que ce matériel psychique ou proto-psychique va ensuite trouver chez l'autre un fond, un « point de rebonds » (corporel et psychique) à partir duquel il va pouvoir faire retour à l'émetteur sous une forme reconnue et transformée.

Ces mouvements des mains qui, peu ou prou, persistent tout au long de la vie chez tout un chacun (il est extrêmement difficile et artificiel de parler sans aucun mouvement des mains, sauf dans le cadre de certains procédés dramaturgiques), auraient ainsi valeur de récit, en ce sens qu'en parallèle du langage verbal instauré, ils continueraient, d'une certaine manière, à nous raconter, analogiquement, quelque chose de la naissance même de la communication.

Deux récits se côtoieraient ainsi, historiquement décalés : un récit analogique des origines et de la découverte de la communication, en doublure du récit digital, soit du récit verbal actuel.

Deux temps du récit et deux modes du récit qui nous renvoient peut-être à la question de « l'identité narrative » de l'être humain, si chère à P. Ricœur.

En tout état de cause, il nous semble que ces images motrices qui, incontestablement, ont valeur de figurations corporelles proto-symboliques, fonctionnent sans doute comme des « équations symboliques » (Segal) et non pas comme des symboles au sens mature du terme, dans la mesure où elles permettent à l'enfant une identité de perception, et non pas une identité de pensée (qui suppose la conscience de la différence ou de l'écart entre le symbolisé et le symbolisant).

Langage du corps et langage de l'acte

Dans le champ du langage, on considère que la communication analogique renvoie surtout à la communication infra ou préverbale, tandis que la communication digitale renvoie principalement à la communication verbale.

La communication analogique préverbale serait essentiellement supportée par l'hémisphère mineur (droit, chez les droitiers), tandis que la communication digitale verbale serait essentiellement supportée par l'hémisphère dominant (gauche, chez les droitiers). La première véhiculerait surtout des affects, des sentiments et des émotions, la seconde, surtout des informations, des concepts et des idées.

Le langage humain a ceci de particulier que la chaîne verbale (soit l'enchaînement segmentable des mots au sein des phrases) se trouve toujours étroitement associée à une dimension préverbale (soit les éléments dits « supra-segmentaires » et qui définissent ce que l'on appelle parfois la musique du langage, à savoir le timbre, l'intensité, le ton de la voix, le rythme, le débit, les scansions et les silences de la parole...).

Cette partie analogique du langage humain qui sous-tend le contexte émotionnel du message peut éventuellement être comprise comme la partie « non verbale » du « verbal ». Quoi qu'il en soit, c'est ce double aspect de la communication humaine qui a amené un auteur comme G. Rosolato à proposer le concept « d'oscillation métaphoro-métonymique », dans la mesure où la métaphore s'enracinerait plutôt dans le registre analogique, et la métonymie plutôt dans le registre digital, et à faire également l'hypothèse que cette oscillation susceptible de se jouer au sein de chacun des deux systèmes, préconscient?conscient et inconscient, de l'appareil psychique, pourrait aussi représenter le pivot, le point de bascule entre ces deux systèmes.

L'enfant est d'abord sensible à la partie analogique du langage de l'adulte, c'est par elle qu'il entre en quelque sorte dans le langage, comme l'ont bien montré les travaux des pragmaticiens (Austin, Bruner, par exemple).

Dès lors, trois hypothèses nous semblent recevables quant à la nature du langage du corps et de l'acte (Golse, Roussillon) :

- ou bien il s'agit d'un matériau qui n'a pas pu être traduit en langage verbal et qui se trouve, de ce fait, pris dans l'ensemble du matériau couvert par l'amnésie infantile (avec l'idée que ce matériau demeure peut-être encapsulé, tout au long de la vie, en attente de traduction possible, et notamment dans le cadre de la cure ?) ;
- ou bien il s'agit d'un matériel qui a effectivement accédé à une verbalisation mais qui s'est vu, ensuite, secondairement refoulé ;
- ou encore, il s'agit d'un matériel qui pourrait, et qui peut, être verbalisé mais qui continue à vouloir s'exprimer et se dire par le biais de ce canal de la communication analogique, non pas pour échapper à la voie de la communication digitale et se trouver ainsi du côté de la défense, mais pour venir témoigner du mode d'inscription premier dans lequel il s'est constitué aux temps des expériences précoces.

Cette dernière hypothèse est souvent négligée alors qu'elle semble pourtant essentielle à la compréhension du monde interne de nos patients, ce qui a bien entendu des conséquences importantes quant aux diverses modalités « d'écoute » de l'analyste ou du thérapeute qui, bien souvent, ne peut s'en tenir à la seule écoute du matériel verbal ; on sent bien, dès lors, à quel point l'étude du bébé peut s'avérer pertinente pour penser la clinique avec des patients plus âgés.

En tout état de cause, ce langage du corps et de l'acte s'enracine non seulement dans la motricité, mais aussi, cela va de soi, dans la sensorialité inhérente à cette motricité.

Deux situations cliniques exemplaires : les dépressions du bébé et l'autisme infantile

Dans les deux cas, l'échec de la mise en synchronie des flux sensoriels en provenance de l'objet forme le vif des hypothèses psychopathologiques actuelles, que ce dysfonctionnement soit, d'abord, celui du *caregiver*, celui de l'enfant, ou – et probablement plus souvent – celui des interactions elles-mêmes.

On commence à comprendre aujourd'hui que *le fonctionnement autistique*, conséquence d'un échec profond des processus d'accès à l'intersubjectivité, est à relier, en partie tout au moins, à un trouble de la comodalisation polysensorielle, ou du mantèlement des flux sensitivo-sensoriels en provenance de l'objet, trouble se révélant notamment au niveau d'un dysfonctionnement du lobe temporal supérieur (Golse, Robel).

Il est ainsi plausible d'imaginer que, dans le cadre du « processus autistisant » décrit par J. Hochmann, un dysfonctionnement des liens préverbaux évoqués ci-dessus puisse être à l'origine de cette psychopathologie, et notamment une difficulté du dialogue tonique précoce, dialogue qui se trouve, nous l'avons vu, au cœur même du système des interactions précoces.

Dans le cadre des dépressions précoces du bébé, c'est une perturbation de ce dialogue tonique qui doit être considérée, que ce soit en raison d'une difficulté au niveau du bébé lui-même (chute de pression des pulsions de vie ou altération des processus de liaison), ou d'une carence d'ambiance (parmi lesquelles se trouve à considérer, on le sait, la question des dépressions maternelles).

Dans les deux cas, dépressions du bébé ou autisme infantile, c'est le retrait interactif qui vient signer l'impossibilité du dialogue tonique, ou son empêchement, et une place importante doit alors être faite à la prise en compte du vécu (contre-transférentiel) du clinicien, contre-transfert seul à même de distinguer retrait de type dépressif et retrait de type autistique (aux côtés des autres formes de retrait possibles, douloureux ou asthénique par exemple).

Ce sont les émotions et leur étude qui nous ouvrent une authentique voie de dialogue entre neurosciences et psychopathologie, dialogue centré sur la qualité de la comodalité sensorielle du sujet ou futur sujet.

A. Carel propose alors de parler seulement « d'évitement relationnel » tant que la nature clinique intime du retrait n'est pas encore clairement précisée, et l'on sait combien certaines organisations dépressives (les dépressions anaclitiques de R. Spitz, par exemple) sont susceptibles de s'autistiser.

Conclusion

Il est difficile de conclure sans évoquer les travaux de A. Bullinger, qui insiste si utilement sur l'importance des flux sensoriels et de leur équilibre dialectique, en lien étroit avec le contexte émotionnel dans lequel se trouve pris le bébé.

Ces travaux s'inscrivent dans ce que l'on pourrait appeler, aujourd'hui, une « biologie de la relation », désormais en pleine émergence, et dans le champ de laquelle, au premier chef, ce sont les émotions et leur étude qui nous ouvrent une authentique voie de dialogue entre neurosciences et psychopathologie, dialogue centré sur la qualité de la comodalité sensorielle du sujet ou futur sujet.

Au terme de ces quelques pages, on voit combien l'ensemble du chemin parcouru en trente ans rend justice à l'importance de la parution de *L'aube des sens*, qui a marqué un temps fort de l'histoire des idées et des connaissances en matière de développement précoce.

Bibliographie

Ajuriaguerra, J. 1974. *Manuel de psychiatrie de l'enfant,* Paris, Masson, p. 263-270.

Alvarez, L. ; Golse, B. 2008. *La psychiatrie du bébé*, Paris, Puf, coll. « Que sais-je ? ».

Anzieu, D. 1985. *Le Moi-peau*, Paris, Dunod.

Austin, J.L. 1970. *Quand dire, c'est faire*, Paris, Le Seuil, coll. « L'ordre philosophique ».

BICK, E. 1964. « Remarques sur l'observation des bébés dans la formation des analystes », *Journal de la psychanalyse de l'enfant*, trad. fr. par D. Alcorn, 1992, 12, p. 14-35.

BION, W.R. 1962. *Aux sources de l'expérience*, Paris, puf, coll. « Bibliothèque de psychanalyse », 1979.

BION, W.R. 1963. *Éléments de psychanalyse*, Paris, Puf, coll. « Bibliothèque de psychanalyse », Paris, 1979.

BION, W.R. 1965. *Transformations, Passage de l'apprentissage à la croissance,* Paris, Puf, coll. « Bibliothèque de psychanalyse », 1982.

BION, W.R. 1970. *L'attention et l'interprétation, Approche scientifique de la compréhension intuitive en psychanalyse et dans les groupes*, Paris, Payot, coll. « Science de l'homme », 1974.

BOWLBY, J. 1978/1984. *Attachement et perte*, 3 vol., Paris, Puf, coll. « Le fil rouge ».

BRUNER, J.S. 1983. *Le développement de l'enfant : savoir faire, savoir dire*, Paris, Puf, coll. « Psychologie d'aujourd'hui ».

BRUNER, J.S. 1987. *Comment les enfants apprennent à parler*, Paris, Retz, coll. « Actualité pédagogique ».

BULLINGER, A. 2004. *Le développement sensori-moteur de l'enfant, Un parcours de recherche*, Toulouse, érès, coll. « La vie de l'enfant ».

CAREL, A. et coll. 2008. *Les bébés à risque autistique* (sous la direction de P. Delion), Toulouse, érès, coll. « 1001 BB ».

DOLTO, F. 1984. *L'image inconsciente du corps*, Paris, Le Seuil.

FREUD, S. 1925. « La négation », dans *Résultats, idées, problèmes*, tome 2, Paris, Puf, coll. « Bibliothèque de psychanalyse », 1985, p. 135-139.

GOLSE, B. 2006. *L'Être-bébé : les questions du bébé à la théorie de l'attachement, à la psychanalyse et à la phénoménologie*, Paris, Puf, coll. « Le fil rouge ».

GOLSE, B. ; DESJARDINS, V. 2004. « Du corps, des formes, des mouvements et du rythme comme précurseurs de l'émergence de l'intersubjectivité et de la parole chez le bébé, Une réflexion sur les débuts du langage verbal », *Journal de la psychanalyse de l'enfant*, 35, p. 171-191.

GOLSE, B. ; ROBEL, L. 2009. « Pour une approche intégrative de l'autisme : le lobe temporal supérieur entre neurosciences et psychanalyse », *Bull. Acad. Nat. Méd.*, n° 2, p. 307-313.

GOLSE, B. ; ROUSSILLON, R. 2010. *La naissance de l'objet*, Paris, Puf, coll. « Le fil rouge ».

GREEN, A. 1973. *Le discours vivant*, Paris, Puf, coll. « Le fil rouge ».

HAAG, G. 1991. « Nature de quelques identifications dans l'image du corps, Hypothèses », *Journal de la psychanalyse de l'enfant*, 10, p. 73-92.

HAAG, G. 1992. « L'expérience sensorielle, fondement de l'affect et de la pensée », dans G. Haag et coll., *L'expérience sensorielle de l'enfance*, Arles, cor éditeur.

HAAG, G. 1993. « Hypothèse d'une structure radiaire de contenance et ses transformations », dans D. Anzieu et coll., *Les contenants de pensée*, Paris, coll. « Inconscient et culture », p. 41-59.

HAAG, G. 2002. « Le théâtre des mains », Communication au 6e Congrès international sur l'observation des nourrissons selon la méthode d'Esther Bick (communication non publiée), Cracovie, septembre.

HOCHMANN, J. 1990. « L'autisme infantile : déficit ou défense ? », dans P.-J. Parquet, C. Bursztejn, B. Golse, *Soigner, éduquer l'enfant autiste ?*, Paris, Masson, coll. « Médecine et psychothérapie », p. 33-55.

JEANNEROD, M. 1983. *Le cerveau machine*, Paris, Fayard.

Jeannerod, M. 1993. « Intention, représentation, action », *Revue internationale de psychopathologie*, 10, p. 167-191.

Kristeva, J. 1987. *Soleil noir. Dépression et mélancolie*, Paris, Gallimard.

Lacan, J. 1966. *Écrits*, Paris, Le Seuil, coll. « Points ».

Mahler, M. 1968. *Psychose infantile*, Paris, Petite Bibliothèque Payot, coll. « Science de l'homme », 1973.

Meltzer, D. et coll. 1980. *Explorations dans le monde de l'autisme*, Paris, Payot.

Pontalis, J.-B. 1986. *L'amour des commencements*, Paris, Gallimard, coll. « nrf ».

Ricœur, P. 1975. *La métaphore vive*, Paris, Le Seuil.

Ricœur, P. 1986. *Essais d'herméneutique*, Paris, Le Seuil.

Rosolato, G. 1978. « L'oscillation métaphoro-métonymique », dans *La relation d'inconnu*, Paris, Gallimard, coll. « Connaissance de l'Inconscient », p. 52-80.

Schilder, P. 1968. *L'image du corps. Étude des forces de la psyché*, Paris, Gallimard, coll. « nrf ».

Segal, H. 1957. « Notes sur la formation du symbole », *Revue française de psychanalyse*, 1970, XXXIV, 4, p. 685-696.

Spitz, R. 1979. *De la naissance à la parole, La première année de la vie*, Paris, Puf, coll. « Bibliothèque de psychanalyse ».

Stern, D.N. 1989. *Le monde interpersonnel du nourrisson, Une perspective psychanalytique et développementale*, Paris, Puf, coll. « Le fil rouge ».

Streri, A. 1991. *Voir, atteindre, toucher*, Paris, Puf, coll. « Le psychologue ».

Streri, A. et coll. 2000. *Toucher pour connaître*, Paris, Puf, coll. « Psychologie et sciences de la pensée ».

Trevarthen, C. ; Aitken, K.J. 2003. « Intersubjectivité chez le nourrisson : recherche, théorie et application clinique », *Devenir*, 15, 4, p. 309-428.

Vincent, J.-D. 1986. *Biologie des passions*, Paris, Odile Jacob.

Wallon, H. 1949. *Les origines du caractère chez l'enfant*, Paris, Puf, coll. « sup », 1976 (6e éd.).

Winnicott, D.W. 1958. « La capacité d'être seul », dans *De la pédiatrie à la psychanalyse*, Paris, Petite Bibliothèque Payot, 1975, p. 205-213.

Zazzo, R. et coll. 1969. *Manuel pour l'examen psychologique de l'enfant*, Neuchâtel, Delachaux et Niestlé.

---

1. Ce texte est paru dans le n°57 de *Spirale*, 2011, p. 95-108.
2. Texte retravaillé à partir de l'intervention faite dans le cadre du colloque sur la sensorialité organisé par l'irsa (Institut royal pour sourds et aveugles) à l'occasion de ses 175 ans, sur le thème : « Chemin des sens, chemin des connaissances », irsa, Bruxelles, le 18 novembre 2010 (communication non publiée).
3. Les boucles de retour correspondent à des figurations présymboliques qui se font en présence de l'objet et juste après le moment d'interaction, mais d'autres figurations présymboliques peuvent avoir lieu en l'absence de l'objet et en différé immédiat (identifications intracorporelles ou déplacement présymbolique sur des objets) tandis que les représentations véritablement symboliques se font, quant à elles, en l'absence véritable de l'objet (évocation de l'objet en son absence) : il y a donc un gradient de symbolisation qui implique à la fois l'espace et le temps.
4. Ceci pose la question de l'existence, ou non, d'une intentionnalité inconsciente, interrogation qui nous entraînerait sans doute trop loin de notre sujet.

4 Société et culture

La mort d'un bébé au fil de l'histoire[1]

Marie-France Morel
historienne

marie-france.morel@orange.fr

En 1859, Michelet écrit à propos de son époque : « Le berceau est pour la plupart des enfants un petit moment de lumière entre la nuit et la nuit. » Dans la France ancienne, du Moyen Âge au XIXe siècle, le nouveau-né est en effet une vie fragile, comme en pointillé : un nourrisson sur quatre en moyenne n'atteint pas son premier anniversaire et toutes les familles ont perdu un ou plusieurs nourrissons. Cette familiarité des populations anciennes avec la mort s'accompagne souvent d'une attitude d'apparente résignation, soutenue par des rituels et des conduites d'accompagnement du chagrin qui permettent à la douleur de s'exprimer, de se canaliser et de s'apaiser dans le souvenir. Nous voudrions décrire ici quelques-unes des croyances et des recours pratiques et symboliques qui permettaient aux populations anciennes de gérer le deuil fréquent de ces morts « immatures ».

Omniprésence de la mortalité infantile

L'époque de la petite enfance, dans les siècles passés, est marquée au sceau du tragique : il naît beaucoup d'enfants, il en meurt beaucoup. Bien des familles n'en finissent pas d'enterrer leurs petits. Toutes, même les plus riches comme les familles royales, sont touchées. La mortalité infantile frappe sans distinction tous les milieux. Ces morts répétées de nourrissons et d'enfants ne sont toutefois pas vécues de la même manière autrefois qu'aujourd'hui. En effet, dans les sociétés anciennes, l'individu est moins valorisé que de nos jours : sa survie personnelle compte moins que celle de la lignée. La vie humaine est considérée comme cyclique, à l'image du cycle de la reproduction des plantes et des animaux. Dans une telle conception, chaque individu n'est qu'un maillon dans la vaste chaîne des humains qui doit perpétuer l'espèce. On n'existe que si on a vécu assez longtemps pour donner à son tour la vie. Chaque enfant qui naît est destiné à remplacer un de ses grands-parents déjà âgé, ou sur le point de décéder. Cette conception ternaire de la vie explique pourquoi les aînés des petits-enfants portent souvent les prénoms de leurs grands-parents ; si ceux-ci sont encore en vie, ils sont choisis comme parrains et marraines des petits, pour bien renforcer, par la parenté dite « spirituelle », le lien privilégié qui les unit. Si ces premiers-nés décèdent précocement, leurs prénoms sont redonnés aux enfants suivants, pour que le précieux fil des prénoms, donc des générations, ne se perde pas. Ces enfants *« bis »* sont fréquents dans les familles d'autrefois, ce qui, à notre époque de triomphe de l'individualisme, n'en finit pas de nous étonner. Ainsi dans le recensement de Florence en 1470, un métayer déclare avoir sous son toit six garçons et deux filles ; il place en tête de ses enfants un petit Antonio de 3 ans, bien qu'il ne soit pas le plus âgé, et précise bien aux fonctionnaires du fisc qu'il ne faut pas le confondre avec un Antonio qui figurait dans le recensement précédent. Il a ce mot superbe à leur intention : « Cet Antonio-là, je l'ai *refait.* » Voilà clairement exprimé le sentiment que la lignée familiale et le remplacement des générations doivent se continuer, malgré les aléas de la démographie enfantine qui nécessitent souvent de s'y reprendre à plusieurs reprises. Il faut se garder de plaquer nos sentiments contemporains sur cette réalité ancienne : le retour insistant du même prénom, donné à plusieurs enfants successifs, n'est pas signe d'indifférence, mais vigilance quant à la survie de la lignée.

Marie-France Morel

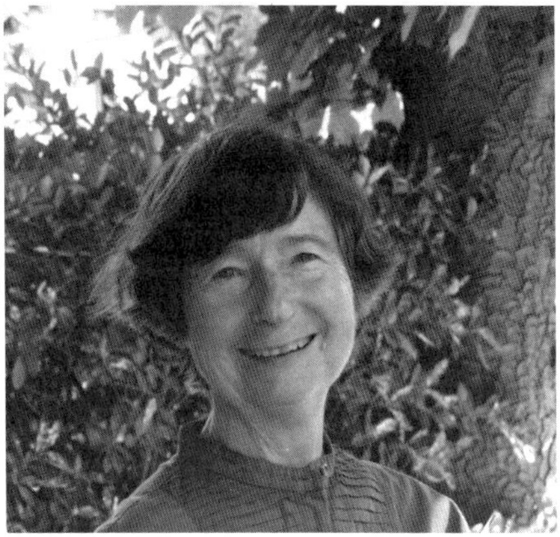

Les causes de la mort des petits enfants

Elles sont multiples. Les démographes distinguent traditionnellement la mortalité endogène des premiers jours (due aux malformations congénitales et aux conséquences d'une naissance difficile) et la mortalité exogène des mois qui suivent (due à des circonstances extérieures, maladies, infections, épidémies).

La mortalité endogène (qui correspond à peu près à la mortalité périnatale d'aujourd'hui) est très familière aux gens d'autrefois : en moyenne, jusqu'au début du XXe siècle, 25 % des décédés avant un an meurent à la naissance ou dans les jours qui suivent (aujourd'hui, ils ne sont plus que 0,2 %). Dans certains cas, cette mort est pressentie et attendue. Beaucoup de bébés malingres à la naissance (il y avait beaucoup de prématurés autrefois, et pas de couveuses pour les sauver avant le XXe siècle) sont considérés comme perdus. Le destin des plus faibles est de mourir. Les parents savent dès la naissance que certains nouveau-nés ne vivront pas. En voici un exemple dans le Briançonnais, au début du XXe siècle : « [...] le bébé était tout violacé, les jambes et les bras glacés, et il ne bougeait pratiquement pas. La matrone du pays dit encore : "Cette enfant n'a aucune circulation, il faut la baptiser tout de suite" [...] ils la baptisèrent du nom de Jeanne. Le soir, l'état de la fillette ne s'améliora pas. Pour la réchauffer, Marie-Rose la prit avec elle dans le lit, et le lendemain, quand elle se réveilla, la gosse était morte[2]. »

> « *J'était presque mort quand je vins au jour.* »
> François-René de Chateaubriand

Remarquons que, même dans un cas aussi désespéré, les parents n'abandonnent pas le bébé : on court le baptiser, pour qu'il aille directement au paradis, s'il meurt ; et, en attendant, on fait tout pour le réchauffer, en le mettant dans le lit des parents, car la chaleur humaine, c'est la vie. Néanmoins cette préscience de la mort de l'enfant a été parfois démentie. Ainsi Victor Hugo, si chétif en naissant que l'accoucheur ne croyait pas qu'il pût vivre, est sauvé par les soins obstinés de sa mère qui l'allaite et le veille jour et nuit. Ou Chateaubriand qui, parvenu à un âge avancé, écrit au début des *Mémoires d'outre-tombe* : « J'étais presque mort quand je vins au jour. »

Passé le cap des premiers jours, la mortalité exogène prend le sinistre relais : mauvaises digestions dues aux bouillies trop précoces ou aux diarrhées ; rhumes, catarrhes, bronchites et toux entraînées par le froid ; congestions cérébrales et convulsions ; maladies épidémiques : coqueluche, rougeole, variole (en septembre 1736, par exemple, la « petite vérole » tue cinq cents enfants dans la ville du Puy), diphtérie, choléra, typhoïde, méningites (qu'on ne sait ni diagnostiquer, ni soigner).

Enfin, hier encore plus qu'aujourd'hui, on reste confondu par la fréquence des accidents domestiques, souvent fatals aux tout-petits.

Les réactions des parents et des proches

Si certains parents sont effectivement fous de douleur à la mort de leur enfant, il reste que le décès des petits est un phénomène banal, dans l'ordre des choses. Les réactions des proches face à ces décès répétés ne peuvent être de même nature que dans notre monde où les enfants sont devenus rares, précieux et presque tous destinés à atteindre l'âge adulte.

Les réactions sont très variables selon les familles et les époques. En général, les plus pauvres acceptent le deuil avec fatalisme : ils n'ont guère le temps de se lamenter et sont souvent soulagés d'avoir une bouche de moins à nourrir. On peut trouver des échos de cette insensibilité populaire dans certains proverbes : « De petit enfant, petit deuil » (Leroux de Lincy). « Toujours malade, il a le ver » (Artois). « Bel enfant jusqu'aux dents ». « Ne te vante pas d'avoir un fils, s'il n'a pas eu rougeole ou variole » (Corse). Pour les classes plus aisées, il est aussi facile d'accumuler les preuves de l'indifférence de certains parents. On connaît la phrase de Montaigne : « J'ai perdu deux ou trois enfants en nourrice, non sans regrets, mais sans fâcherie. » Ou ce mot, rapporté par Mme de Sévigné, à propos d'une de ses amies après la mort de sa petite fille : « Elle est très affligée et dit que jamais elle n'en aura une si jolie[3]. » Remarquons néanmoins que ces adultes ne sont pas totalement indifférents au sort des petits morts ; simplement, leur « regret » ou leur « affliction » nous paraissent aujourd'hui un peu légers.

Pour insister sur la légèreté du deuil ressenti par certains parents, on peut aussi invoquer les témoignages des livres « de raison », ces livres de comptes que tiennent les pères de familles nobles ou bourgeoises, dans lesquels ils notent, à l'occasion, les naissances, mariages, décès et autres nouvelles familiales remarquables. Voici, par exemple, un extrait du livre de raison tenu pendant trois générations, au XVIe siècle, par les pères d'une famille de parlementaires de Franche-Comté, les Froissard-Broissia : « 10 octobre 1539 : ... et aux vendanges d'icelle année étant à Sellières retiré avec mon ménage pour faire vendange, ma dite fille *(âgée de 4 mois)* rendit son âme à Dieu, environ la minuit. Et auparavant avait été malade d'une fièvre, comme aussi avait été malade mon second fils Jean, ci-dessus nommé. Desquelles vendanges l'on fit tant de vin que l'on donnait la queue pour trois francs ; et étaient les vins fort verts ; et l'an précédent, 1538, les vignes avaient été universellement gelées, tellement que je ne fis pas une pinte de vin en toutes mes vignes[4]. »

Pour ce père du XVIe siècle, si la mort de sa toute petite fille doit être notée, c'est parce qu'elle sera, peut-être, vite oubliée. La chose importante pour lui, en cet automne 1539, ce sont assurément les vendanges qui le préoccupent en tant que propriétaire de vignobles et dont il garde bon ou mauvais souvenir d'une année sur l'autre, plus que de ses enfants qui ne font que passer. La mort d'un enfant plus âgé est, semble-t-il, davantage ressentie : en 1597, le petit Jehan Froissard meurt à l'âge de 8 ans. Son père prend la peine de noter : « Et demeura la mère fort triste et affligée. »

À partir des XVIIe et XVIIIe siècles, les réactions des parents de milieux aisés se font plus vives. Avec la nouvelle sensibilité romantique de la fin du XVIIIe siècle, se développe ce que Philippe Ariès a justement nommé le passage « de la mort de soi à la mort de toi ». Ce qui compte désormais, c'est d'apaiser le chagrin de ceux qui restent et dont la douleur peut se manifester dans de grands épanchements de sentiments. En témoigne, la douleur viscérale de la mère de George Sand en 1808, après l'enterrement de son bébé de 3 mois : « Et maintenant, dit-elle en sanglotant, il est dans la terre, ce pauvre enfant ! Quelle terrible chose que d'ensevelir ainsi ce qu'on aime, et de se séparer pour toujours du corps d'un enfant qu'un instant auparavant on soi-gnait et on caressait avec tant d'amour ! On vous l'ôte, on le cloue dans une bière, on le jette dans un trou, on le couvre de terre, comme si l'on craignait qu'il n'en sortît ! Ah ! c'est horrible, et je n'aurais jamais dû me laisser arracher ainsi mon enfant ; j'aurais dû le garder, le faire embaumer[5] ! »

Signification théologique de la mort du petit enfant

Les croyances religieuses, unanimement partagées par l'ensemble de la population jusqu'au XIXe siècle, permettent de donner, au-delà du chagrin bien réel, une signification positive à la perte d'un tout-petit. Si Dieu choisit parfois de reprendre l'enfant, dès l'âge le plus tendre (selon l'adage « Dieu l'a donné, Dieu l'a repris »), c'est paradoxalement pour son bien, parce qu'il veut en faire un saint. Les Évangiles, à plusieurs reprises, montrent que le Christ considère les petits comme des modèles de foi : « Quiconque n'accueille pas le royaume de Dieu comme un petit enfant n'y entrera pas » (Luc, 18, 17), ou « Laissez les enfants et ne les empêchez pas de venir vers moi ; car c'est à leurs pareils qu'appartient le royaume des Cieux » (Matthieu, 19, 14). Marc (10, 16) est plus explicite encore, dans le geste de tendresse maternelle qu'il prête à Jésus : « Et, les serrant dans ses bras, il les bénissait en posant les mains sur eux. » Cette scène est parfois représentée dans les portraits de famille en Flandre et en Hollande au XVIIe siècle : il ne s'agit plus alors d'un épisode lointain de la vie du Christ, mais d'une scène contemporaine, où les deux parents présentent au Christ leurs enfants, vivants et morts. L'enfant baptisé qui meurt avant 7 ans (âge du discernement, ou âge « de raison », à partir duquel il peut avoir conscience de ses péchés) n'a pas encore péché ; il va donc directement au ciel, ce qui est pour lui une grande grâce, dans la mesure où, contrairement au lot commun des autres fidèles, il n'a pas besoin de séjourner un temps plus ou moins long au purgatoire avant d'être admis au paradis. On disait autrefois en Provence que le petit enfant mort est un « voleur de Paradis », puisqu'il y est arrivé sans avoir à combattre le péché. Devenu au ciel un ange proche de Dieu, il peut intercéder pour sa famille restée sur terre. C'est le sens du proverbe bavarois du XVIIIe siècle qui affirme que « Trois enfants morts au ciel ont une telle puissance que le salut du père et de la mère est assuré. » Ce rôle bénéfique joué par le petit mort monté au ciel explique aussi un autre sens de la pratique de redonner le prénom d'un bébé mort à l'enfant suivant. C'est une manière de placer le cadet sous la protection directe de l'aîné porteur du même prénom, qui, du ciel, peut lui envoyer toutes sortes de grâces.

Pour bien marquer la sainteté du petit enfant, l'Église a développé une liturgie qui fait de la mort des petits baptisés un événement plutôt joyeux, en tout cas porteur d'espérance. Le rituel fait explicitement référence non pas au chagrin, mais à la fête : pas de noir, mais du blanc, dans les vêtements de l'enfant, les tentures de l'église, les cierges ; la couronne de fleurs placée sur la tête est symbolique : les roses rouges signifient le martyre, les lys blancs la pureté, les plantes aromatiques sont symboles d'immortalité ; pas de glas lugubre, mais des cloches joyeuses ; pas de prières d'intercession, ni de sacrifice offert, mais des chants d'action de grâces. Cette cérémonie de sépulture n'est pas une messe de funérailles. Puisque les petits sont déjà auprès de Dieu, l'Église interdit que l'on dise des messes pour le repos de leur âme, alors que cette pratique a été massivement encouragée pour les adultes.

Comment étaient vécues de telles cérémonies ? La liturgie pouvait-elle atténuer le chagrin des proches ? Nous pouvons en avoir quelque idée d'après des témoignages d'autrefois qui sont pour le moins contrastés. Aux XVIe et XVIIe siècles, il semble que certaines sépultures d'enfants aient été expédiées rapidement, sans qu'un prêtre ait même été appelé ; on se contentait de quelques prières dites par le maître d'école, en présence des seuls parrain et marraine. Plus que les parents, les parrain et marraine ont en effet un rôle précis à jouer au moment de la mort de leur filleul : dans toute l'Europe, ils se chargent de la toilette mortuaire et ils disposent autour du corps des fleurs ou des guirlandes de papier. Au

XIXe siècle, les enterrements d'enfants sont plus ritualisés : l'inhumation est souvent précédée d'une veillée au cours de laquelle le corps du tout-petit, paré des vêtements blancs et des fleurs dont parle la liturgie, est contemplé une dernière fois par toute la famille et le voisinage. Après un repas en famille, le petit cercueil est porté à l'église, puis au cimetière, par le parrain. Une fois que tous les rites ont été accomplis, la famille peut ressentir une certaine sérénité. Ainsi, à Evolène, dans les montagnes du Valais, au début du XXe siècle : « Quand un enfant nouveau-né, ou un très jeune enfant mourait, on était partagé entre deux sentiments : celui que l'enfant manquerait, ô combien, et le sentiment qu'il était à l'abri, au ciel… s'il avait été baptisé avant sa mort[6]. »

Le baptême à tout prix

Si la sérénité finit par gagner peu à peu les familles qui ont perdu un tout-petit après le baptême, il n'en est pas de même pour celles qui n'ont pas pu le baptiser. Sans baptême, les petits morts qui n'ont pas reçu de nom, ni de parents spirituels, ne sont intégrés ni à la communauté des morts ni à celle des vivants. Leur corps ne peut être enterré dans le cimetière paroissial en terre consacrée ; ils sont inhumés n'importe où, comme des animaux, au pire dans un champ où leur corps servira à « engraisser les choux », au mieux dans le jardin familial ou dans un coin non consacré du cimetière. Comme celles des disparus en mer, des suicidés et des assassinés, leurs âmes, insatisfaites, ne peuvent trouver de repos : elles errent autour des vivants qu'elles reviennent sans cesse tourmenter, particulièrement dans les lieux de marge, carrefours, lisières des forêts, bords des étangs, où elles peuvent égarer les voyageurs. On les aperçoit sous forme de feux follets, ou on les entend pousser des gémissements et des cris stridents : c'est la « musique des saints innocents », comme disent certaines croyances paysannes.

> « *J'ai perdu deux ou trois enfants en nourrice, non sans regrets, mais sans fâcherie.* »
> Montaigne

Cette croyance est très ancienne, puisque déjà dans l'Antiquité, les Grecs pensaient que les enfants mort-nés sont condamnés à errer cent ans avant d'avoir le droit de franchir le fleuve Achéron. Dans l'Allemagne du haut Moyen Âge, pourtant christianisée, Burchard de Worms atteste, vers 1010, l'existence de pratiques très violentes à l'égard des corps des nouveau-nés morts sans baptême : ils sont fixés au sol par un pieu qui les transperce, afin qu'ils ne puissent faire de mal aux vivants. Dès les XIIe et XIIIe siècles, l'Église, dans le souci de lutter contre ces pratiques magiques, a pourtant inventé pour les âmes des nourrissons non baptisés un lieu intermédiaire, le Limbe des enfants, où les petites âmes ne souffrent pas, mais où elles ne connaissent pas non plus la félicité du paradis. Malgré les efforts des théologiens pour populariser le Limbe, ce lieu théologique neutre n'a jamais été considéré comme acceptable par les parents. À la différence du purgatoire, « inventé » lui aussi à la même époque pour les adultes morts sans avoir eu le temps de faire totalement pénitence, et qui a eu un immense succès, le Limbe des enfants n'a jamais été une croyance intériorisée par les fidèles et de nature à apaiser les angoisses des parents[7]. Il est probable que les parents ne supportaient pas l'idée que leur enfant dans le Limbe n'était pas pleinement heureux ; ils souffraient aussi de savoir que, jamais dans l'au-delà, ils ne le reverraient, puisque le Limbe ne communique ni avec le purgatoire, ni avec le paradis.

Le seul recours autorisé par l'Église pour les parents désemparés est alors de porter le nouveau-né décédé dans un sanctuaire « à répit », où on demande la grâce qu'il revive un court instant, afin de le baptiser. Après quoi, apaisé, il peut mourir pour de bon. Les sanctuaires à répit sont des lieux bien connus des fidèles et très fréquentés du XIVe jusqu'au XIXe siècle. Ils sont très souvent dédiés à la Vierge, et on y vient aussi pour obtenir une grossesse ou pour guérir un enfant rachitique. Quand on y porte l'enfant mort, on le pose sur la pierre froide d'un des autels, spécialisé dans le « répit », autour duquel on fait brûler des cierges. Les assistants (la famille, des fidèles de passage, le clergé du lieu) prient à voix haute, souvent de longues heures, et implorent la grâce que le bébé revive quelques instants, le temps de recevoir le baptême. Souvent le « répit » miraculeux a lieu : l'enfant se met à tressaillir, ou sa peau redevient rose, ou bien une larme, une goutte de sang ou de sueur apparaissent sur son visage. Le prêtre du lieu, appelé à la hâte, baptise l'enfant qui peut alors mourir à nouveau, à la satisfaction de tous.

Jusqu'au début du XXe siècle, les sanctuaires à répit ont été nombreux en Europe[8]. Voici par exemple, en Suisse, dans la vallée du Rhône, l'ermitage de Longeborgne, où les montagnards du Valais venaient encore, au début du XXe siècle, implorer un ultime miracle : « Quand un enfant mourait sans avoir reçu le baptême, ce qui était un drame pour les parents, on descendait le corps à Longeborgne. On le posait sur l'autel ; on faisait dire une messe. Le petit défunt alors se ranimait, le temps de lui donner le sacrement et mourait ensuite, de sa belle mort, comme on dit. On était sûr qu'il allait tout droit au paradis. »

Mais si le sanctuaire était trop loin, il y avait, ici et là, des répits plus « sauvages », dont se souviennent encore les vieux du village et qui n'étaient pas moins efficaces : « Pas très loin d'ici, il y avait un endroit qu'on appelle le mayen du Plan. On y voyait une croix à côté d'un vieux four à pain qui a été démoli. On y portait également les enfants morts sans baptême[9]. »

Notons, à propos de ce dernier exemple, la symbolique du four à pain : par sa forme et par sa fonction, il évoque le ventre maternel qui, dans les anciennes traditions, « cuit » l'enfant pendant la grossesse ; par son feu, il doit redonner au nouveau-né un peu de chaleur vitale, achever de le « cuire » en quelque sorte, le temps que s'accomplisse le rite du baptême. D'autres formes « sauvages » de répits consistaient parfois à enterrer le nouveau-né sous une des gouttières de l'église, de manière à ce que, constamment lavé par l'eau ruisselant du bâtiment sacré, il finisse par obtenir des grâces analogues à celles du baptême.

Garder le souvenir de l'enfant mort

Dès les XVe et XVIe siècles, on voit apparaître dans certaines grandes familles d'Allemagne ou des Flandres, la volonté nouvelle de garder le souvenir des petits morts. Quand un chef de famille offre un retable à un couvent ou à une église, il fait souvent représenter au centre une scène sacrée (Nativité, Résurrection…) et sur les côtés sa famille : lui et ses garçons à gauche (donc à droite de la figure sacrée), sa femme et ses filles à droite, et les petits morts sur le devant. Holbein et Cranach, notamment, ont peint de nombreuses commandes de ce type.

La représentation de la figure du donateur dans une scène sacrée n'est pas nouvelle ; ce qui l'est, c'est la volonté d'inclure dans la représentation de la famille les enfants morts, même les plus précocement disparus. Dans les milieux plus humbles, ce sont les ex-voto qui donnent les représentations les plus complètes des familles : ces peintures populaires souvent naïves, offertes aux sanctuaires pour remercier d'une protection ou obtenir une grâce, montrent fréquemment des familles rassemblées au grand complet ; ici encore les petits morts en maillot (souvent très nombreux et asexués) sont sur le devant de la scène.

On peut interpréter ces alignements répétés de nourrissons morts de deux manières. Ils expriment la volonté de se souvenir de tous les enfants, même de ceux dont la vie a été particulièrement brève, un peu à la manière d'un livret de famille. Mais surtout, et de manière paradoxale pour nous, ces petits morts sont comme un tribut payé par avance au ciel : une famille qui a perdu beaucoup de nourrissons attend du ciel des grâces particulières en raison de sa contribution élevée à la formation de la cour céleste. Au total, ce qui frappe dans ces représentations, savantes ou populaires des familles, c'est la volonté de ne pas séparer les vivants et les morts ; le lien est maintenu grâce à la peinture, mais surtout grâce aux prières qui circulent entre les parents et les enfants montés au ciel. Ce mélange des vivants et des morts est un trait de sensibilité ancien qui disparaît dans les ex-voto plus tardifs. Comme le dit Philippe Ariès, au XIXe siècle, « la sensibilité du temps ne supportait plus d'associer la gratitude des survivants au regret des disparus ».

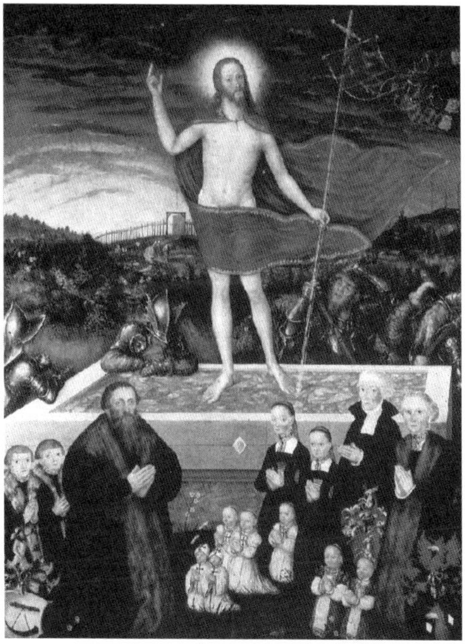

Cranach le jeune, *La résurrection du Christ*
(tableau offert par la famille du juriste Badehorn à une des églises de Leipzig en 1557).

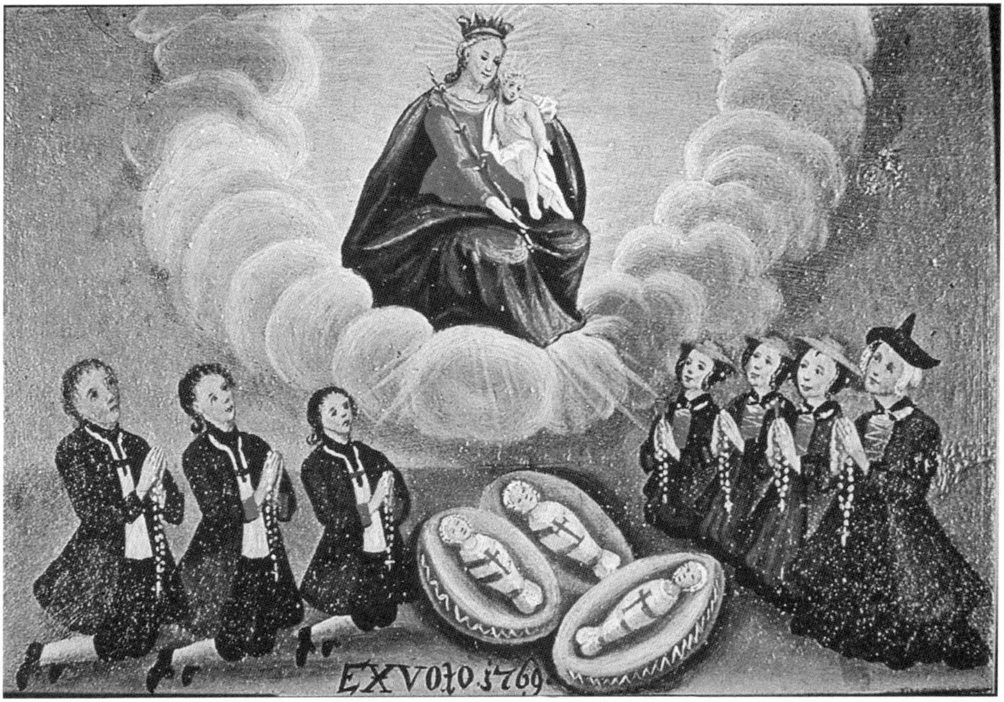

Ex-voto autrichien avec une famille en prière, présentant trois nourrissons morts (1769).

Une des plus étonnantes peintures de famille avec petits morts a été peinte par un anonyme hollandais en 1638, à Enkhuisen, pour la famille de l'armateur Jan Gerritz Pan. Le père et la mère sont assis derrière leurs onze enfants : les deux seuls survivants sont debout sur les côtés ; sur le devant, se trouvent trois berceaux d'osier, surchargés chacun de trois bébés morts ; parmi les neuf petits morts, seuls trois ont les yeux ouverts ; les six autres ont les yeux fermés, ce qui signifie qu'ils étaient mort-nés. Ce tableau, étrange par sa mise en scène et par son réalisme, montre à la fois la grande tristesse des parents d'avoir à porter le deuil de tant de petits morts, mais aussi leur sérénité de les savoir au paradis.

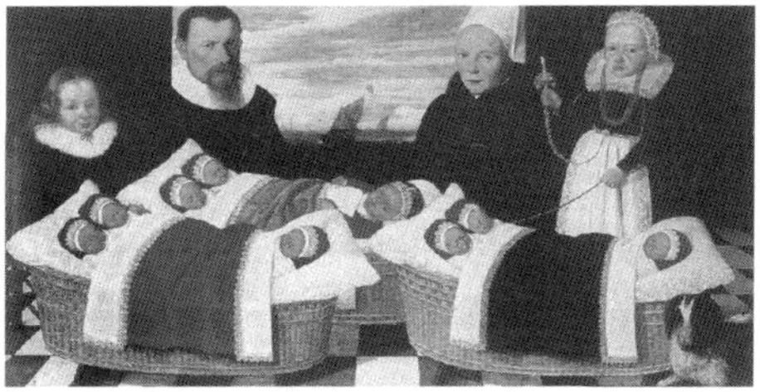

La famille de l'armateur Jan Gerritz Pan
à Enkhuisen, en Hollande
(peinture anonyme, 1638).

Dans d'autres portraits de familles néerlandaises du XVIIe siècle, on retrouve cette perception des bienfaits des « petits anges » sous une forme allégorique. Ainsi en 1652, la famille van den

Kerckhoven, peinte par Jan Mijtens, représente le père et la mère avec leurs quinze enfants : dix sont bien vivants et sourient aux côtés de leurs parents, mais cinq sont morts et sont devenus des anges qui volètent dans le ciel au-dessus de la famille.

Les représentations de l'enfant sur son lit de mort

En opposition avec nos réticences actuelles, les représentations de l'enfant sur son lit de mort étaient relativement fréquentes autrefois. Pour bien les comprendre, il faut faire référence aux croyances religieuses que nous venons d'exposer et au rôle bénéfique des petits anges. Les peintures mortuaires les plus précoces ont été faites chez les notables des pays du nord. On trouve ainsi, dans les musées de Belgique et des Pays-Bas, plus d'une trentaine de portraits d'enfants morts datant des XVIe et XVIIe siècles : fleurs et feuillages qui les entourent fréquemment ont une signification symbolique (pureté, immortalité), mais aussi, dans les mentalités populaires, une fonction prophylactique, pour écarter les mauvais esprits. Garçons et filles semblent également représentés, même s'il n'est pas toujours évident de savoir le sexe d'un enfant resté souvent anonyme. Quand l'âge du petit mort est connu, il est souvent très jeune, âgé de quelques semaines ou mois, ce qui montre que, même tout-petit, il était cher à ses parents et digne d'être représenté par un peintre venu spécialement à leur domicile.

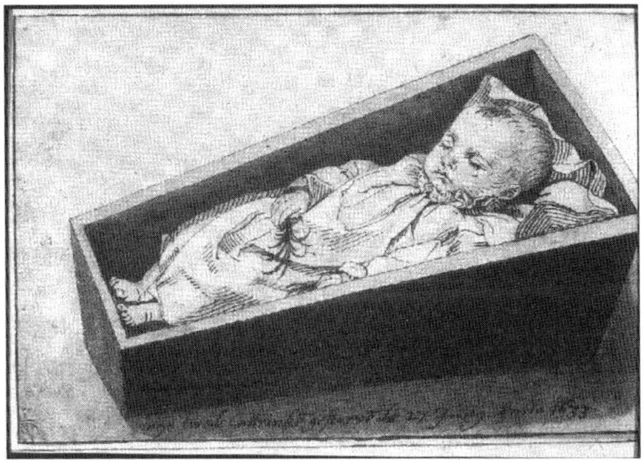

Dessin par le peintre Gerard Ter Borch de sa fille Cathrina, morte à 2 mois et demi (Amsterdam, 1633).

En 1633, à Amsterdam, le peintre Gerard Ter Borch, dessine sa petite fille Cathrina, morte à 2 mois et demi : couchée dans son cercueil, la fillette tient dans sa main une branche de romarin. Ailleurs, dans l'Europe du Sud, les peintures d'enfants morts sont moins fréquentes. Sauf en Espagne, où il est probable qu'a dû jouer l'influence des Flandres, alors sous domination espagnole. La famille royale espagnole fait ainsi peindre en mars 1603, par le peintre de la cour, Pantoja de la Cruz, la petite infante Maria, deuxième fille du roi Philippe III, morte à l'âge de 1 mois : la petite fille est représentée les yeux fermés, couchée dans un cercueil de velours cramoisi, bordé d'or, une guirlande de fleurs autour de la tête, une croix entre les mains, revêtue de l'habit monastique blanc et noir de l'ordre de l'Immaculée Conception[10]. Par sa mort précoce, la petite fille est toute proche de la Vierge, dont elle porte la « livrée », et sa couronne de fleurs signale qu'elle est déjà admise parmi les bienheureux.

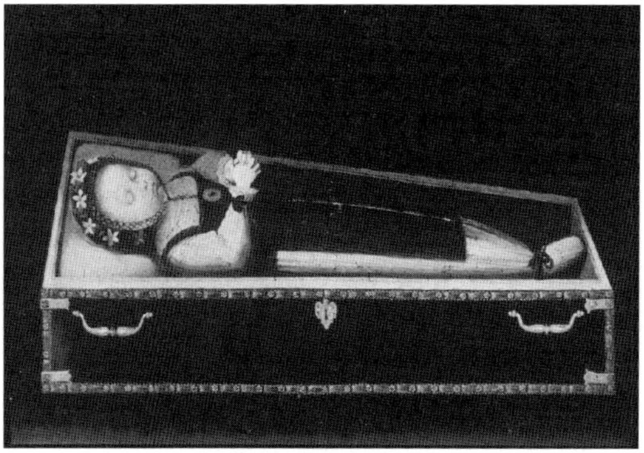

Juan Pantoja de la Cruz, *Portrait de l'infante Maria*, morte à 1 mois, dans son cercueil (Madrid, 1603).

Si les peintures d'enfants morts semblent avoir reculé dans l'Europe du XVIIIe siècle, elles connaissent au XIXe siècle une nouvelle vigueur. La cour d'Espagne a conservé l'habitude de faire peindre ses petits morts. Le 12 juillet 1850, le premier-né de la reine Isabelle II, l'infant Fernando, meurt après avoir vécu une heure. Ici encore, la reine convoque le peintre de la cour et lui fait peindre le bébé, non pas dans son cercueil, mais sur un lit d'apparat, en robe princière, sans fleurs, les yeux fermés[11].

Photographier l'enfant mort

À partir des années 1840, avec l'invention de la photographie, il devient courant de garder le souvenir des décédés sur leur lit de mort. Dans les villes et dans les villages, des photographes plus ou moins spécialisés se rendent au chevet des morts pour les photographier[12]. Certaines photos serviront par la suite de support à un portrait peint de manière plus élaborée. Les petits morts sont particulièrement photographiés, car la photo sera souvent l'unique image que la famille gardera d'un tout-petit, dont on n'avait pas encore de portrait. Beaucoup de familles populaires font venir le photographe à cette unique occasion. Ces photos sont préparées par une mise en scène, dans laquelle les parrains et marraines jouent un rôle central : l'enfant est lavé, coiffé, habillé de beaux habits (robe de baptême ou robe souvent confectionnée pour l'occasion).

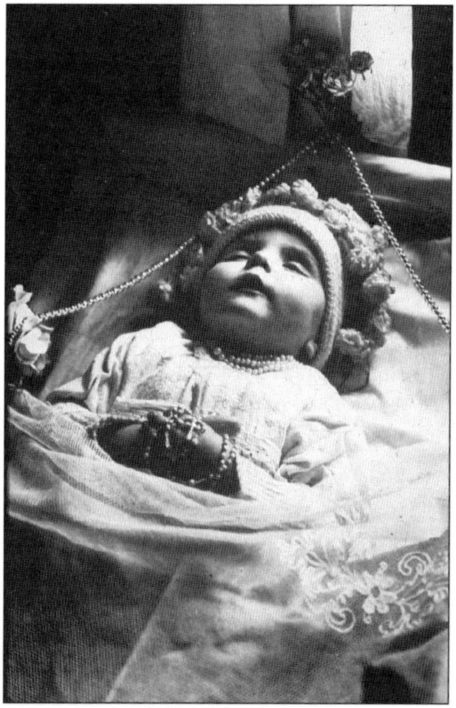

Photographie d'un nourrisson sur son lit de mort dans le Valais (Suisse), vers 1920-1930.

Comme la petite infante des débuts du XVIIe siècle, il est toujours couronné de fleurs, soit fraîches, soit en papier, ou encore de la couronne de mariée de la mère ; il porte souvent un bouquet ou un chapelet entre ses mains. Certaines de ces photos, où les petits ont les yeux fermés, sont clairement des photos mortuaires.

D'autres, particulièrement poignantes, les montrent les yeux ouverts, parfois dans les bras de leurs parents, parfois assis sur des coussins ou sur un fauteuil, de manière à entretenir l'illusion de la vie : ils ont presque l'air de vivre encore. Certaines photos sont entourées d'une guirlande faite des cheveux du petit mort, ultime trace d'un être éphémère, dont on veut à tout prix garder le souvenir. Ces photos sont ensuite exposées en évidence, pendant de longues années, soit sur le buffet de la pièce commune, soit dans un lieu plus intime comme la chambre des parents. D'autres sont aussi parfois scellées sur la tombe du petit disparu. Elles sont le témoignage irréfutable qu'il y a bien eu conception, gestation, naissance et vie, même très brève, d'un enfant, qui a le droit d'être pleuré par les vivants et d'être accompagné dans la mort par un vrai rituel.

N'oublions pas que cette pratique de photographier les morts, qui nous semble aujourd'hui si « macabre », a duré jusque dans les années 1950. Elle a été remise à l'honneur récemment dans certaines maternités, pour que les parents endeuillés par une mort périnatale puissent garder un souvenir de leur tout-petit[13].

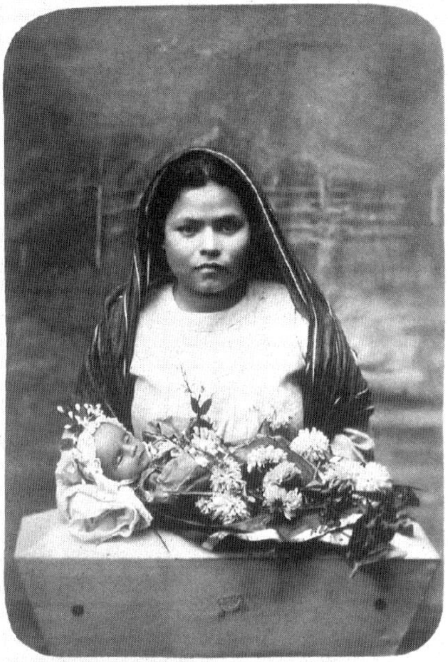

Photographie d'une mère devant le corps paré de son enfant mort
(Mexique, début du XXe siècle).

Un tombeau pour l'enfant

Dans l'Antiquité déjà, il existe de nombreuses tombes d'enfants, bien individualisées, certaines avec des épitaphes, très émouvantes, même si elles sont parfois inspirées des lieux communs de la poésie de l'époque. On se donne la peine de les composer et de les faire graver, comme pour ce petit bébé, mort à la fin de l'Empire romain : « Voici qu'il faut déplorer une toute petite fille, toute douce. Il aurait mieux valu ne pas venir au monde, si, toi qui serais devenue si charmante, tu avais pour destinée dès ta naissance, de retourner vite d'où tu étais venue et d'être une cause de deuil pour tes parents. Elle a vécu 6 mois et 8 jours ; rose, elle a fleuri et fané dans le même temps[14]. »

Ces épitaphes antiques sont toujours très tristes. Car la douleur de parents n'est guère apaisée par les croyances religieuses : la mort des enfants est qualifiée d'« âpre » *(acerba)*, comme pour un fruit qui n'a pas eu le temps de mûrir. C'est une rupture de l'ordre naturel et en conséquence, les petits n'ont pas droit au bonheur du séjour aux Champs-Élysées. Ils sont relégués dans un lieu intermédiaire de plaintes. C'est là qu'Énée, le héros du poème de Virgile les rencontre quand il descend aux Enfers : « Tout d'abord, il entend des voix et un immense vagissement, les âmes des enfants qui pleurent, de ces petits êtres qui ne connurent pas la douceur de vivre, et qu'un jour de malheur arracha, au seuil même de l'existence, du sein de leur mère pour les plonger dans la nuit précoce du tombeau. »

Le christianisme, avec la croyance au paradis et à la résurrection des morts, a donné d'autres perspectives à la vie dans l'au-delà et permis sans doute d'atténuer en partie la douleur des parents. Au Moyen Âge, en même temps que changent les croyances religieuses, les pratiques funéraires se modifient complètement. Les tombes d'enfants disparaissent et avec elles, les épitaphes. Même les adultes n'ont plus de tombes individuelles : on prête désormais peu d'attention à l'endroit où sont enterrés les corps, sauf pour les élites qui sont inhumées dans les églises, *ad sanctos*, au plus près des reliques des saints et de leurs mérites. Jusqu'au XVIIIe siècle, les corps des enfants n'ont jamais droit aux églises, même dans les familles de notables. À partir du XIXe siècle, on individualise les tombes, surtout celles des enfants ; on les fleurit, on y revient volontiers pour se souvenir ou pour méditer.

Dans les cimetières, les fleurs sont le premier ornement des tombes d'enfants : elles sont belles comme les enfants, mais elles ne durent pas longtemps ; leur fragilité éphémère est particulièrement adaptée à la symbolique de la trop courte vie enfantine. Il y a des décorations plus durables et non moins fortes dans leur symbolisme : ainsi, les colonnes de marbre blanc, brisées à mi-hauteur, font référence à la fois à la couleur de l'innocence et au cours d'une vie trop tôt interrompue. Mais le thème le plus fréquent est celui de l'ange, souvent représenté en pied. Ainsi, le grand-père du petit Léopold Hugo se préoccupe très vite d'orner la petite tombe : « Si tu pouvais trouver, de hasard, un petit ange en pied et en marbre, tu m'en aviserais… »

D'autres tombes sont plus ambitieuses : les parents ont demandé au sculpteur de représenter l'enfant comme s'il était encore en vie. S'il est petit, l'enfant est dans son berceau : il semble dormir paisiblement. Plus grand, il est debout, dans ses vêtements de tous les jours, dans une pose familière. Il semble attendre le visiteur. Comme le dit Philippe Ariès, « les enfants ont été les premiers bénéficiaires de la nouvelle volonté de conservation – du moins par l'image et le souvenir – qui s'affirme à partir de la fin du XVIIIe siècle et culmine au milieu du XIXe siècle, en particulier dans la statuaire funéraire des cimetières[15] ».

À défaut d'une statue de marbre, on peut faire graver une épitaphe. Au XIXe siècle, les épitaphes deviennent extrêmement nombreuses, voire bavardes. Ces morceaux de prose ou de poésie disent bien la douleur des parents, associée à la figure consolatrice de l'ange. En voici un exemple, relevé dans la crypte de l'église San Miniato de Florence : « Ici repose Jean B. W..., enfant premier né enlevé à ses parents éplorés le 25 juillet 1862 à l'âge de 14 mois. Les anges nous l'avaient prêté, ils l'ont rappelé à eux plein de force et souriant à la vie. Dieu reçoive en son sein cette chère petite âme, notre joie – un instant – notre douleur toujours. »

Comme le dit encore Philippe Ariès : « La mort de l'enfant est devenue, dans les bourgeoisies du XIXe siècle, la moins tolérable des morts. »

Conclusion

Aujourd'hui, la mortalité infantile a considérablement reculé. La baisse des taux s'amorce à partir de 1750 : de 350 ‰ dans les années 1690-1719, on passe à 263 ‰ dans les années 1750-1779. C'est un tout petit gain, mais il est contemporain de la « découverte de l'enfance » au XVIIIe siècle, mise en évidence par Philippe Ariès. La baisse s'accentue au XIXe siècle, irrégulièrement d'abord, avec les effets de la vaccination antivariolique (découverte par Jenner en 1796), puis très fortement après 1880, avec la diffusion des autres vaccins et de l'hygiène pastorienne : en 1913, le taux de mortalité infantile descend à 126 ‰ ; mais en 1945, il est encore de 110 ‰, et de 52 ‰ en 1950. En 2003, il est descendu à 4,1 ‰, ce qui place la France dans le peloton de tête des pays développés. N'oublions pas cependant que bien des pays du tiers monde ont encore aujourd'hui des taux de mortalité infantile proches de ceux de la France des XVIIIe et XIXe siècles.

Ces nouvelles conditions démographiques apportent un changement conséquent dans notre manière de considérer le petit enfant. Si, autrefois, les enfants naissaient et mouraient en grand nombre, aujourd'hui, ils sont devenus rares (la contraception a gagné du terrain, dans notre pays dès le XVIIIe siècle, au fur et à mesure que baissait la mortalité infantile) et ne meurent pratiquement plus en bas âge. C'est une des grandes révolutions silencieuses des XIXe et XXe siècles, dont nous n'avons pas fini de mesurer la portée. Aujourd'hui, c'est un scandale de voir mourir un petit enfant, souvent désiré et programmé, alors que cela a longtemps été la règle commune, pour les riches comme pour les pauvres. Autrefois ces morts si fréquentes étaient entourées de rituels qui pouvaient apaiser la douleur des parents.

Aujourd'hui, elles échappent souvent à toute ritualisation et font partie de l'inacceptable, de l'indicible, du scandaleux. L'histoire de ces rituels souvent oubliés peut peut-être permettre aux parents et aux soignants qui vivent un deuil d'enfant aujourd'hui de se situer dans une continuité et de ritualiser à leur tour, à leur manière, la mort du tout-petit, pour que son départ prématuré laisse place à l'apaisement et que soient construits en même temps des remparts contre l'oubli.

Bibliographie

Ariès, P. 1960. *L'enfant et la vie familiale sous l'Ancien Régime*, Paris, Plon, et Le Seuil, 1973.

Ariès, P. 1977. *L'homme devant la mort*, Paris, Le Seuil.

Ariès, P. 1983. *Images de l'homme devant la mort*, Paris, Le Seuil.

Études sur la mort. 2001. « Les deuils d'enfants de la conception à la naissance », n° 119.

Gélis, J. 1984. *L'arbre et le fruit. La naissance dans l'Occident moderne*, Paris, Fayard.

Gélis, J. 1988. *La sage-femme ou le médecin. Une nouvelle conception de la vie*, Paris, Fayard.

Gélis, J. ; Laget, M. ; Morel, M.-F. 1978. *Entrer dans la vie. Naissances et enfances dans la France traditionnelle*, Paris, Gallimard, Archives.

Le Grand-Sébille, C. ; Morel, M.-F. ; Zonabend, F. (sous la direction de). 1998. *Le fœtus, le nourrisson et la mort*, Paris, L'Harmattan.

Lett, D. 1995. « Faire le deuil d'un enfant mort sans baptême au Moyen Âge : la naissance du Limbe pour enfants aux xiie-xiiie siècles », *Devenir*, 7/1.

Lett, D. 1997. *L'enfant des miracles. Enfance et société au Moyen Âge (xiie-xiiie siècles)*, Paris, Aubier.

Loux, F. 1978. *Le jeune enfant et son corps dans la médecine traditionnelle*, Paris, Flammarion.

Loux, F. ; Richard, P. 1978. *Sagesses du corps. La santé et la maladie dans les proverbes français*, Paris, Maisonneuve.

Neraudau, J.-P. 1984. *Être enfant à Rome*, Paris, Les Belles Lettres.

rmn. 2002. *Le dernier portrait*, catalogue de l'exposition.

Vovelle, M. 1974. *Mourir autrefois. Attitudes collectives devant la mort aux xviie et xviiie siècles*, Paris, Gallimard, Archives.

Vovelle, M. 1983. *La mort et l'Occident de 1300 à nos jours*, Paris, Gallimard.

1. Ce texte est paru dans le n°31 de *Spirale*, 2004, p. 15-34.

2. É. Carles, *Une soupe aux herbes sauvages*, Paris, Simoën, 1977, p. 150.

3. Tous ces exemples sont donnés par P. Ariès, *L'enfant et la vie familiale sous l'Ancien Régime*, Paris, Plon, 1960 et Le Seuil, 1973, p. 29.

4. Cité par J. Gélis, M. Laget, M.-F. Morel, *Entrer dans la vie. Naissances en enfances dans la France traditionnelle*, Paris, Gallimard, Archives, 1978, p. 193-194.

5. G. Sand, *Histoire de ma vie*, Paris, Le Livre de Poche, 2004, p. 178.

6. M. Métrailler, M.-M. Brumagne, *La poudre de sourire*, Lausanne, L'Âge d'Homme, 1989, p. 192-193.

7. D. Lett, « Faire le deuil d'un enfant mort sans baptême aux XIIe-XIIIe siècles : la naissance du Limbe des enfants », *Devenir*, vol. 7, 1995, n° 1 et, du même auteur, *L'enfant des miracles. Enfance et société au Moyen Âge (XIIe-XIIIe siècle)*, Paris, Aubier, 1997, p. 214-218.

8. J. Gélis, *L'Arbre et le fruit. La naissance dans l'Occident moderne,* Paris, Fayard, 1984, p. 509-520.

9. M. Métrailler, M. Brumagne, *op. cit.*, p. 70.

10. Ce tableau est reproduit par Lorne Campbell, *Portraits de la Renaissance*, Paris, Hazan, 1991, p. 166.

11. Ce tableau est reproduit par Luis Cortes Echanove, *Nacimiento y crianza de personas reales en la corte de España (1566-1886)*, Madrid, Consejo Superior de Investigationes Cientificas, 1958, Lamina XIII & XVIII.

12. C'est le cas par exemple de Léon Aymonier, pharmacien au Chatelard en Savoie au début du XXe siècle, dont les clichés ont fait l'objet d'une exposition en 1981, avec un catalogue publié à Seyssel chez Champ Vallon. Cf. aussi le catalogue de l'exposition du Musée d'Orsay, *Le Dernier portrait*, RMN, 2002.

13. M. Dumoulin et A.-S. Valat, « L'enfant décédé en maternité. Un rituel réinventé », dans C. Le Grand-Sébille, M.-F. Morel, F. Zonabend (sous la direction de), *Le fœtus, le nourrisson et la mort*, Paris, L'Harmattan, 1998.

14. J.-P. Néraudau, *Être enfant à Rome*, Paris, Les Belles-Lettres, 1984, p. 380.

15. P. Ariès, *Images de l'homme devant la mort*, Paris, Le Seuil, 1983, p. 253.

La lecture avant les textes écrits[1]

Evelio Cabrejo Parra
psycholinguiste, vice-président de l'association A.C.C.E.S., directeur adjoint du département de linguistique Paris VII

cabrejo42@gmail.com

Nous savons que le nourrisson vient au monde avec des capacités qui lui permettent de traiter les informations qui se trouvent dans le monde physique et également dans le vaste monde de l'intersubjectivité. La voix de la mère est déjà inscrite dans la psyché du nourrisson à sa naissance. Cette inscription commence à la fin du quatrième mois de la gestation où la capacité auditive du fœtus s'organise de telle manière que les informations sonores sont déjà accessibles à son appareil auditif. Ceci fait sauter tous les concepts de *tabula rasa* puisque le nourrisson est capable de traiter les informations liées à la voix et d'en faire émerger le sens. Qu'il parvienne à distinguer la voix de sa mère des autres voix qui l'entourent suppose déjà une discrimination mentale qui met en route le mouvement de la pensée. Cette capacité lui permet aussi de se poser comme petit sujet au milieu du monde complexe et abstrait de l'intersubjectivité. Il vient en effet au monde également armé de la capacité à reconnaître ses congénères. Le visage de la mère va jouer un rôle fondamental dans la mise en mouvement de son activité psychique car un visage, ce n'est pas simplement quelque chose qui contient une bouche, un nez, des yeux, mais c'est un livre qui renvoie en permanence des informations que le nourrisson traite à chaque instant, même si nous ne nous en rendons pas compte.

Nous voyons combien l'adulte joue un rôle fondamental dans la mise en place de cette activité précoce de lecture, en donnant en permanence des informations que l'activité psychique du nourrisson peut traiter. Je crois que toute mère avant l'accouchement s'est préparée à cette rencontre avec un sujet en construction, en naissance, pour pouvoir le nourrir d'une manière très spécifique adaptée aux compétences du nourrisson. La mère fait une espèce de régression langagière pour entamer un dialogue particulier avec le bébé qui, de son côté, lui renvoie des échos des informations qu'elle lui donne et auxquels elle est aussi extrêmement sensible. Ce dialogue se passe aussi bien au niveau du corps que de la voix. Quand on prend un bébé, nous avons tous constaté qu'il participe à la prise en raidissant son corps. Si le bébé reste comme une espèce de poupée de chiffon, cela veut dire qu'il ne dialogue pas et la prise n'est pas aussi facile. Nous pouvons alors définir la capacité du langage comme une capacité spécifique de notre espèce à traiter des informations qui viennent de l'autre et à renvoyer en écho ces traitements.

Nous constatons que le destin de l'activité psychique se réalise dans trois mouvements qui font partie de l'activité de lire. Il s'agit premièrement de lire en permanence des informations qui viennent du monde de l'intersubjectivité, ce monde ô combien difficile dans lequel notre vie se réalise et où se développent l'amour, la haine, la reconnaissance, le mensonge, etc. Il s'agit en second lieu de lire, en utilisant tous nos sens, les informations du monde physique, c'est-à-dire du monde extérieur. En dernier lieu, il s'agit de lire aussi les informations du monde interne, ce que chacun éprouve au fond de lui. Toute personne à son insu est donc sans cesse en train de lire trois livres : le livre de l'intersubjectivité, le livre du monde, et son livre interne.

L'intersubjectivité participe bien entendu à la construction du livre interne. Toutes les passions d'une âme, tous les fantômes de notre esprit font partie de notre livre psychique et nous pourrions dire que chaque humain, dès sa naissance, à travers tout son développement psychique, est en train d'écrire son propre livre. Je parle de livre de manière métaphorique car je crois que l'homme n'a pas inventé le livre par hasard mais parce qu'il porte un livre en lui. C'est sans doute en raison de ce livre enraciné dans la psyché de chaque être humain que l'on comprend plus tard tous les autres livres. Ce premier livre symbolique, au fond de chacun de nous, ce livre psychique, est caché mais toujours présent, il ne s'efface pas. L'autre, le livre que nous pouvons prendre avec nos mains, est finalement une espèce d'écho du livre que nous portons en nous. Ce n'est pas un hasard si tous les chercheurs qui s'intéressent à la théorisation de la psyché utilisent des métaphores du livre et parlent de « première inscription », de « deuxième inscription » (Freud), de « la lettre » (Lacan). Il faut forcément ressusciter le livre psychique, ce grand oublié de la lecture, pour pouvoir entrer ou faire entrer un lecteur dans le livre physique, celui que nous connaissons comme objet et qui contient toutes les cultures du monde.

Evelio Cabrejo Parra

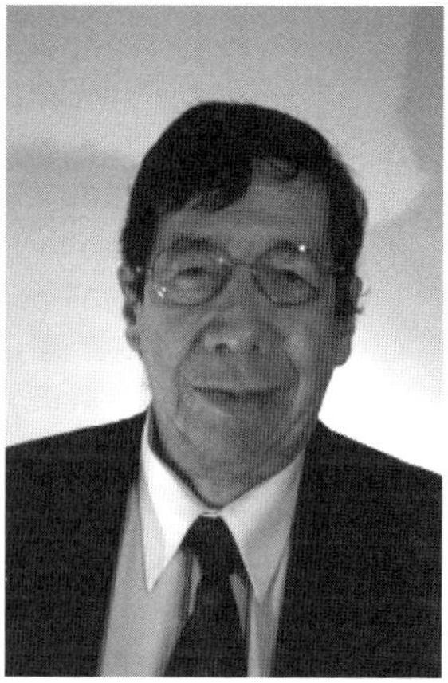

> *« Partager des livres avec un tout-petit, c'est l'accompagner dans son désir de grandir. »*
> Jeanne Ashbé.

On pourrait dire que la littérature est la lecture de la lecture parce que l'écrivain, finalement, écrit en lisant son livre psychique. L'acte d'écrire ne vient pas de rien, il vient de quelque part, qui pourrait être le livre psychique de l'auteur en train de lire en même temps qu'il écrit. Quand nous lisons son texte écrit, nous ne faisons rien d'autre que la lecture qu'il a faite lui-même de son propre livre psychique. Et nous mettons aussitôt en mouvement notre propre livre psychique qui contient forcément des passages qu'on ne voudrait pas lire, des passages qu'on voudrait effacer et des pages qu'on préférerait sauter. On peut tourner les pages du livre psychique mais pas celles du livre psychique qui, comme tout bon livre de littérature, est profondément condensé et offre des lectures inépuisables. Toutes nos expériences d'intersubjectivité, tous nos fantômes psychiques, toute notre expérience du monde physique y sont consignés, inscrits. La lecture d'un livre condensé est finalement l'écho de la condensation du livre psychique de l'être humain.

Construire du sens

Ces réflexions trouvent bien des résonances dans l'acte de lire tel qu'on conçoit de le pratiquer à A.C.C.E.S. Pourquoi, en effet, lisons-nous aux enfants ? Pourquoi dépensons-nous une telle énergie humaine, et même économique autour de l'acte de lire avec de jeunes enfants ? Nous ne lisons pas ainsi des textes aux enfants pour qu'ils deviennent au final de très bons lecteurs, mais parce que nous savons que ces lectures permettent de mettre en place quelque chose de fondamental pour un enfant : la découverte que les textes sont des choses qui ont un sens, des quantités de sens et que chaque sujet doit travailler un peu pour arriver à construire du sens dans son esprit.

C'est la reprise conforme de ce qui s'est passé au début avec la langue strictement orale. Le bébé comprend très vite ce que disent les adultes. Le mouvement de leur bouche, le son ont un sens qu'il interprète. Cette fonction interprétative est donc déjà posée quand on commence à lui lire des textes, et si les enfants sont si sensibles à la voix et à nos visages, c'est parce qu'ils lisent en permanence. Nous ne savons pas ce qu'ils comprennent mais nous savons qu'ils ont compris quelque chose et qu'une espèce de mouvement psychique a eu lieu. Chaque enfant construit des choses différentes qui ne sont pas non plus les mêmes que celles des adultes, exactement comme dans la lecture du monde où l'on sait que le bébé n'analyse pas les informations comme l'adulte.

Il faut respecter le petit sens qu'il élabore pour lui permettre de se construire en tant que sujet, pour que cette élaboration puisse être source de pensée et d'activité langagière. Si nous ne respectons pas cette petite activité psychique, si nous ne la nourrissons pas, nous invitons alors l'enfant à se placer simplement dans le monde de l'injonction, c'est-à-dire dans le monde des ordres qu'on donne. Dans ce cas, il est soumis en permanence aux désirs de l'autre et ne peut pas émerger en tant que sujet.

Le rapport au langage ne sera jamais le même chez un enfant auquel l'adulte aura imposé sa pensée et son interprétation des choses, et chez un enfant dont l'activité psychique aura d'emblée été reconnue. C'est la différence entre un langage rapporté qui ne fait que répéter le discours de l'autre et un langage créé par le sujet.

ne reconnaissance réciproque t permanente

Le rôle de l'adulte est donc de permettre à l'enfant que cette activité propre de pensée puisse émerger dans son esprit, de l'accompagner et de lui renvoyer des échos en permanence. L'enfant s'attache ainsi à sa propre activité psychique et commence à aimer la lecture de son monde psychique, comme le prouve l'apparition des premières syllabes. S'instaure alors un premier dialogue entre le bébé qui prononce les syllabes et l'adulte qui les répète. Cet échange renvoie au bébé un écho de son activité psychique, lui signifie que sa petite syllabe a mis en mouvement l'activité de pensée de celui qui l'écoute. Il lui renvoie un indice nouveau, lui donne un miroir symbolique de son activité psychique. Cette reconnaissance réciproque et permanente de l'intersubjectivité fonde le langage, chacun est présent symboliquement dans le discours de l'autre et nous savons que le bébé a besoin de cette reconnaissance de son activité psychique quand il est en compagnie des adultes.

L'intersubjectivité suppose un long parcours de mise en place de l'organisation psychique. Elle apparaît déjà dans la distinction des voix et la différenciation des visages. Quand vers 6 mois les enfants sont étonnés de voir des visages qu'ils ne connaissent pas, on peut considérer cela comme une bonne nouvelle puisque c'est la preuve que la représentation du visage de la mère est bien installée. L'enfant qui s'attendait à voir un visage en voit un autre, et survient alors une espèce de petite panique psychique nécessaire à l'organisation de l'intersubjectivité. Il va falloir que le bébé puisse apprendre à regarder à travers le visage de sa mère tous les autres visages qu'il va voir pendant toute sa vie. Toutes les cultures ont du reste inventé des jeux dits « de triangulation », comme le hochet, qui favorisent cette nécessaire organisation psychique. On met ainsi dans le berceau un petit objet que l'on regarde à deux dans une vision conjointe, bien loin des regards narcissiques directs puisqu'il s'agit de regarder quelque chose qui n'est ni moi, ni toi, mais autre chose à quoi nous nous intéressons ensemble. C'est une espèce d'objet transitionnel, du même ordre que les premières syllabes. Ainsi, en s'intéressant aux syllabes de l'enfant, on s'intéresse tout simplement à son activité psychique, on introduit la triangulation et on lui permet de créer des écarts psychiques nécessaires au voyage de la pensée.

Tous ces mouvements de la pensée vont ensuite se condenser dans l'acte de montrer. Quand un bébé, avant de dire ses premiers mots, commence à montrer les objets aux autres, on peut dire que tout le langage est déjà là. En effet, montrer quelque chose à quelqu'un veut dire que la représentation de l'autre est déjà inscrite dans l'esprit de celui qui montre du doigt. L'acte de montrer est absolument nécessaire à l'apparition des premiers mots : c'est dans ce mouvement-là que l'enfant va pouvoir capter la désignation sonore que dit l'adulte en réponse à ce que l'enfant lui a montré. L'autre est présent dans les sons mêmes des mots parce que les mots viennent des autres, de ceux qui possèdent déjà la langue. Tout cela fait partie de l'intersubjectivité qui va ensuite prendre forme dans la langue, sous la forme des pronoms par exemple. En se nommant lui-même quand il parle, le sujet pose également l'autre. Il est vraisemblable que si l'enfant ne pouvait pas faire ce parcours qui consiste à montrer un objet à un autre, il ne pourrait pas apprendre les pronoms. Nous comprenons à quel point le fonctionnement de l'activité psychique est d'autant plus sophistiqué qu'il est silencieux. Il constitue une espèce de chaîne interne, une aire psychique qui se construit en permanence, qui n'a pas oublié les constructions du passé et qui s'intègre toujours dans des mouvements nouveaux. Le prototype de l'intersubjectivité n'est rien d'autre que le discours, le dialogue des adultes qui consiste finalement à renvoyer à l'autre l'écho sémantique de ce qu'il vient d'énoncer, écho qui va à la fois moduler et peut-être changer le discours de l'un et de l'autre. C'est une espèce de transfert naturel, c'est-à-dire que chacun sert de miroir à l'activité psychique de l'autre et vice versa. Il faut que l'enfant apprenne à se regarder dans ses miroirs et à regarder les miroirs des autres.

Les miroirs des contes

Ce qui se passe à ce moment-là dans la langue orale se passe aussi dans les contes et la littérature en général. Ils offrent une quantité de miroirs susceptibles de permettre à l'enfant de se regarder lui-même à travers le miroir de l'activité de pensée des auteurs des contes. D'autant que les contes mettent en scène des moments fondamentaux de l'activité psychique, de la construction architecturale psychique. Le livre de Martin Waddell *Bébés chouettes* en témoigne. Les bébés chouettes posent quelque chose de fondamental, qu'on peut appeler l'attente et qui, chez le bébé, se passe généralement vers l'âge de 6 mois. Il est alors capable de se souvenir des relations qu'il a eues avec quelqu'un et il attend parfois une espèce de répétition de ces relations-là. Cette attente introduit une mise en place de l'organisation de la temporalité psychique dans la mesure où, comme les bébés chouettes, l'enfant souhaite quelque chose, c'est-à-dire qu'il crée un futur psychique tout en se souvenant de quelque chose du passé. Toutes les structures verbales de la langue sont contenues dans cette « attente joyeuse », pour reprendre les termes de René Diatkine, ce moment où l'enfant n'est pas désorganisé dans sa temporalité psychique mais attend le retour de sa mère. Les bébés chouettes mettent cela en place, ils attendent et entre-temps, cette attente a produit tout à coup une espèce de petite panique, la panique de la voix, des contes, de la littérature qui fait travailler psychiquement et permet en même temps d'introduire des inconnus, des attentes, des inattendus. On voit bien que les histoires ne sont rien d'autre que la mise en scène des mouvements psychiques inhérents à l'espèce humaine. Elles utilisent un psychodrame de l'humanité dans lequel chaque individu va pouvoir jouer son propre psychodrame. Et si toutes les cultures ont inventé des contes, c'est parce qu'ils sont de l'ordre de la nécessité. On ne peut pas imaginer une langue sans littérature.

Plus l'humanité avance dans le temps, plus elle construit des contes et des œuvres de littérature qui créent une condensation culturelle. Une sorte d'expérience humaine se transmet ainsi de génération en génération, permettant à chaque fois que chaque génération puisse avoir un théâtre dans lequel se soulager en s'appuyant sur l'expérience des aînés. Mais la mise en scène de la littérature a un ancêtre, à la source du langage aussi, c'est encore une fois l'activité déictique, l'acte de montrer. L'acte de montrer est une mise en scène qui répond à quelque chose de fondamental dans l'activité psychique de l'enfant. Il faut souligner que l'acte de montrer ne touche pas l'objet, mais le montre à une certaine distance. Cela peut être l'oiseau qui passe et que l'enfant voit, le pigeon qui arrive sur le balcon et que l'enfant a vu à travers la fenêtre, qu'il montre en disant à l'autre : « Quoi ? » Il montre surtout, par l'objet, que cet élément a produit chez lui un événement psychique. Autrement dit, il l'utilise comme support pour faire voir à l'autre l'indicible de ce qui s'est passé dans son esprit. C'est ce qu'on appelle le théâtre, la mise en scène, et chacun s'en sert pour faire voir à travers certaines matérialités l'indicible de l'esprit. Trouver des supports pour faire voir à l'autre ce qui se passe dans son esprit constitue la mise en scène fondamentale. Le mot lui-même est une espèce de théâtre universel. Comme le livre, le théâtre est inscrit dans la psyché humaine, il fait partie des activités humaines. Nous sommes tous des metteurs en scène sans le savoir, comme le bébé est un linguiste qui s'ignore.

Des mises en scène inépuisables

Le langage est donc un moyen en permanence à notre disposition pour réaliser nos mises en scène. Si les contes et les livres de littérature sont des mises en scène de ce qui se passe dans la psyché, le sujet qui lit met en scène les modalités d'interprétation de ces contes-là. Le même livre supporte des interprétations, c'est-à-dire des mises en scène inépuisables. La personne qui lit des contes aux enfants fait à chaque fois une mise en scène différente du même livre. Tous ces contes ont en commun, comme je le disais, ce qu'on peut appeler les fantômes psychiques, l'amour, la haine, la jalousie. Qui n'a pas une expérience de la haine ? Qui n'a pas une expérience de l'amour ? Qui n'a pas une expérience de la jalousie ? Qui n'a pas une expérience du mensonge ? Ces petits fantômes psychiques sont inhérents à l'espèce humaine. Les contes les mettent en scène. Ils permettent de dire à l'enfant sans le lui dire directement que ces fantômes-là sont un problème qui appartient à tous, et qu'il n'y a pas de raison de s'inquiéter.

Comme cette mise en scène est symbolique, elle ramène l'enfant à un autre espace psychique, à un autre temps, reprenant ainsi les temporalités de la langue écrite et de la langue orale. Dans la langue orale, toute l'organisation du temps est repérée par rapport au moment de l'énonciation, le passé et le futur ont du sens par rapport à maintenant. La temporalité de la langue écrite, elle, se construit à l'intérieur du texte : « la semaine dernière » dans un texte ne veut pas dire la même chose que « la semaine dernière » à l'oral. Apprendre à écrire, à lire et à comprendre l'écrit, c'est apprendre une nouvelle modalité du temps. Les contes glissent une temporalité très particulière, renvoyant l'histoire par la seule formule « il était une fois » à un temps très lointain. S'il y a une quantité de temporalités (temps historique, temps des contes, temps physique, temps mythique, temps psychique, temps de la mémoire et temps biologique), seul le temps de la langue est le même pour tous. Le propre de la lecture est de relier les informations de l'intersubjectivité aux informations qui viennent du monde interne et à celles que la pensée de l'auteur a mises en scène dans un texte. Si l'intersubjectivité dont nous avons parlé au début ne se fait pas, la lecture ne pourra pas se faire parce que l'intersubjectivité est inhérente à la lecture. En effet, la pensée de l'auteur, l'activité psychique de l'autre met en mouvement la mienne. Toute lecture est un acte d'amour puisque je mets en mouvement la pensée d'un auteur en même temps que je mets en mouvement ma propre activité psychique. Mettre en mouvement la pensée d'un auteur qui n'est pas là, c'est quelque chose d'important, une espèce de compromis des vivants, une façon de dire que la pensée, elle, est immortelle et se met en mouvement quand une autre pensée la sollicite. Intéresser les enfants à lire le monde psychique leur permet de s'intéresser aussi à la lecture du livre. C'est parce qu'on s'intéresse à la lecture du livre psychique des autres que le destin humain prend sa forme.

La lecture est au centre du mouvement de la pensée autant chez le nourrisson que chez l'adulte. La lecture donne toujours des pensées nouvelles. Nous pouvons passer notre vie à essayer de comprendre ce qui se passe à l'intérieur de nous-mêmes et nous aurons toujours la possibilité de lire les choses autrement. La lecture de son livre psychique introduit à chaque fois le doute, un « peut-être » permanent.

Le but de la lecture, c'est donc aussi, à travers la mise en place de tous ces fantômes, à travers les contes d'enfants, d'intéresser chaque personne à son propre livre. Je crois que la lecture de ce monde psychique est de l'ordre d'un réflexe anthropologique. Ce monde est peuplé de fantômes qui font peur mais qu'on peut mettre en scène en se servant de la mise en scène des autres. À ce moment-là on se fait accompagner symboliquement. Je crois que le but de la lecture, c'est cela.

1. Ce texte est paru dans le n° 63 de *Spirale*, 2012, p. 31-38.

Le cerveau disponible du bébé néolibéral[1]

Dany-Robert Dufour
philosophe, professeur en philosophie de l'éducation à Paris 8, directeur de programme au Collège international de philosophie

dany.dufour@free.fr

Dany-Robert Dufour

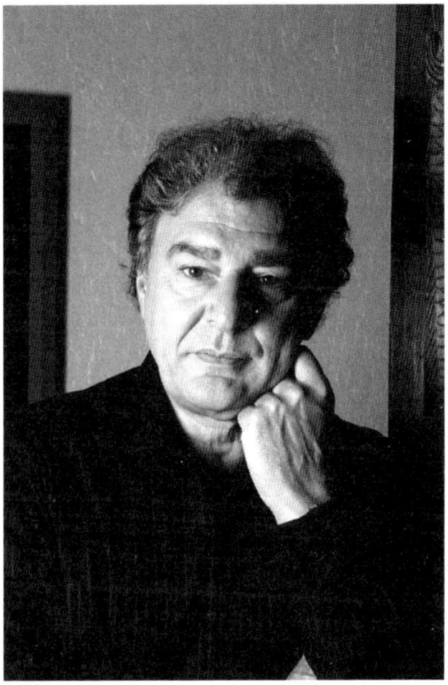

Affirmer que *le bébé néolibéral est né* semble a priori relever de ce type de formule destiné à marquer les esprits afin d'éveiller les consciences en les agitant. Ce serait ce qu'on appelle en rhétorique une *hyperbole*, c'est-à-dire une figure de style consistant à exagérer l'expression d'une idée afin de la mettre en relief à des fins ironiques ou polémiques.

J'essaierai de montrer ici que cette expression n'est en rien exagérée et que cette formule est à prendre au pied de la lettre. Autrement dit, le bébé néolibéral existe déjà, bel et bien, comme réalité. La preuve, c'est qu'on lui réserve désormais des chaînes de télévision (BabyFirst, par exemple) qui devraient lui permettre d'accéder en un temps record à l'idéal postmoderne : *Je zappe, donc je suis*. Ces chaînes de télévision sont appelées à fonctionner comme « troisième parent » prenant de plus en plus le relais des deux premiers[2]. En réalité, ce « troisième parent » est bien plus impérieux que les deux premiers et possède sur eux l'avantage de se présenter sous un jour ludique ; c'est en fait *un nouveau maître qui ne dort jamais*. Or, cette substitution produit des effets considérables non seulement dans la famille, mais aussi dans les formes de subjectivation et de socialisation des enfants qui auront ainsi été « éduqués ».

Cela fait longtemps que ce processus est en marche. Son accomplissement ne peut que changer drastiquement les conditions d'accès à la symbolisation. De l'empire de la télévision sur les adultes mis en place il y a une cinquantaine d'années, on est passés à son emprise sur les adolescents et, de là, aux enfants. Dans les études les moins contestables, on peut en effet lire que

« les enfants du monde passent en moyenne trois heures par jour devant le petit écran, ce qui représente au moins 50 % plus de temps consacré à ce médium qu'à toute autre activité parascolaire, y compris les devoirs, passer du temps avec la famille, des amis ou lire ». Ce chiffre, déjà considérable, n'est pourtant qu'une moyenne : près d'un tiers des enfants regarde la télévision quatre heures par jour ou plus[3]. Il faut en outre savoir que, désormais, l'enfant n'a plus à venir à la télévision, c'est la télévision qui est venue à lui. En effet, l'espace privé de l'enfant, sa chambre, est aujourd'hui très souvent occupé par la télévision : en Europe, entre un et deux tiers des enfants ont désormais la télévision dans leur chambre, selon les pays et les milieux sociaux (près de 75 % dans les milieux défavorisés en Angleterre[4]).

Le cerveau du téléspectateur intéresse beaucoup les promoteurs de ces chaînes.

Mais on a fait mieux encore depuis puisque, pendant ce dernier lustre, des chaînes pour bébés ont vu le jour. BabyFirst, par exemple, se présente aussi aux deux premiers parents qui n'auraient pas encore compris tout l'intérêt qu'il y aurait à abandonner leurs enfants à ce troisième parent : « Dès les premières heures de sa vie, jeunes enfants possède [*sic*] déjà quelques milliards de neurones. Seulement, ceux-ci ne lui sont, au départ, que d'une mince utilité puisque la plupart ne sont pas connectés. En réalité, pour parfaire ces connexions, le cerveau du petit d'homme doit être stimulé[5]. »

Ceci est certes dit dans une syntaxe approximative assez inquiétante, mais confirme que le *cerveau* du téléspectateur intéresse beaucoup les promoteurs de ces chaînes. Ces propos sont en effet à mettre en série avec ceux, tristement célèbres, de l'ex-président de TF1, Patrick Le Lay, qui paradait devant ses pairs, grands patrons comme lui, en affirmant que : « Nos émissions ont pour vocation de rendre [le cerveau du téléspectateur] disponible : c'est-à-dire de le divertir, de le détendre pour le préparer entre deux messages. Ce que nous vendons à Coca-Cola, c'est du temps de cerveau humain disponible. Rien n'est plus difficile que d'obtenir cette disponibilité[6]. » Il ressort de ces propos que *le cerveau humain, en tant qu'il doit être rendu entièrement disponible à Coca-Cola et compagnie, constitue la cible* de l'éducation entreprise par le nouveau maître. Pour mieux atteindre l'objectif, le cerveau, il est apparu aux stratèges des industries culturelles qu'il valait mieux s'y prendre dès le berceau.

Je vais donc tenter de dresser ici un premier tableau des effets dans la subjectivation et dans la socialisation de ce nouveau dressage télévisuel commençant dès le berceau.

La consommatio

On dit avec quelque raison que la place considérable prise par la publicité à la télévision constitue une véritable exhortation à la monoculture de la marchandise[7]. C'est indubitablement vrai, mais cette remarque ne me semble pas aller au fond des choses. S'il n'existait que cette tentative d'influence continue sur les individus pour les transformer en consommateurs permanents dès leur plus jeune âge, ce serait certes déjà grave, mais on pourrait toujours répondre (comme on ne manque d'ailleurs pas de le faire) qu'il suffirait de mettre en place une véritable éducation à l'image pour former l'enfant à pouvoir résister à cette influence comme à toute autre. Or, le problème dépasse de loin la question d'une éducation critique. En effet, derrière la publicité à destination des jeunes et très jeunes, il existe une visée autrement plus radicale qui ne se laisse plus décrire en termes d'objectifs commerciaux, mais en termes de reconfiguration des subjectivités. Ce n'est plus seulement le désir de l'objet qui est constamment suscité, c'est l'être même du sujet qui est visé. Les plus avisés des publicitaires ont en effet parfaitement compris quel parti ils pouvaient tirer de l'effondrement postmoderne de la famille classique, marquée par des phénomènes inédits comme l'« individualisation », la « privatisation » et la « pluralisation » – autant d'indicateurs d'une « désinstitutionnalisation de la famille[8] ». C'est donc une véritable stratégie de substitution de repères qui a alors été mise en place. Il s'est en effet agi de s'engouffrer, je cite, « dans la fragilité de la famille et de l'autorité pour installer des marques comme nouveaux repères[9] ». L'opération a l'air de se dérouler de façon satisfaisante si l'on considère le nombre de jeunes (y compris pauvres) *marqués*, c'est-à-dire dûment estampillés du logo des grandes marques et les exhibant crânement. On pourrait même imaginer mieux : donner directement des noms de marques aux enfants, comme cela commence à se voir aux États-Unis : de plus en plus de bébés américains sont baptisés avec des noms de marques aux États-Unis : L'Oréal, Chevy (pour Chevrolet), Armani, Timberlands, Chanel... Le phénomène toucherait environ 5 % des bébés américains nés en 2003[10]. Les marques fonctionnant comme nouveaux repères : nous sommes là au cœur d'une opération de reconfiguration inédite des subjectivités qu'aucune simple éducation à l'image ne saurait endiguer, tout simplement parce qu'elle arriverait de toute façon bien trop tard, lorsque le mal aurait déjà été fait.

La violence

C'est là un problème très complexe dont on ne peut rendre compte par des simplifications abusives. Partons de cette donnée : vers 11 ans, l'enfant « moyen » aura vu environ 100 000 actes de violence à la télévision et aura assisté à quelque 12 000 meurtres[11] ! Doit-on cependant déduire de cette donnée lourde que l'enfant, chargé de tant d'images violentes, est condamné à décharger cette violence dans le réel ? Contrairement aux apparences, la réponse est non. Il sera en effet toujours possible de trouver, face à toutes les corrélations statistiques que l'on construira, quelques contre-exemples ruinant toute certitude. On pourra ainsi découvrir des enfants de la télé, ayant assisté à des milliers de pillages, viols et meurtres sur le petit écran, doux comme des agneaux dans la vie de tous les jours. Rien, en effet, ne prouve a priori que les enfants prennent tous la fiction pour la réalité. D'ailleurs, les temps anciens produisaient leur lot de violences indéfiniment racontées aux enfants. Il ne faut donc pas céder à quelque forme d'angélisme que ce soit en pensant que tout était exempt de violence avant la télé : les contes narrés par les supposées gentilles grands-mères d'autrefois contenaient un lot respectable d'horribles histoires d'ogres dévoreurs d'enfants qui n'ont littéralement rien à envier aux images de violence diffusées d'aujourd'hui. Qu'on se souvienne de l'histoire particulièrement *gore* de saint Nicolas avec ses corps d'enfants découpés en morceaux et mis au saloir : n'a-t-elle pas donné la fameuse fête du 6 décembre où les enfants d'autrefois prenaient quelque avance sur Noël ! La violence existe depuis toujours et il faut bien que l'enfant apprenne à la symboliser.

Toutefois, s'il est vrai qu'il existait jadis des récits de violence adressés aux enfants, celle-ci était essentiellement *racontée*. Ce qui fait intervenir deux différences cruciales : 1. La grand-mère, en médiatisant l'horreur, l'intégrait dans le circuit énonciatif et la rendait en quelque sorte acceptable ; 2. L'univers de l'ogre dans le conte était clairement *imaginaire*, il obligeait l'enfant à penser cet univers comme un *autre* monde (celui de la fiction), alors que l'univers des feuilletons actuels avec rixes, violences, viols et meurtres, sans distance avec le monde réel, est *très réaliste*, de sorte que ces deux mondes peuvent aisément être confondus dans l'esprit de l'enfant.

Cette différence entre la violence montrée actuellement et la violence racontée d'alors ne prouve cependant pas que tous les enfants actuels ayant chambre avec vue sur télé succombent nécessairement à la violence. C'est pourquoi il faut reprendre l'analyse sur de nouvelles bases.

Pour avancer vraiment, il faut commencer par écarter sans appel l'explication « scientifique » en vogue aujourd'hui : seuls franchiraient le pas fatal de la violence ceux qui y seraient génétiquement prédisposés. Cette explication présente deux inconvénients majeurs : elle renvoie ces jeunes gens à leur nature profonde qui serait tarée – ce qui ne doit pas beaucoup les aider à accéder un jour à la responsabilité subjective de leurs actes –, et elle permet que tout continue comme précédemment puisqu'elle laisse entendre que ce n'est nullement le médium qui est en cause, mais certains de ses spectateurs…, qui devraient prendre leur dose de psychotrope avant l'usage.

Pour sortir de cette impasse faussement scientifique, je propose donc ce déplacement à mes yeux capital : c'est bien le médium qui est en cause, mais ce n'est pas tant le *contenu* des images qui incite à la violence que le médium lui-même, *quoi qu'il diffuse*. Écarter la fausse explication par la génétique ne suffit donc pas, il faut en plus en finir avec l'idée simpliste (parce que mécaniste) que l'enfant imite nécessairement ce qu'il voit à la télé (ce que présupposent presque toutes les études sociologiques) et en venir à une formulation un peu plus exigeante du problème qui mette en cause le médium lui-même. Pourquoi ? Parce qu'il est nécessaire de conjecturer que l'exposition prématurée et continue à l'image télévisuelle peut obérer les conditions de transmission du don de parole de génération en génération et d'individus en individus dans l'espèce. Il faut donc prendre en compte les possibles effets perturbateurs de l'introduction d'une nouvelle technique de communication, là même où prédominait depuis la nuit des temps la technique naturelle (comme on dit « langue naturelle ») du discours oral de face à face. Je suppose en somme que l'inondation de l'espace infantile par ce robinet constamment ouvert d'où coule un flux ininterrompu d'images et de sons n'est pas sans effets considérables sur la formation du futur sujet parlant. Nous allons voir comment cela peut produire des sujets mal installés dans le discours. Et, en allant sans délai à la fin de mon raisonnement, avant de reprendre au pas à pas, je dirais qu'un sujet mal installé dans le discours a toutes les chances de se présenter comme un sujet inapte à jouer de toutes les subtilités de la mise en discours et de se trouver très vite contraint d'en passer au rapport de force (physique) pour obvier aux difficultés qu'il éprouve dans l'édification verbale du rapport de sens.

Il me semble que seule cette hypothèse permet de comprendre que certains enfants de la télé peuvent échapper à un destin violent, cependant que d'autres y succombent fatalement. La différence entre les deux tenant au fait que les premiers sont installés dans le discours, alors que les seconds n'ont eu que l'image télévisuelle pour accéder à la symbolisation.

Il est donc temps de considérer la question des possibles dérangements sémiotiques produits par l'exposition massive à l'image télévisuelle.

Pour répondre à cette question des effets de la télévision sur les enfants et les adolescents, il me semble donc indispensable de passer d'un niveau d'analyse purement sociologique à un discours susceptible de prendre en compte la psycho-socio-sémiogénèse des sujets parlants. Il s'agit en somme de faire l'hypothèse que la transmission du don de parole dans l'espèce puisse être altérée par le fait que les petits d'homme se retrouvent brusquement devant l'écran, s'adressant à tous et à personne en particulier, avant même de parler.

Les rapports texte-image

Tout d'abord, notons que l'exposition massive à l'image télévisuelle déroute le sens séculaire des rapports texte-image. Avant l'envahissement des rapports générationnels par la télévision, il existait bien sûr des images, mais l'initiation à la pratique symbolique partait du texte à partir de quoi étaient inférées des images. J'entends par « texte » des énoncés oraux – parole ordinaire, contes, versions de mythes ou légendes – aussi bien que des énoncés consignés dans une écriture (texte saint, feuilletons, romans...). Ce primat du texte peut aisément se concevoir à partir de certaines situations simples. Par exemple, l'audition d'un conteur ou la lecture d'un roman déclenchent une activité psychique au cours de laquelle l'auditeur ou le lecteur créent des images mentales dont ils deviennent en quelque sorte les premiers spectateurs.

Je ne veux sûrement pas dire cependant que tous les auditeurs ou que tous les lecteurs voient les mêmes images, comme à la télé. Chacun « voit » en son for intérieur, dans une conscience singulière, non synchronique, dirait probablement Stiegler[12]. On « voit » donc en lisant un texte ou en entendant un quelconque propos, mais il est à souligner qu'on voit ce qu'aucune image ne peut vraiment montrer. Comment, en effet, rendre par une image le cours imprévisible d'une phrase de Proust ? Comment rendre dans une image l'usage concomitant d'un imparfait et d'un passé simple ? La fiction produite par le texte est en somme irréductible à toute image.

Cette disposition à la *fiction* et à la *fabulation* doit évidemment être pensée dans une anthropologie générale : c'est une disposition de l'espèce. L'usage du signifiant (constitutif du symbolique, qu'il s'agisse de la phonation articulée, de l'écriture, du langage des signes...) génère du signifié et n'a donc de sens qu'à être mis au regard d'une capacité imaginante propre à l'espèce.

Mais l'image n'est pas que simple reflet du texte, elle possède son efficace propre et elle est puissante : elle peut tout simplement suspendre le texte. Elle détient ce pouvoir pour une bonne raison : l'image n'est pas articulée, au sens où l'on dit du texte qu'il est articulé. On pourrait même dénombrer, en les cumulant un peu à la diable, quatre niveaux d'articulation signifiante du texte : 1. Le niveau de l'unité élémentaire, de l'ordre du son, renvoyant au *phonème*[13] ; 2. Le niveau sémiotique de la signification qui fait intervenir le *morphème* ; 3. Le niveau de la signifiance qui fait intervenir la *phrase* (ce que Benveniste appelait le « sémantique » pour le distinguer du « sémiotique ») ; 4. Le niveau mythologique qui renvoie au récit et fait intervenir ce que Lévi-Strauss a isolé sous le nom de*mythème*, unité minimale du récit. Mais si le texte est éminemment articulé, toutes les tentatives que l'on a pu faire au niveau de l'image pour lui donner le même statut ont échoué. Que ce soit au niveau de l'image mentale, le signifié, ou au niveau de l'image physique (picturale, filmique...), ces tentatives ont au mieux donné des taxinomies fort utiles, mais elles n'ont jamais réussi à définir une nature intrinsèque et une organisation interne de l'image – et, de fait, jamais il n'y aura de nécessité pour « lire » une image de commencer par le haut, par la gauche, par le centre ou par un point quelconque, plutôt que par une tentative de saisie du tout.

C'est vraisemblablement de ce caractère non articulé que vient le pouvoir de suspens que possède l'image par rapport au texte : une seule image peut mettre en question un très dense réseau de sens et de significations dûment organisés dans du texte. C'est d'ailleurs ainsi que procède l'émotion esthétique : que surgisse une image ou un enchaînement d'images sidérant, et voilà que sont suspendues les représentations auparavant organisées dans un « texte »... Nous voici par une simple image contraints de refaire un autre texte qui tienne compte de la perturbation ressentie et l'intègre. Il ne s'agit évidemment pas de prétendre traduire littéralement une image dans un texte, mais il s'agit de réparer la déchirure effectuée dans le tissu du texte par ce que Barthes, à propos de la photographie, appelait le *punctum*[14] issu de l'image. Barthes entendait justement par *punctum* « ce qui traverse, fouette, zèbre, ce qui m'attire ou me blesse » dans une image[15]. Le *punctum* étant ce qui point sur fond de *stadium* (lequel réfère au corps classique d'informations qui rend l'image accessible). C'est un excès, référant à ce qui sort de l'image. Je ne dis bien sûr pas qu'il s'agit de trouver LE texte qui correspond à ce *punctum* de l'image, mais ce qu'il faut, c'est UN texte qui vienne suturer la déperdition apparue dans les réseaux de sens, un texte qui n'exclut pas un autre, voire d'autres textes.

L'image devient ainsi situable dans un rapport d'avant ou d'après-texte (de pré-texte, en tout cas) grâce auquel elle acquiert la possibilité de figurer ce qu'on ne peut pas dire.

Hormis l'image esthétique « punctiforme », il existe un autre type d'image non articulée au texte, une image intérieure au sujet celle-là, soit ce que l'on appelle depuis Freud le *phantasme* qui peut relever de la « représentation inconsciente ». Ces images peuvent en effet être inconscientes au sens où Freud l'entendait, en distinguant « la « représentation inconsciente » qui est la *représentation de chose* seule [autrement dit « le signifié »] » de « la « représentation consciente » qui comprend la *représentation de chose* [le signifié] plus la *représentation de mot*afférente [« le signifiant »][16] ». Le phantasme renvoie donc à des images errantes, conscientes *ou* inconscientes, qui hantent l'appareil psychique. La caractéristique de ces images est qu'elles ont perdu leur arrimage à un texte qui, dès lors, ne peut plus figurer que comme texte « perdu » ou « censuré » (on se souvient de la définition de Lacan qui utilisait un terme connotant le texte pour définir le refoulement comme ce « *chapitre* censuré » de mon histoire). Comme le « texte » de ce phantasme est dérobé à celui-là même qui en est le porteur, ces images reviennent au sujet de façon répétitive ou intrusive, sans se fixer ni s'enchaîner dans un processus cumulatif. Et toute image extérieure peut alors venir entretenir le phantasme en s'aboutant compulsivement à lui dans des séquences sans texte.

Il n'est qu'une seule issue pour échapper au trouage du *punctum* ou à la déliaison du phantasme : c'est de retrouver le texte qui lui correspond. Le texte du phantasme, on tente souvent, depuis Freud, de le retrouver dans ce dispositif discursif très spécial qui s'appelle la cure de parole. Et le texte de l'image esthétique qui, comme *punctum*, avait suspendu les réseaux de signification, on tente de le retrouver dans les processus critiques qui interrogent l'image : de l'image, il s'agit d'induire du texte et, à partir de là, de produire toutes sortes de va-et-vient entre les deux mondes hétérogènes du texte et de l'image. Du moins si l'on veut que l'image conduise vers autre chose qu'à son pur et simple investissement par le phantasme – cette « autre chose » étant, dans les deux cas du phantasme et de l'image esthétique, un savoir, du moins quelque chose qui échappe à la compulsion pour s'adjoindre à un processus discursif cumulatif. Je me permets ici de faire remarquer à destination de ceux qui en appellent constamment à une « éducation de l'image » que cette éducation ne peut fondamentalement consister, pour l'être parlant, qu'en une éducation au discours. Certes, il faudra bien que ce discours soit capable de se donner comme objet la question de l'image, mais rien de cela ne saurait se faire sans que le privilège du discours soit établi.

La fonction symbolique

Ce rapport texte-image étant posé, enchaînons sur la question de la fonction symbolique : comment se transmet-elle et s'acquiert-elle ? Là encore, on retrouve le primat du texte, puisque c'est essentiellement par le truchement du discours, qui charrie avec lui tout un univers imaginaire, que cette fonction se transmet. On sait en effet combien la transmission de récits fut de tout temps un moyen utilisé par la génération des parents pour la formation de la génération à venir. Transmettre un récit, c'est en effet transmettre des contenus, des croyances, des noms propres, des généalogies, des rites, des obligations, des savoirs, des rapports sociaux… Mais c'est aussi et avant tout transmettre un don de parole. C'est faire passer d'une génération à l'autre l'aptitude humaine à parler, de sorte que le destinataire du récit puisse à son tour s'identifier comme soi et situer les autres autour de lui, avant lui et après lui, à partir de ce point. Il faut en effet instituer le sujet parlant ; si cette anthropofacture n'a pas lieu, la fonction symbo lique n'est tout simplement pas transmise.

Pour l'essentiel, l'accès à la symbolisation s'opère depuis toujours par la simple mise en œuvre de la plus vieille activité de l'homme, le discours oral de face à face. De la sorte, on se transmet le don de parole sans même s'en rendre compte ; il s'agit d'un prodige aussi invisible que celui de ces gens de « la secte du Phénix » [1952] dont parle Borges dans *Fictions*, qui se transmettaient de génération en génération un secret sans s'en apercevoir. Or, il se pourrait qu'avec la télévision, on ne sache soudain plus transmettre ce don.

En simplifiant grandement, on pourrait dire qu'au bout d'un certain temps de commerce avec ses parents, où le rôle de la verbalisation est essentiel puisque l'enfant se trouve « parlé » dans le discours des parents dès avant sa naissance, le petit d'homme acquiert en répondant à cette interpellation un ensemble de repères symboliques[17]. Ces repères sont constitués de signifiants spéciaux, des *déictiques* comme « je », « ici », « maintenant ». Il s'agit de signes « vides », non référentiels par rapport à la « réalité », de purs signifiants, toujours disponibles, qui deviennent « pleins » dès qu'un locuteur les emploie dans une instance de discours. On y trouve des indicateurs de personne (de personne subjective : « je », « tu » ; et non subjective : « il »), des indicateurs spatiaux (« ce », « ceci », « cela », « ici »…) et des indicateurs temporels (« maintenant », « aujourd'hui », « hier »[18]…). Grâce à ces indicateurs, le locuteur s'auto-indexe comme celui *qui* parle, fixant du même coup un *où* et un *quand* il parle[19]. Ce processus signe l'installation du sujet parlant dans la scène énonciative à partir de laquelle le monde extérieur devient représentable dans le discours. L'accès à la symbolisation passe donc par l'usage de ces repères de personnes (« je », « tu », « il »), de temps (ce qui est présent, co-présent ou absent) et d'espace (l'« ici » et l'ailleurs).

Cet accès à l'univers symbolique est fondamental, il renvoie à la capacité essentielle qui distingue l'homme des animaux : celle de pouvoir parler en se désignant soi-même comme sujet parlant et en s'adressant à ses congénères à partir de ce point en leur envoyant des signes supposés représenter quelque chose – je dis bien « supposés » car rien n'indique que ces signes réfèrent bien à des choses ou à des faits réels. L'homme ne se prive pas, en effet, d'« inventer » ce qu'il appelle la réalité. La fonction symbolique peut dès lors se représenter très simplement : pour y accéder, il faut et il suffit de faire sien et d'intégrer un système où « je » (présent) parle à « tu » (co-présent) à propos de « il » (l'absent, c'est-à-dire ce qui est à re–présenter[20]).

J'y insiste donc : ce système garantissant l'accès à la fonction symbolique et, de là, à certaine intégrité psychique minimale, s'acquiert essentiellement par le truchement du discours : les parents, les proches, parlent à l'enfant, s'adressent à lui, et progressivement se met en place la fonction symbolique. Ainsi se transmet de génération en génération le don de parole, l'aptitude humaine à parler, de sorte que celui à qui l'on s'adresse puisse à son tour s'identifier dans le temps (maintenant), dans l'espace (ici), comme soi (je) et, à partir de ces repères, convoquer dans son discours le reste du monde.

Cet accès à l'univers symbolique est fondamental, il renvoie à la capacité essentielle qui distingue l'homme des animaux : celle de pouvoir parler en se désignant soi-même comme sujet parlant et en s'adressant à ses congénères...

C'est cette essentielle transmission générationnelle du bien humain le plus précieux entre tous, le discours, que la télévision peut éventuellement mettre en péril. Pourquoi ? Parce que sa grande différence avec le discours de face à face, c'est qu'elle fonctionne comme *médium non adressé*. Cependant qu'elle mime sans cesse le discours adressé, elle n'interpelle pas et elle n'oblige pas à répondre. Elle échappe ainsi à l'obligation symbolique fondamentale de la réciprocité établissant que quand l'un a parlé, l'autre doit lui répondre. Combien voit-on d'ailleurs de télévisions allumées dans les foyers, qui « parlent toutes seules » ? En ce sens, la télévision, c'est *la folle du logis*. Et ce n'est pas le « tapez 1 sur votre téléphone pour Loanna » qui me semble avoir rétabli le minimum d'interactivités nécessaire. La télé reste fondamentalement un médium non adressé. Même si elle ne cesse de solliciter (parfois jusqu'au harcèlement) les téléspectateurs, cette interpellation reste tout à fait rhétorique puisqu'il n'y a pas de voie (de voix) de retour dans le circuit.

Voilà pourquoi elle ne peut produire que des sujets mal installés dans le discours, c'est-à-dire des sujets malhabiles dans l'usage déictique des repères symboliques de personne, d'espace et de temps. C'est cela qui me semble créer la différence quant au destin éventuellement violent des enfants de la télé. Ceux qui auront été à peu près bien installés dans le discours, dont les repères symboliques auront été fixés, pourront prendre en charge les images venues de la télévision. Pour peu qu'on le leur demande, ils seront capables de retranscrire ces images en discours. Ils seront aptes à ce que Jakobson appelait, dans un texte de 1959, *On translation*[21], « la traduction intersémiotique », soit ce type de traduction qui implique non le passage d'une langue à une autre, mais la transposition d'un système sémiotique à un autre. Cette capacité est évidemment décisive quant à la possibilité d'échapper à un destin violent. En effet, tant qu'un sujet peut mettre en discours, il ne passe généralement pas à l'acte, il ne franchit pas la barrière fatale qui conduit immanquablement du rapport de sens au rapport de force. Si ses repères dans le discours sont posés, alors il peut accueillir de l'image, fût-elle hyperviolente, et aller et revenir de l'image au discours. Ce va-et-vient peut même être ludique et formateur : il suffira de faire rentrer dans le discours, et son système d'adresses, ce médium impersonnel. Gageons qu'on y réussira d'autant mieux que le programme est élaboré, autrement dit qu'il appelle l'interprétation.

La fiction

Nous sommes maintenant en mesure de savoir si l'enfant de la télé peut confondre ou non la fiction avec la réalité. Cela dépend du fait que les repères symboliques de temps, de personne et d'espace ont été fixés ou non. S'ils l'ont été, alors il existe un dispositif sémiotique « je/ici/maintenant » qui permet d'établir une scène de l'énonciation sur laquelle on peut convoquer, par ses énoncés, le reste du monde. Sur cette scène, je pourrais représenter tout ou partie du monde, *réel* ou *imaginaire*. La fiction n'est en effet qu'un des deux modes possibles de l'existence de ce monde convoqué. En effet, soit il sera réellement convoqué par des signes *indiciels* (des indices, au sens quasi policier du terme, ou mieux au sens de Peirce, lorsque le signe est l'indice d'un objet dans le monde). Soit il sera convoqué par des signes *anaphoriques*, lesquels ne renvoient pas indiciellement au monde, mais au discours lui-même. On parlera dans ce dernier cas, non pas de réalités extérieures, mais de réalités internes au discours, créées par référence au discours lui-même. Ainsi, si je lis : « Nous étions à l'étude quand le Proviseur entra » (première phrase de *Madame Bovary*), il ne viendra à l'idée d'aucun lecteur sensé de se demander si les personnages étaient alors bien dans l'étude et si le Proviseur y entrait vraiment. Il acceptera d'emblée le monde créé même s'il sait que ce dernier n'a jamais vraiment existé. Ce qui ne veut pas dire que l'auteur fait ce qu'il veut dans la fiction (par exemple, il ne peut changer à sa guise le nom des personnages), il est tenu d'observer les lois du monde, fût-il imaginaire, qu'il a créé. C'est cela la fiction : un régime particulier de discours référentiel, se développant à l'intérieur du discours, déboîté par rapport à lui.

Si le sujet n'est pas bien fixé dans ses repères symboliques, cette scène énonciative n'existe pas et il ne peut donc rien y convoquer, pas plus un monde *indiqué* qu'un monde *fictionné* dans et par le discours. Ce sujet ne pourra alors pas atteindre au second régime de signification parce que ce second régime n'existe que comme cas particulier du premier.

Le problème est donc que si les repères symboliques ne sont pas fixés, ceux qui permettent d'entrer en discours, je n'accède pas à cette réalité discursive seconde et je ne perçois pas nécessairement la fiction comme fiction. Ce qui me parviendra, ce seront alors des images extérieures qui viendront se fixer sur les images qui hantent l'appareil psychique. L'image externe deviendra alors une sorte de branchement plus ou moins abouté aux images internes, aux phantasmes (souvent des images de toute-puissance ou de toute-impuissance) qui hantent l'appareil psychique. Des phantasmes dont la clef est dérobée à celui-là même qui en est le porteur. Ces images peuvent donc assaillir celui qui les perçoit, sans se fixer ni s'enchaîner dans un processus cumulatif maîtrisable, et générer des bouts de séquences hallucinées. Elles ne peuvent en somme que revenir, de façon répétitive, pour placer le sujet sous leur dépendance. D'une part, elles ne peuvent pas être objectivées, ce qui signifie qu'elles n'ouvrent pas sur une procédure débouchant sur un savoir ; d'autre part, elles investissent toute image extérieure qui leur est donnée, de sorte qu'elles se constituent en une sorte d'écran, c'est le cas de le dire, qui s'interpose entre le sujet et la réalité qui lui parvient.

Le pronostic est imparable : toute vie sociale, en tant que nécessairement médiatisée par le discours, sera difficile à ces enfants de la télé – à commencer par l'école. N'étant pas vraiment entrés dans le discours, ils ne pourront que très difficilement prendre leur place dans le fil du discours qui distribue chacun à sa place. C'est pourtant beaucoup de ces enfants que l'école a pour tâche aujourd'hui de faire entrer dans le fil de ce discours, qui fait alterner la parole du professeur et celle de l'élève. On comprend, dans ces conditions, que l'école ne soit pas au bout de ses peines.

*

Freud pensait que toute culture travaillait à sa façon à la formation des sujets en les marquant d'une empreinte spécifique – il appelait cela le *Kulturarbeit*[22]. Que vise donc le travail spécifique accompli par cette culture néolibérale, dont nous n'avons ici cerné qu'un aspect, important certes, mais pas exclusif, celui de la télévision[22] ? Il attend du bébé ainsi pris en charge qu'il en sorte un être reconfiguré dans les deux grands processus d'intellection constituant la subjectivité dont il est porteur.

Du côté de la conscience réflexive (processus dits « secondaires »), la culture néolibérale veut absolument en finir avec le sujet *critique* qui était encore, à l'époque moderne, l'idéal des Lumières. Et du côté de l'inconscient (processus dits « primaires »), le néolibéralisme n'a plus que faire du vieux sujet hérité de la modernité, mis au jour par Freud, classiquement *névrosé* et hanté par la culpabilité. À la place de ce sujet doublement déterminé, la culture néolibérale met en place tous les moyens nécessaires, y compris technologiques, à la fabrication d'un sujet *a-critique* et *postnévrotique*. Il s'agira alors de construire un univers où l'individu doit avant tout obéir à ce commandement suprême : *Jouis !* Ce qui suppose un sujet disponible à tous les branchements, un sujet flottant, indéfiniment ouvert aux flux marchands et communicationnels, en manque permanent d'objets manufacturés, de services marchands, de fantasmes sur mesure à consommer sans limite et que le Marché se proposera de lui offrir constamment pour satisfaire ses appétences. Un sujet précaire en somme, dont la précarité même pourra être mise à l'encan du Marché qui, par ses industries culturelles, pourra trouver là de nouveaux débouchés en devenant grand pourvoyeur de kits identitaires et d'images d'identification en tout genre.

La culture néolibérale met en place tous les moyens nécessaires, y compris technologiques, à la fabrication d'un sujet a-critique et postnévrotique.

La crise actuelle est, en un sens, bienvenue : elle montre les limites du modèle du Marché dans sa prétention à prendre en charge, non seulement l'économie stricto sensu, mais aussi les autres grandes économies humaines, dont l'économie psychique. La crise met en effet à nu les mécanismes pervers dont se soutient l'ultralibéralisme dans tous les domaines.

Il convient bien sûr de prendre soin de ces individus ravagés, mais aussi et surtout de trouver les moyens pour mettre fin à cette idéologie dévastatrice.

---

1. Ce texte est paru dans le n° 50 de *Spirale*, 2009, p. 125-139.

2. L'expression « troisième parent » vient des études nord-américaines. Elle commence à s'imposer en France. Elle figure ainsi dans le rapport remis à Monsieur le président du Sénat le 26 juin 2002, par la commission d'enquête sur « La délinquance des mineurs », créée en vertu d'une résolution adoptée par le Sénat le 12 février 2002 (président : M. Jean-Pierre Schosteck, rapporteur : M. Jean-Claude Carle) : « La télévision a pénétré à un tel point la vie des familles et joue un tel rôle dans le quotidien des enfants qu'on peut, sans exagérer, parler de "troisième parent" pour la désigner. » Chapitre II, 1. « La famille : une institution reléguée », partie d, Les médias. On peut trouver ce rapport sur http:// www. senat. fr/ rap/ r01-340-1/ r01-340-10. html.

3. J. Groebel, « The UNESCO global study on media violence », dans *Children and Media Violence*, Stockholm, UNESCO, 1998.

4. Cf. Recherche comparative européenne, *Children and Young People in a Changing Media Environment*, édité par Sonia Livingstone et Moira Bovill, Erlbaum ed, Mahwah, N.J et Londres, 2001. À noter que ces chiffres s'appliquent aux enfants entre 0 et 3 ans.

5. http:// babyfirsttv. com/ fr/

6. *Les dirigeants face au changement*, éditions du Huitième Jour, Paris, 2004. Préface d'Ernest-Antoine Seillière, ex-président des patrons français réunis dans le Mouvement des entreprises de France (MEDEF), p. 92.

7. Selon le rapport *The Kids Market* (New York, Package Facts, 1998), un enfant américain voit en moyenne 40 000 spots de publicité par an. Le pouvoir d'achat des *kids* américains est évalué à près de 30 milliards de dollars – sans compter l'influence qu'ils ont sur les achats de leurs parents, estimés à près de 400 milliards de dollars par an.

8. Cf. L. Roussel, *La famille incertaine*, Paris, Odile Jacob, 1992 et I. Théry, *Couple, filiation et parenté aujourd'hui. Le droit face aux mutations de la vie privée*, Paris, Odile Jacob/ La Documentation française, 1998.

9. Brochure distribuée au colloque de l'Institute for International Research les 26 et 27 février 2002 à Paris ayant pour thème « Adoptez une communication ciblée pour toucher l'enfant au cœur de son univers ».

10. On doit à Cleveland Evans, professeur de psychologie à l'université Bellevue, Nebraska (États-Unis) d'avoir repérer ce phénomène : voir http:// colleges. surfwax. com/files/ Bellevue_University.html. La France n'est pas épargnée : nous avons eu, par exemple, le cas de la petite Renaud, prénommée Mégane…

11. W. Josephson, *Television Violence: A Review of the Effects on Children of Different Ages*, Patrimoine canadien, 1995.

12. Cf. ses analyses sur la « synchronisation des consciences » et l'« exténuation de leur diachronie », dans B. Stiegler, *Aimer, s'aimer, nous aimer – du 11 septembre au 21 avril*, Paris, Galilée, 2003.

13. Ce dont rend compte la phonologie structurale : il existe un nombre fini de phonèmes dans une langue donnée et chacun est défini par les traits différentiels qu'il entretient avec les autres.

14. Cf. R. Barthes, *La chambre claire*, Paris, Gallimard-Le Seuil, 1980.

15. Cf. *Ibid.*, p. 43 et 69 et sq.

16. S. Freud, *L'inconscient* [1915], dans *Œuvres complètes*, XIII, Paris, Puf, 1988, p. 234 et sq.

17. Commerce verbal lui-même inséré dans un grand commerce organique : échanges de regards (se voir, voir, être vu par l'autre), échanges vocaux (entendre, être entendu par l'autre…), échanges de matières corporelles (sein, fèces)…

18. Sur ces points, voir E. Benveniste, *Problèmes de linguistique générale*, chap. V, Paris, Gallimard, 1966.

19. Rappelons que temps et espace sont les catégories a priori de la sensibilité chez Kant, constitutives du rapport au monde, c'est-à-dire de l'évidence à partir de laquelle le sujet s'installe comme sujet parlant.

20. Dans D.-R. Dufour, *Les mystères de la trinité*, Paris, Gallimard, 1990, où je propose de considérer ce triangle « je, tu et il » comme la configuration de base de la symbolisation.

21. R. Jakobson, « Aspects linguistiques de la traduction », dans *Essais de linguistique générale*, Paris, Minuit, 1963, p.78 et sq.

22. S. Freud, *Nouvelles conférences sur la psychanalyse*, Paris, Gallimard, 1989, cf. fin de la 31e conférence.

23. Je me permets de renvoyer à un ouvrage paru chez Denoël en 2009, *La cité perverse*, où j'essaie de montrer que de multiples *leçons de perversion*, allant bien au-delà de l'exposition à la télévision, sont constamment dispensées à l'ensemble des populations dans la cité postmoderne.

École maternelle : état des lieux et cri d'alarme ![1]

Joss Berger Tancerel
professeur des écoles en maternelle

jossberger@wanadoo.fr

Premier maillon de l'Éducation nationale, l'école maternelle française a des objectifs et des orientations qui l'inscrivent dans une politique éducative globale, dans une continuité. Longtemps à l'avant-garde sur le plan pédagogique mondial, elle constitue une référence à l'étranger. Elle arrive en ce début 2010 à un certain stade de maturité qui, jusqu'ici, nous semblait la mettre à l'abri d'une transformation majeure, voire pire, de sa disparition. Quelle a été son histoire ? Quelle est sa place au sein de la société française ? Répond-elle aux besoins actuels ? Comment se situe-t-elle dans le cadre européen ? Sans prétendre faire un exposé exhaustif sur le sujet, un état des lieux s'impose pour mieux comprendre la problématique présente.

Histoire de l'école maternelle française

Comme toute institution, la « maternelle » a son histoire, ses figures fondatrices et des lois qui, au cours des ans, ont précisé son fonctionnement dans une continuité.

Une institution charitable

En France la prise en charge collective des enfants en bas âge correspond au début de l'ère industrielle et répond au désarroi des mères ouvrières qui, pour travailler en usine, laissaient des heures durant leurs enfants seuls. Le premier à avoir pris conscience du problème est le pasteur Oberlin dans les Vosges qui, en 1771, créa pour les 4 à 7 ans « l'école des commençants », animée par les « conductrices de la tendre enfance ». Son initiative ne sera pas poursuivie ni étendue à l'époque, bien que le pouvoir en place, la Convention, ait reconnu son utilité et décoré Oberlin pour son œuvre.

Il faut attendre 1826 pour voir des salles d'asile s'ouvrir presque simultanément, à l'initiative, d'une part de la marquise de Pastoret et de Emilie Mallet-Oberkampf, d'autre part de Denys Cochin (1789-1841). Celles-ci reprenaient en fait les modèles anglais des *infant schools* dont la première avait été créée par Robert Owen en 1810, puis copiée à Londres grâce à James Buchanan dès 1819. Denys Cochin envoie Mme Millet étudier le modèle anglais pour l'adapter aux établissements parisiens. S'appuyant sur cette expérience, il rédige un ouvrage de pédagogie spécifique et confie à Mme Millet la mission de former le personnel des salles d'asile.

Joss Berger Tancerel

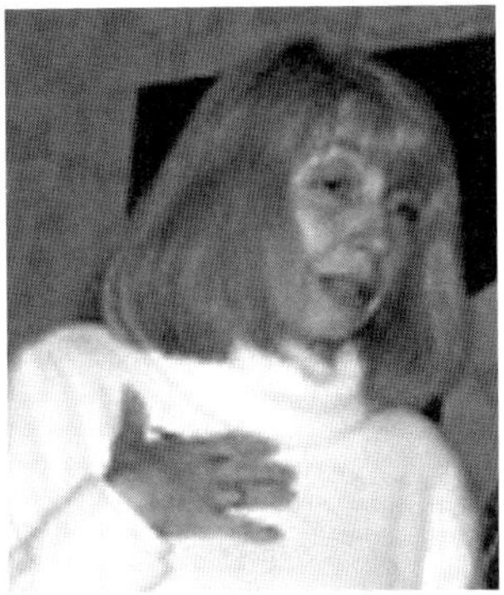

En 1835, on compte 102 salles d'asile réparties dans 35 départements. Elles sont gratuites, s'adressent aux enfants de 2 à 6 ans issus des milieux pauvres, et accueillent souvent de 80 à 100 enfants dans une seule pièce. En 1836, elles passent sous la tutelle du ministère de l'Instruction publique, et se multiplient ; ainsi en 1843, la statistique signale 1 489 asiles recevant 96 192 élèves. Mais la vraie révolution viendra de deux femmes soutenues par leurs ministres : Marie Pape-Carpantier et Pauline Kergomard qui, successivement, bouleverseront l'esprit de ces institutions.

L'élan insufflé par Marie Pape-Carpantier et Pauline Kergomard

Marie Carpantier (1815-1878), orpheline de père, est issue d'un milieu très pauvre. Elle prend en charge sa première salle d'asile à l'âge de 19 ans et s'y investit totalement au point de manquer y perdre la santé. Elle a une approche fondée sur l'expérience et place sa priorité sur l'enfant et la qualité de sa relation avec l'éducateur. Elle diffuse ses remarques pédagogiques dans des manuels qui la feront connaître des ministres Salvandy et Carnot. Sur sa requête, l'arrêté du 28 avril 1848 stipule : « Article premier. Les salles d'asile, improprement qualifiées établissements charitables par l'ordonnance du 22 décembre 1837, sont des établissements d'instruction publique. Ces établissements porteront désormais le nom d'écoles maternelles. Art. 2. Il est institué, près l'académie de Paris, une école maternelle normale, pour l'instruction des fonctionnaires des écoles maternelles. » Le nom d'école maternelle ne rentre cependant pas tout de suite dans les mœurs et devra attendre d'être repris par Pauline Kergomard et Jules Ferry pour être définitivement adopté.

Marie Pape-Carpantier dirige la première école normale maternelle pendant vingt-sept ans, elle est la première femme à donner des conférences à la Sorbonne. Au cœur de son enseignement, elle privilégie l'approche par les sens et le jeu. Elle prône la leçon de choses qui implique une réflexion par induction et invite l'enfant à poser des questions et à émettre des hypothèses.

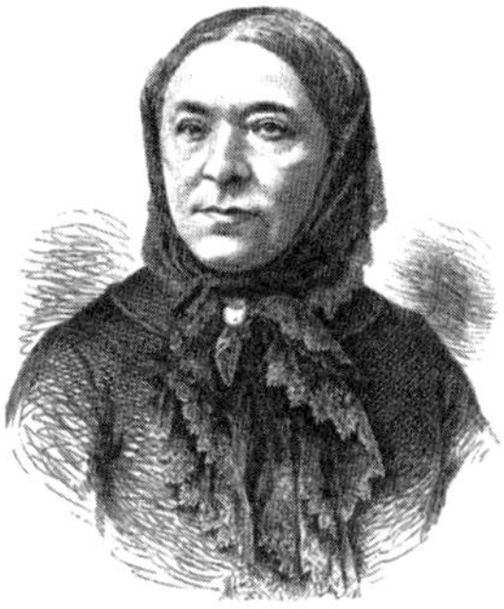

Marie Pape-Carpantier

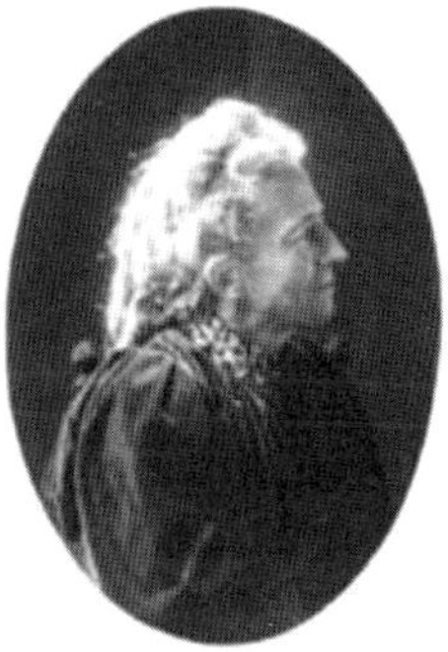

Pauline Kergomard

Comme Pauline Kergomard qui prendra sa suite, elle est féministe, liée aux mouvements fouriéristes, peut-être aussi à la franc-maçonnerie… Pouvait-il en être autrement pour une femme issue d'un milieu très pauvre, et qui a toujours combattu l'injustice sociale par le biais de l'éducation ?

Pauline Kergomard (1838-1925), d'une famille protestante, cousine du philosophe Elisée Reclus, complète la vision pédagogique de sa devancière par une composante sociologique et psychologique. Elle est nommée inspectrice des écoles maternelles par Jules Ferry en 1881 et occupe le poste jusqu'en 1919. Son message est toujours d'actualité et reprend en partie celui de Marie Pape-Carpantier : « L'éducation des sens est la base du développement de l'être. […] Lorsqu'il s'agit des enfants, mettez-vous bien dans l'esprit qu'ils veulent d'abord, par besoin irrésistible, voir, puis toucher (car ils ne voient bien qu'avec les doigts), puis goûter (ils portent tout à la bouche), en un mot, ils veulent agir et vivre ; or, comme à l'âge qui nous occupe, ils sont presque exclusivement sensitifs, c'est d'abord à cultiver leurs sens qu'il faut nous appliquer. En ce qui concerne l'éducation intellectuelle des enfants de 2 à 6 ans, l'ambition des maîtresses devrait consister à leur enseigner à observer, à écouter, à parler[2]. » Elle prône ainsi une méthode respectant le développement de l'enfant et impliquant un programme pédagogique essentiellement fondé sur l'activité de celui-ci : le jeu.

D'une école pour les pauvres à une école pour tous

L'impulsion donnée par Pauline Kergomard est poursuivie et développée dans les instructions de 1921 qui resteront en vigueur plus de cinquante ans. L'Association générale des institutrices et des instituteurs des écoles et classes maternelles publiques (AGIEM), créée cette même année, devient le diffuseur des recherches pédagogiques entreprises. L'école maternelle française s'enrichit aussi des recherches pédagogiques menées par Maria Montessori, Ovide Decroly et Célestin Freinet. Elle met en avant les méthodes actives et s'inspire du mouvement pédagogique de « l'Éducation Nouvelle » : « On ne doit pas agir sur l'enfant, mais inciter l'enfant à agir. Ceci mérite d'être dit et redit. En dehors de cela, il n'y a pas d'école active » (Ferrière).

Les conférences et les revues spécialisées concourent elles aussi à faire de l'école maternelle un modèle éducatif qui attire progressivement toutes les couches de la population.

On passe de 400 000 élèves en 1930 à 1 860 000 en 1978, de 8 000 classes avant guerre à près de 52 000 en 1977. Toutes les communes sont parties prenantes : l'école maternelle est progressivement ressentie comme un facteur de progrès dont toute la population doit profiter. En campagne, les classes enfantines rattachées aux écoles primaires accueillent les enfants de 2 à 6 ans.

L'école maternelle, socle de base du système éducatif français

Parallèlement à cette généralisation de la préscolarisation, les objectifs de l'école maternelle se précisent. Selon les dispositions de la loi Haby de 1975, elle doit contribuer « à prévenir les difficultés scolaires, à dépister les handicaps et à compenser les inégalités ». Les programmes de 1977 fixent, comme à l'élémentaire et au secondaire, la mise en œuvre d'objectifs : progressivement la mission de scolarisation va prendre le pas sur l'aspect « maternel ». La circulaire du 30 janvier 1986 donne les orientations pour l'école maternelle. L'évolution de la société est prise en compte pour justifier une attention particulière à la petite enfance.

La loi d'orientation sur l'éducation du 10 juillet 1989 présente l'organisation de la scolarité en cycles comportant une progression annuelle ainsi que des critères d'évaluation. À l'école maternelle, le cycle I dit « des apprentissages premiers » concerne désormais la petite et la moyenne section. La grande section est présentée comme une classe charnière où, en cours d'année, les enfants accèdent au cycle II des apprentissages fondamentaux qui se poursuit en primaire. Des conseils de cycles réunissant maternelle et primaire sont instaurés.

Par ailleurs, un droit à la scolarisation pour tout enfant dès l'âge de 3 ans est énoncé, le principe est étendu prioritairement aux enfants de 2 ans vivant dans un milieu social défavorisé. Cette loi traduit, chez certaines élites politiques et intellectuelles, une prise de conscience d'une nécessaire préscolarité comme phase décisive pour la prévention de l'échec scolaire. L'école maternelle devient progressivement la première étape de la réussite scolaire, comme l'indique l'instruction du 8 octobre 1999 : « En matière de prévention de l'échec et de démocratisation des conditions de la réussite scolaire, la responsabilité de l'école maternelle est à la mesure de sa place éminente et fondatrice. École de tous les possibles, l'ambition est à sa portée. »

Alors que l'école maternelle n'est pas obligatoire, 100 % des enfants de 5 ans la fréquentent dès 1970, 100 % des 4 ans en 1980 et 98 % des 3 ans en 1990. Seule la tranche d'âge des 2-3 ans reste très en deçà, malgré les objectifs du 5ᵉ Plan qui visaient la scolarisation de 50 % des 2 ans à la fin des années 1970. En fait, le plus fort taux de scolarisation des tout-petits sera de 35,7 % en 1980.

La remise en question

À l'aube du XXIᵉ siècle, l'école maternelle est donc ancrée dans le système éducatif français. En tant que base de celui-ci elle devient porteuse de tous les espoirs, mais aussi la cible idéale en cas d'échec. Si le XIXᵉ a été le siècle de l'industrialisation, le XXᵉ celui du progrès social, son successeur est, en apparence, sous le signe de la mondialisation, de la compétitivité et de la rentabilité, et là encore l'Éducation nationale est impliquée. La politique des cycles présentée en 1989 a mis en place les évaluations au CE2, à l'entrée en sixième mais aussi en grande section de maternelle. Des comptes rendus nationaux annuels font le point sur ces évaluations et situent l'élève, la classe dans une moyenne nationale. Dans les médias, les statistiques se succèdent : taux d'illettrisme, nombre d'enfants en échec scolaire, nombre d'enfants handicapés dans les écoles… Les rapports se multiplient : rapport Thélot sur l'avenir de l'école en 2004, rapport des sénateurs Papon et Martin, et rapport de la députée Michèle Tabarot en 2008 sur la scolarisation des 2 ans.

L'école maternelle, « école de tous les possibles », est attaquée. Le B.O. spécial n° 10 du 30 septembre 2004[3] stipule qu'« *en l'absence d'école ou de classe maternelle*, les enfants de 5 ans dont les parents demandent la scolarisation sont admis à l'école élémentaire dans une section enfantine afin de leur permettre d'entrer dans le cycle des apprentissages fondamentaux prévu à l'article 3 du décret n° 90-788 du 6 septembre 1990 relatif à l'organisation et au fonctionnement des écoles maternelles et élémentaires ». Or jusqu'ici, tous les enfants ou presque (99 %) sont scolarisés à partir de 3 ans ! Le texte suppose donc qu'il pourrait ne plus y avoir d'école ou de classe maternelle ; la grande section serait alors rattachée à l'élémentaire.

La seconde attaque est frontale, elle vient du ministre Xavier Darcos en novembre 2008 quand il déclare : « Est-ce vraiment logique, alors que nous sommes si soucieux de la bonne utilisation des deniers de l'État, que nous fassions passer des concours à bac + 5 à des personnes dont la fonction va être essentiellement de faire faire des siestes à des enfants ou de leur changer les couches ? » Voilà où est arrivée « l'école de tous les possibles » : la mission de la petite section est résumée essentiellement à faire faire des siestes aux enfants ou à leur changer les couches. Outre l'inélégance du propos et son aspect fallacieux qui démontre une profonde méconnaissance du terrain, cette assertion exclut la possibilité d'avoir des objectifs éducatifs pour des enfants de 2 à 3 ans. Les tout-petits sont ramenés à un aspect strictement végétatif – les professionnels ont apprécié !

La circulaire de septembre 2009 sur la maternelle montre le fossé franchi depuis les principes édictés par Marie Pape-Carpantier et Pauline Kergomard. Dans son introduction, elle est définie comme « une étape décisive dans l'appropriation progressive par les élèves des connaissances et des compétences du socle commun ». On assiste à une primarisation de la maternelle.

« Éduquer, instruire, intégrer et promouvoir » constituent, dans ce rapport, les missions prioritaires que l'école se doit de remplir.

Place de l'école maternell[e] dans la société françai[se]

L'école maternelle est sans nul doute en France la seule institution non obligatoire qui atteint un taux de fréquentation aussi élevé, et à ce titre, on peut aisément dire qu'elle a pleinement sa place. Les parents des enfants accueillis actuellement dans les classes l'ont eux-mêmes fréquentée dès l'âge de 4, voire 3 ans. Elle fait partie du vécu collectif et beaucoup en gardent un souvenir mêlé de chansons, contes et comptines, de gâteaux faits en commun, de promenades champêtres, de bricolages à partir de boîtes à œufs et de pots de yaourt. Elle n'est pas attachée à l'échec scolaire...

Sa mission sociale

Par-delà les directives ministérielles, l'école maternelle constitue pour les familles une institution de proximité avec laquelle s'instaure un dialogue au quotidien. L'enseignant est une personne avec qui l'on peut échanger ; sa formation polyvalente pour les enfants de 2 à 10 ans permet de répondre aux questions des parents. La cohérence du système éducatif est à cet égard une garantie de suivi rassurante.

Par le biais de la médecine et des psychologues scolaires, le dépistage des handicaps s'effectue, là encore, sur une continuité autour de l'enfant. Ces regards croisés de l'extérieur qui viennent compléter le point de vue du médecin de famille permettent souvent de détecter des problèmes qui étaient restés inaperçus. L'équipe éducative de l'école alerte la famille si un recours à des spécialistes est nécessaire : orthophoniste, psychologue, psychomotricien...

La prévention de l'échec scolaire est une des missions de l'école maternelle : la prise en compte précoce de difficultés permet souvent de les palier. On peut déplorer à cet égard la disparition programmée des RASED mis à mal par les compressions de personnel. Ces enseignants spécialisés venaient dans les écoles aider les enfants en difficulté et pouvaient rencontrer les familles. Le lien direct entre les parents et l'école est capital pour résoudre les problèmes rencontrés.

L'échec scolaire n'est pas un problème simple à résoudre car c'est en fait la somme de problèmes individuels qui doivent être pris en charge, souvent dans une relation duelle avec l'enseignant et parfois le concours de professionnels spécialisés. À cet égard, les mesures concernant les enfants handicapés montrent la complexité des solutions (AVS, matériel adapté, temps scolaire repensé). En 2008-2009, il y avait 3 600 enfants handicapés de 2-3 ans, 6 865 de 4 ans, 9 735 de 5 ans accueillis dans des maternelles.

Pour occuper pleinement sa place éducative et sociale, l'école maternelle doit pouvoir se recentrer sur ses véritables objectifs. En vingt ans, les programmes se sont succédé, les modes d'évaluation ont changé, l'annotation dans les livrets scolaires a été modifiée, sans que la famille ait vraiment eu le temps de s'y adapter. Certes, ces changements ont sans doute été motivés par l'évolution rapide de la société, mais la famille a besoin de sentir une école vraiment « maternelle ».

Données chiffrées

Pour l'année 2008-2009, l'école maternelle a accueilli 2 535 400 élèves, chiffre fluctuant d'une année à l'autre en fonction de la démographie. Ces enfants étaient répartis dans 86 184 classes du secteur public et 11 820 classes du secteur privé. Il existe 16 748 écoles maternelles publiques et 194 écoles maternelles privées. On compte dans le public 19 727 classes préélémentaires rattachées à des écoles élémentaires : c'est souvent le cas dans les villages et les regroupements pédagogiques. Dans le privé, les classes préélémentaires sont en général rattachées à une école primaire : c'est le cas de 11 030 d'entre elles sur un total de 11 820 classes. Par ailleurs, le nombre moyen d'élèves par classe est de 26 dans le privé et le public, avec un maximum de 35.

Ces données chiffrées montrent que l'école maternelle concerne directement une partie importante de la population, environ 5 millions de personnes (parents et enfants confondus). Le nombre de classes et d'écoles donne par ailleurs une idée du budget investi tant par l'État (environ 90 000 enseignants en maternelle) que par les collectivités locales qui entretiennent les locaux et paient les agents territoriaux (ATSEM). Les sommes impliquées sont conséquemment source d'une lutte âpre à tous les niveaux. Le budget du préélémentaire est de 12,8 milliards d'euros soit une moyenne de 4 970 euros par enfant. Dans ce contexte on comprend mieux pourquoi l'État veut abandonner la scolarisation précoce des enfants de 2 ans.

Problèmes sous-jacents à la scolarisation dès 2 ans

Pour l'année scolaire 2008-2009, la plaquette RERS 2009 dont sont issues ces données du ministère note que le taux de scolarisation des enfants de 2 ans est particulièrement en baisse : -12,6 % dans le public pour seulement -5,3 % dans le privé. Les chiffres ainsi présentés pourraient faire croire à un meilleur accueil dans le privé ; il n'en est rien, le problème est ailleurs.

La baisse du taux de fréquentation scolaire des 2 ans n'est pas due à une désaffection du public, le rapport Tabarot le prouve : en effet, 47 % des parents qui désirent inscrire leur enfant en maternelle essuient un refus de l'école. Le problème vient du fait que les enfants de 2 ans ne sont pas comptabilisés dans les effectifs scolaires, sauf en ZEP (zone d'éducation prioritaire). En d'autres termes, une école maternelle dont l'effectif est inférieur aux normes compte tenu de son nombre de classes ne peut pas prendre en compte les enfants de 2 ans qui sont sur la liste d'attente ; elle se voit alors fermer une classe et doit répartir les élèves de 3 à

Évolution du taux de scolarisation des 2-3 ans[4]

2000-2001	2001-2002	2002-2003	2003-2004	2004-2005	2005-2006	2006-2007	2007-2008
35,3 %	34,7 %	32 %	28,8 %	26,1 %	24,5 %	23,4 %	20,9 %

Répartition des enfants scolarisés par tranche d'âge en 2008-2009[5]

Nombre d'enfants	De 2 ans	De 3 ans	De 4 ans	De 5 ans
Public	116 967	699 189	703 650	697 550
Privé	31 982	92 596	94 544	98 089

6 ans dans les classes restantes, ce qui entraîne souvent des cours doubles. Dès lors, cette fermeture empêche définitivement d'accepter les 2 ans puisque aucune place n'est disponible. Cette gestion à flux tendu conduit chaque année à la fermeture de classes et à l'exclusion involontaire des enfants de 2 ans. En conséquence le secteur privé, non soumis à ces problèmes comptables d'effectif, accueille dès aujourd'hui les 2 ans qui se présentent, espérant par là fidéliser « une clientèle »...

La scolarisation des 2 ans, stigmatisée depuis l'intervention de Xavier Darcos, est en fait un faux problème, et enseignants, parents et personnels de santé (médecins, pédopsychiatres, psychologues) s'accordent tous pour dire que la scolarisation obligatoire des 2 ans serait une erreur. Elle n'a de sens que dans la mesure où la maturité de l'enfant est prise en compte. Pour certains, c'est une réussite car ils sont mûrs ; pour d'autres, ce serait dramatique car ils ont encore besoin du giron maternel, du rythme familial de la nourrice ou de la liberté de jeu qu'offre la crèche. L'allocation parentale accordée jusqu'aux 3 ans de l'enfant permet d'ailleurs aux parents (généralement la femme) de suspendre leur activité professionnelle pour donner le temps à l'enfant de s'épanouir.

La création par le gouvernement de jardins d'éveil, pour l'instant expérimentaux, est en fait une tentative pour se désengager financièrement de la scolarisation des 2 ans. Cette initiative est dangereuse car elle ouvre la porte à un désengagement plus grand. L'argument économique avancé par Xavier Darcos est lui aussi un faux prétexte car le coût moyen annuel de la scolarisation en préélémentaire (4 970 euros) est très nettement inférieur au coût des autres structures collectives[6] ; une évaluation du coût du jardin d'éveil réalisée par laDEC de Vendée donne le chiffre de 5 500 euros. Il faut rappeler que le coût net des jardins d'éveil est estimé à 1,9 milliard d'euros, dont 645 millions susceptibles d'être financés par les familles.

Simulation d'une évolution possible de la situation

L'opinion publique s'opposerait à une suppression de l'école maternelle de but en blanc, l'institution est trop bien perçue. Le risque est d'assister à un effritement progressif et diffus, enrobé de fausses bonnes résolutions dictées par la démographie, la crise financière ou la nécessité d'intensifier le travail féminin pour payer les retraites.

Mis en place dès septembre 2009, les jardins d'éveil pour les 2 ans vont entrer dans les mœurs au bout d'un ou deux ans, pour se généraliser comme annoncé par le gouvernement actuel. Parallèlement, le projet de rattachement de la grande section au primaire risque d'être mis en œuvre. Les jardins d'éveil s'installeront alors dans les classes laissées vacantes dans les écoles maternelles[7]. Une fois dans la place, ils se verront confier « à titre expérimental » les petite et moyenne sections, et comme les lieux seront les mêmes, les parents ne seront pas nécessairement conscients de la méprise, outre le fait qu'ils n'auront guère le choix.

Or le changement sera d'importance : les jardins d'éveil sont des structures payantes, donc discriminatoires. Elles sont encadrées par un personnel dont la formation n'est en rien équivalente à celle des professeurs des écoles :
– le personnel d'encadrement est recruté parmi les éducateurs de jeunes enfants (EJE), les puéricultrices, les infirmières, les psychomotriciennes, les auxiliaires de puériculture ;
– les autres intervenants sont des titulaires d'un CAP Petite Enfance, des assistantes maternelles ayant au moins 5 ans d'expérience, des titulaires d'unBAFA option Petite Enfance, des BEP Sanitaire et Social, des DEAVS (diplôme d'État d'auxiliaire de vie sociale).

De plus, ces structures et leur encadrement seront financés en grande partie par les collectivités locales dont les revenus sont très variables d'une commune à l'autre, et dont les moyens, la taxe professionnelle supprimée, se réduiront comme peau de chagrin. La discrimination financière sera double : au niveau des familles et au niveau de l'établissement.

La gratuité de l'école, la qualité de l'enseignement et sa laïcité risquent de disparaître dans ce qui n'est présenté aujourd'hui que comme une offre supplémentaire pour la petite enfance : le jardin d'éveil.

Comparaison avec l'étrange

Le choix de l'école maternelle comme mode de prise en charge des jeunes enfants n'est pas courant dans les autres pays, même européens. Cependant le concept n'est pas récent car, avant même les *infant school* anglaises, le tchèque Comenius (né Jan Amos Komenský), plus connu pour ses ouvrages linguistiques, publiait vers 1 630 *Informatorium školy mate ské*, un livre pour les enseignants des écoles maternelles qui concernent les enfants de 1 à 6 ans.

En fait, l'Europe présente une grande diversité de structures pour la petite enfance (plus de cent !). L'âge obligatoire de l'entrée à l'école varie entre 5 et 7 ans. De même, un grand nombre de formations existe pour le personnel d'encadrement du jeune enfant ; il est même des pays où aucune compétence n'est requise. Le tableau ci-après[8] donne à voir cette diversité.

En mars 2002, le Conseil européen de Lisbonne a décrété la nécessité d'avoir en 2010 des structures d'accueil pour 90 % des enfants de 3 ans et pour 33 % des enfants de moins de 3 ans. Avec la Belgique, la Finlande, le Danemark et la Suède, la France fait partie des pays qui remplissent déjà ces conditions.

Comparatif des différents modes de garde

	Scolarité obligatoire	Crèche et assistants familiaux	École maternelle	Jardin d'enfants	Autres modes de garde
Pays	âge	âge fréquentation	âge fréquentation	âge fréquentation	Type fréquentation famille
Tchéquie	6 ans	0 à 3 ans 0,5 %	3 à 6 ans 76 à 98 %	- -	 0 à 3 ans : > 80 %
Danemark	7 ans	6 mois à 1 an : 12 % 1 à 3 ans : 84 %	5 à 6 ans NC	4 à 7 ans NC	famille -
Autriche	6 ans	0 à 3 ans 20 %	- -	3 à 6 ans 80 %	groupe de parents -
Canada	6 ans	0 à 3 ans 18 %	5 à 6 ans NC	> 5 ans NC	pré-jardin d'enfants éducateurs diplômés
France	6 ans	0 à 3 ans 28 %	2 ans : 20 % 3 à 6 ans : > 95 %	- -	famille
Finlande	7 ans	0 à 1 an	6 à 7 ans 16 %	1 à 7 ans 95 %	famille garderies privées
Italie	6 ans	3 mois à 3 ans 19 %	3 ans à 6 ans > 98 %	- -	famille -
Irlande	6 ans	0 à 3 ans 15 %	3 à 6 ans 56 %	- -	*play groups* famille
Belgique	6 ans	0 à 3 ans 76 %	2,5 à 6 ans 90 %	- -	famille
Royaume-Uni	5 ans	0 à 3 ans	3 à 5 ans 15 h/semaine	- -	famille *play groups*
Suède	6 ans	crèches familiales 6,1 %	1 à 6 ans 77 %	- -	famille structures privées

Il faut noter, parmi les choix des pays européens, ceux du Danemark et de la Suède qui ont transféré le secteur de la petite enfance du ministère de la Famille ou des Affaires sociales à celui de l'Éducation, l'un en 2005, l'autre en 1998. Ces pays, souvent pris pour exemple, adoptent finalement une démarche qui a eu lieu en France, en 1836 !

La grande différence, par-delà les structures, vient des activités proposées aux jeunes enfants. En Suède par exemple, traditionnellement, les activités préscolaires mettent en exergue l'importance du jeu pour le développement et le processus d'apprentissage de l'enfant. Le programme de l'école maternelle pose en principe que les intérêts et les besoins de l'enfant doivent être au cœur de l'éducation. Parmi les objectifs suédois : favoriser l'égalité entre les sexes par une pédagogie qui permet à chaque enfant de développer sa propre personnalité. Le principe fondamental est de libérer les enfants des attentes et des exigences que la société impose traditionnellement aux filles et aux garçons.

La France, elle, s'est orientée vers la primarisation de l'école maternelle : des programmes imposés, des évaluations régulières. Les dernières instructions 2009 sont à ce sujet d'une précision qui fait frémir, quand on songe qu'elles intéressent des enfants entre 3 et 6 ans : « insérer dans les apprentissages les exercices spécifiques et systématiques pour développer les automatismes (calcul, lecture, écriture, grammaire, orthographe, éducation physique, etc.) ». Voulant endiguer l'échec scolaire dans le primaire, on prépare l'enfant dès la maternelle à des disciplines académiques. On est loin des prescriptions de Pauline Kergomard et Marie Pape-Carpantier : les exercices remplacent le jeu, les automatismes, la réflexion inductive. Pour « boucler » son programme, le professeur des écoles rogne souvent sur le temps libre de l'enfant qui est primordial dans la classe pour la socialisation comme pour l'épanouissement personnel. On peut se demander si une telle pression scolaire sur le petit enfant ne risque pas d'aboutir à un début d'échec scolaire dès la maternelle ! C'est d'autant plus dommage que les recherches pédagogiques débouchent sur un travail intéressant et que les professeurs des écoles font un travail de qualité qui dépasse souvent les attentes du ministère.

L'exception française que constitue notre école maternelle est à la fois une force et une faiblesse. En avance sur beaucoup de pays par l'ancienneté de son institution, elle a souvent été considérée à l'étranger comme un modèle de qualité. Le revers de cette position forte dans l'Europe de l'éducation est la prise de conscience, par nos gouvernants, de la viabilité de structures beaucoup moins coûteuses pour l'État dans d'autres pays. La solution d'une préscolarité payante et encadrée par un personnel moins qualifié est la résultante inattendue de ces comparaisons européennes.

En conclusion

L'école maternelle réunit à la fois les critères de qualité et de gratuité qui la font considérer par la population comme la première marche vers l'épanouissement, la socialisation et la connaissance des petits enfants. Une bonne adaptation à l'école maternelle est pour les familles le prélude à la réussite scolaire, au point que beaucoup désirent une scolarisation précoce pour que l'enfant ait toutes ses chances. Ce rôle de porteuse d'espoirs a d'ailleurs été entretenu par les différents ministères qui lui ont imposé des objectifs de plus en plus ambitieux et des programmes de plus en plus chargés. Cette excellence, pour employer le vocable en cours, a cependant ses limites qui sont celles d'une société en crise. Les familles sont souvent déchirées : divorce, monoparentalité. Le temps devient de plus en plus morcelé : horaires décalés, transports fastidieux, attentes inutiles… La vie quotidienne est déstabilisée par les difficultés économiques. L'enfant, dans ce monde éclaté, connaît très tôt la précarité affective ou/et matérielle. L'école, par sa structure stable, ses repères temporels et spatiaux, peut paraître comme le seul rempart sûr. Mais elle est aussi le lieu de la prise de conscience d'un décalage face au vécu personnel, avec tout ce que cela a de déstabilisant. La mission de la maternelle est difficile car elle doit être accueillante et, en même temps, apporter les éléments nécessaires aux bases des apprentissages.

Le projet d'abandon de la scolarisation des enfants de 2 ans n'est pas à prendre à la légère, il est la voie qu'emprunte le gouvernement pour se désengager de la prise en charge forte et traditionnelle de la petite enfance. Les jardins d'éveil qui sont actuellement en expérimentation, structures payantes encadrées par un personnel moindrement formé, ne doivent jamais supplanter l'école maternelle. Il y va des valeurs républicaines de gratuité, d'égalité et de laïcité.

---

1. Ce texte est paru dans le n°53 de *Spirale*, 2010, p. 17-32.
2. Cité par E. Terdjman « Le système périscolaire selon Pauline Kergomard (1838-1925) », revue *Communications*, vol. 54, 1992, p. 135-148.
3. Chapitre III, « Dispositions particulières aux enfants d'âge préscolaire », article D. 113-1.
4. Extrait du rapport Tabarot.
5. Extrait du RERS 2009.
6. Rapport Tabarot.
7. Ceci est prévu dans les rapport Tabarot et Martin/Papon.
8. Extrait de J. Berger-Tancerel, M. Bergès, *École maternelle : cri d'alarme !*, Toulouse, érès, coll. « 1001 BB », 2009.

Les rubriques

Miriam Rasse, directrice de l'association Pikler-France, propose des textes fondateurs qui développent les réflexions piklériennes.
www.pikler.fr, miriam.rasse@pikler.fr

L'autonomie, ce n'est pas laisser faire[1] ?

Judit Falk
pédiatre,
ex-directrice de la pouponnière Lóczy

… Ni laisser tout faire

Tout en respectant son besoin d'autonomie, il est nécessaire que l'adulte puisse guider l'enfant sur la voie de l'intégration sociale par des limites claires, bien énoncées, sans le presser, sans aucune colère ni jugement négatif, d'une façon ferme en même temps que compréhensive, en lui faisant accepter les exigences de la réalité et des règles sociales.

L'aider à se situer dans le monde environnant signifie aussi l'aider à connaître les limites, réalités, intérêts des autres. Car le « laisser faire », souvent considéré de façon critique comme source d'« égoïsme » chez l'enfant, suscite en réalité un sentiment d'abandon : non perçu comme un signe de compréhension ou de confiance à son égard, il est plutôt considéré, par le jeune enfant, comme une marque de faiblesse et d'impuissance de l'adulte.

De plus, le « laisser faire » n'est pas une attitude qu'on peut tenir longtemps. Vient toujours un moment où l'adulte doit reprendre le contrôle de la situation. Il risque alors d'être acculé à utiliser la force, voire la violence. Le « laisser faire » est donc un danger pour les deux partenaires. Alors que si nous parvenons à vraiment avoir confiance dans les capacités de l'enfant, nous accédons à la conviction qu'une relation fondée sur la confiance mutuelle aide l'enfant à suivre nos propositions, à prendre en compte les règles que nous lui présentons, même si cela ne se passe pas toujours sans conflit.

Ces conflits existent entre l'enfant et l'adulte mais aussi entre des désirs contradictoires de l'enfant. En effet, il oscille entre désir d'autonomie et besoin de dépendance. Il ne souhaite pas devenir indépendant mais seulement nuancer cette dépendance et exprimer son point de vue personnel. Il essaie d'outrepasser les limites que nous lui posons, ou au moins de les étendre. Il a besoin de vérifier de nombreuses fois leur validité et leur stabilité : « Ce qui n'était pas possible ou permis hier, le serait-il aujourd'hui ? »

Il recherche également jusqu'où il peut aller dans l'expression de sa volonté sans risquer de perdre l'amour de l'adulte avec qui il est en relation. L'enfant, en déviant de temps en temps du chemin proposé par l'adulte, peut expérimenter les limites de l'exercice de sa volonté sans pour autant être dans une opposition systématique.

La « période d'opposition », contrairement à ce qu'on pense souvent, n'est pas un stade obligatoire. Il n'existe que lorsque l'enfant se sent constamment assujetti à la volonté de l'adulte ou que, pour faire valoir son point de vue, il ne trouve pas d'autres moyens que l'opposition. Les conflits quotidiens où l'enfant est constamment obligé de défendre son opinion, en s'opposant à la volonté de l'adulte, peuvent être évités.

Les « conflits d'opposition » peuvent alors devenir des temps de négociation, si l'adulte aide et soutient l'élaboration d'une véritable autonomie chez l'enfant et son intégration sociale en lui donnant un espace de liberté, la possibilité de prendre des décisions, d'exercer son autonomie tout en lui indiquant avec précision les limites à ne pas transgresser.

Si le respect de sa liberté d'action permet à l'enfant d'avoir confiance en l'adulte et de ne pas le vivre comme impuissant, cela participe à l'élaboration de sa sécurité de base qui favorise son épanouissement et son intégration sociale.

Aider l'enfant à exercer et à développer son autonomie est une tâche difficile qui exige beaucoup d'attention de la part de l'adulte, mais elle est aussi plus passionnante que n'importe quel programme de stimulation ou d'activités dirigées. Elle assure les fondations du développement de la personne.

… Ni précocité

Dans de nombreuses crèches et pouponnières, mais aussi dans certaines familles, l'objectif des adultes est que l'enfant puisse être autonome le plus tôt possible sans tenir compte de sa véritable maturité. Or, la véritable maturité ne dépend pas seulement de l'âge de l'enfant ou de son degré de développement moteur et cognitif. L'enfant dont on attend une autonomie dépassant sa maturité affective et sociale ressent cette exigence comme un désengagement de l'adulte à le soutenir. Et comme c'est l'enfant en tant que sujet qui a besoin d'aide, cela lui laisse à entendre qu'on refuse sa personne tout entière.

Cette conception de l'autonomie (qu'il s'agisse de manger ou, de se laver les mains tout seul ou de n'importe quelle autre activité) n'aboutit qu'à une pseudo-autonomie génératrice d'incertitude, d'angoisse et d'un sentiment d'abandon. Cela n'a rien à voir avec un vrai processus de socialisation.

Il n'existe pas un « apprentissage de l'autonomie » : on ne « rend » pas l'enfant autonome mais on l'accompagne dans son évolution vers l'autonomie.

L'autonomie n'est pas une obligation mais un droit de l'enfant dont il faut assurer les conditions d'émergence.

---

1. Extrait d'un article de Judit Falk « les fondements d'une vraie autonomie chez le jeune enfant » – Diffusé par l'Association Pikler Lóczy-France : www.pikler.fr

Dominique Rateau présidente de l'Agence quand les livres relient qui se donne pour objet de « favoriser une expérience littéraire dès la naiss
et tout au long de la vie », coordonne cette rubriq
http://agencequandleslivresrelient.fr
domi-rateau@wanadoo.fr

De quelques réflexions sur langage, langues, parole… et littérature en mots et en images

Le 31 décembre 2016, je venais juste de commencer à écrire cette rubrique dans laquelle j'avais idée de parler de langage, de langues, de parole, d'albums, de rencontres…, lorsque j'ai reçu sur mon téléphone deux photos envoyées de Paris par une amie qui était en train de visiter l'exposition *Il était plusieurs fois…une traversée*[1], d'après le livre *Bible, les récits fondateurs* de Serge Bloch et Frédéric Boyer.

Sur les photos il était écrit : « Mais nous avons la parole et c'est avec elle que tout commence. »

J'aime ces clins d'œil de la vie !

J'ai arrêté d'écrire et je suis allée flâner sur Internet pour découvrir d'autres traces de cette exposition. J'avais déjà suivi de loin en loin le travail entrepris par l'écrivain Frédéric Boyer, les éditions Bayard, l'auteur dessinateur Serge Bloch, les studios de la Fabrique d'images, le musicien Benjamin Ribote, et le comédien André Dussollier… Un travail colossal puisqu'il s'est agi de travailler dans le même temps à une nouvelle traduction et donc à une nouvelle interprétation de textes de l'Ancien Testament, de demander à un dessinateur d'en faire lui aussi sa traduction en dessins pour la publication d'un roman graphique, et de travailler en même temps avec lui et avec des spécialistes de l'image animée à la réalisation de films d'animation destinés à être diffusés par épisodes à la télévision[2]. Toutes ces personnes, toutes ces équipes ont travaillé pendant plusieurs années pour proposer « à toutes les générations et à tout-public » trente-cinq récits bibliques extraits de l'Ancien Testament, de la Genèse au Livre de Daniel.

J'ai arrêté d'écrire et je suis allée écouter, regarder, lire…

J'ai notamment visionner plusieurs fois l'épisode 5 intitulé « Babel ou le récit d'une folie totalitaire[3] », qui se conclut par ces mots : « Il y eut donc des peuples différents, des langues différentes, des espoirs différents. Quand ils se rencontraient ou quand ils se croisaient, les hommes ont dû faire l'effort de s'intéresser aux autres et d'essayer de les comprendre. »

Ce lundi 2 janvier, je reprends mon écriture et je me demande : quelles pensées voulais-tu partager en ce début d'année 2017 ?

Nous ? les êtres humains, nous sommes des êtres de langage. Pour pouvoir vivre, nous avons besoin de récits. Nous avons besoin de nommer. Nous avons besoin de représenter. Mais nous parlons la langue « de là où le hasard de la vie nous a fait naître », dit le psycholinguiste Evelio Cabrejo-Parra. Si j'étais née en Espagne, je parlerais espagnol, ou italien si j'avais vu le jour en Italie. Ou n'importe quelle autre langue…

Les langues sont des « objets » en mouvement. Une langue n'est pas un « objet » fini, déterminé à jamais. La langue vit, bouge, se forme et se déforme car elle est parlée, échangée, partagée… Même si nous parlons la même langue, nous n'utilisons pas les mêmes mots ni les mêmes expressions, y compris dans des circonstances qui pourraient sembler identiques. Une langue a ses styles, ses accents. Il ne suffit pas de parler la même langue pour se comprendre… Ce constat est important. Les mots ne sont que des représentations. Nous sommes condamnés à chercher la façon dont nous pourrions dire, partager, transmettre… pour être compris.

Les dessinateurs parlent aussi différentes formes de langues en partageant leurs représentations du monde. Je fais partie de ceux qui considèrent les images comme des modalités d'expression. Des langues… Certains artistes ont le talent de raconter des récits en images. Le récit passe alors par autre chose que les mots articulés.

Les images proposent de multiples styles de représentations. Elles nous aident à penser qu'un chat est un chat ; et pourtant, ce n'est pas *qu'un* chat… Le chat est un animal avec de petites oreilles pointues, un pelage, une queue, quatre pattes…, et les spécialistes pourraient nous donner des caractéristiques précises de ce qu'est « chat ». Cependant, le chat de ma grand-mère et celui de mon amie Julie n'ont rien à voir l'un avec l'autre… En nous offrant de multiples images de chats, les dessinateurs nous aident à penser à la fois le concept chat et la multitude de possibles chats. Rencontrer une multitude de chats permet de penser la singularité de chacun d'eux.

Et la parole ? Cela pourrait être la façon dont chaque être humain tente de dire au plus juste sa pensée de l'instant. La parole nécessite engagement, réflexion, mesure, distance, conscience… La parole s'inscrit dans le désir de lien à soi et aux autres. Dans une présence attentive et légère… Elle nécessite l'engagement de celui qui parle, et sans doute l'écoute attentive de celui à qui elle s'adresse… Les tout-petits ont besoin de paroles. Les tout-petits ont une grande force de parole.

Les grandes œuvres en mots et en images, celles qui font littérature, s'inscrivent dans ce champ de la parole. Elles nous parlent à tous. Universellement et singulièrement. Elles attirent notre attention…

Il y a peu, je flânais dans une librairie dans le quartier de la Sorbonne à Paris. Je fais un détour par le rayon jeunesse et mon œil est attiré par l'image d'un gros ours noir à l'air grincheux. Sur sa tête quatre oisillons jaunes jouent dans sa fourrure. Et sur la couverture, ce titre : *Maman Oie*. Le mot Oie est barré et remplacé par le mot ours. Un album de Ryan T. Higgings publié chez Albin Michel. Je ne connais pas cet artiste. Je suis intriguée par ce titre et par cette image. La page de garde présente une jolie forêt, lumineuse, et une cabane/grotte recouverte d'herbe avec une porte, une fenêtre et une cheminée qui fume. Un univers de pleine nature mais pas du tout hostile. La page de titre reprend le même titre énigmatique de la couverture, mais présente un ours assis sur une chaise devant une table sur laquelle est posé un repas qui semble délicieux. L'ours a une serviette nouée autour du cou et tient en main fourchette et couteau.

La page suivante présente l'ours noir assis face à nous, lecteurs. Le texte dit : « Michel l'ours vit seul. C'est un ours particulièrement grincheux. » L'image confirme ce qualificatif. La page suivante décrit plusieurs choses que cet ours grincheux n'aime pas… Nous apprenons ensuite que « Michel n'aime qu'une seule chose : les œufs ! ». Il aime les cuisiner de différentes façons. Beaucoup d'humour déjà dès ces premières pages. Plus tard, Michel ramasse les œufs d'une oie. Nous le découvrons dans sa cuisine prêt à les faire bouillir, mais la cuisinière s'éteint. Le temps de sortir pour aller chercher du bois et rallumer le feu, les œufs ont éclos, et quatre petits oisons charmants s'écrient « maman » dès que Michel réapparaît. « Michel est victime d'une stupide erreur d'identité ! » dit le texte. Bien sûr, Michel va tout faire pour se débarrasser de ces oisons qui s'accrochent… et qui grandissent, qui grandissent…

Vous connaissiez peut-être les découvertes de Konrad Lorenz[4] ; si vous lisez cet album, vous découvrirez la vie de l'ours Michel et de ses oies.

En lisant cette histoire, j'ai pensé à ce merveilleux album de Christian Duda et Julia Friese publié en 2008 par les éditions Être et qui a pour titre *Tous ses petits canards*. Encore une histoire d'œuf… En réalité, c'est l'histoire d'un renard qui s'appelait Konrad et « d'un poussin sans nom qui était dans un œuf, sous le ventre d'une cane, au bord d'une mare, dans une forêt ».

Ces histoires parlent de genre. De genre humain. D'adoption, d'amour, d'ambivalence, de frustration, d'humanisation, de place, de désir, de besoin…

Sur la quatrième de couverture de *Bible, les récits fondateurs*, il est écrit : « Comment tout a commencé, nous ne le saurons jamais… »

Comment tout a commencé ? Nous ne le savons pas… Que se passera-t-il après ? Nous ne le savons pas non plus. Mais nous avons la parole… La parole et les histoires. Et particulièrement les histoires en mots et en images qui parlent de nous, de la vie, des questions sans réponses, des réponses sans questions… La littérature ne servirait-elle pas essentiellement à nous permettre de penser et de dire avec légèreté que nous ne savons pas grand-chose sur la vie, et que, pourtant, nous ne renonçons pas à nous interroger…

Pour 2017, je nous souhaite de rencontrer de belles œuvres de littérature en mots et en images !

1. Visible au Centquatre, à Paris, jusqu'au 20 février 2017, http://www.104.fr/fiche-evenement/serge-bloch-frederic-boyer-il-etait-plusieurs-fois.html, d'après S. Bloch, F. Boyer, *Bible, les récits fondateurs*, Paris, Bayard, 2016.

2. Aller voir les coulisses de ce fabuleux et colossal travail sur le site http://www.bible-recits.com/coulisses/

3. http://www.bible-recits.com/evenement/babel-recit-dune-folie-totalitaire/

4. http://www.ina.fr/video/I06251856

Claire Mestre, psychiatre, anthropologue, respons
de la consultation de médecine transculturelle au
de Bordeaux, présidente de l'association Mana, tis
pour nous des dialogues nomades entre ici et là-b
www.cliniquetransculturelle-mana.org
claire.mestrelavaud@gmail.com

Que nous disent les mythes de cultures de part et d'autre de la Méditerranée ?

Cet été, j'ai lu un petit conte africain dont le titre est : *L'enfant roi*. L'auteur en est Souleymane Djigo Diop[1]. Ses livres ont été écrits pour les écoliers sénégalais dans une volonté pédagogique. Ces récits avaient également pour ambition de retranscrire des contes narrés dans les veillées d'autrefois, bref, de coucher sur le papier une tradition orale à caractère ludique, pédagogique et morale.

Ce conte est l'histoire d'un orphelin élevé par son grand-père, et qui va devenir roi grâce à sa connaissance et à sa sagesse. Bouba est un orphelin, il perd très petit père et mère. Son grand-père Waly décide de l'élever seul. Avant que Bouba devienne un enfant extraordinaire, savant et sage au point d'être plébiscité pour devenir roi, il est passé par une période que chacun n'hésitera pas à qualifier d'initiatique : un jour, Bouba, âgé de 5 ans, est laissé quelques instants par Waly près d'une termitière pour aller lui chercher une noix de coco afin de le désoiffer. À son retour, l'enfant a disparu et ne reste que le talisman protecteur que sa mère avait attaché autour de son cou pour le protéger des maléfices ! Trois longues années passent, au terme desquelles l'enfant réapparaît et livre à son grand-père une expérience inquiétante et mystérieuse : l'enfant a vécu dans une forêt épaisse où de multiples personnages laids, petits ou grands, lui ont prodigué un enseignement sur les maladies et la nature. Ils étaient commandés par un être nommé Kayafi qui l'encourage à utiliser ses secrets pour devenir « un bon petit diable ». Le grand-père comprend aussitôt que l'enfant, enlevé par des génies, a été initié au mal. Son éducation aura pour but de faire de ce potentiel petit diable un « bon garçon ». L'enfant a le don de lire les rêves, il devient fin diplomate, et également un mari respectueux et aimant en plus d'un bon roi.

Le conte est finalement assez familier pour la lectrice que je suis et introduit à une morale universelle. Dans mon enfance, j'avais eu un conte très proche, celui de Blanche-Neige. L'enfant, orpheline de mère et en proie à une belle-mère haineuse, fait une expérience initiatique : elle se sauve dans une forêt épaisse où elle est accueillie par des nains. Elle en revient prête à se marier, plus belle et sage que jamais. (Évidemment, c'est un résumé très succinct !)

Que nous disent ces deux contes, racontés de part et d'autre de la Méditerranée aux enfants des deux rives ? Je pourrais insister sur le côté genré des récits : aux hommes la sagesse et la connaissance, aux femmes, le travail domestique et la beauté. C'est une vieille histoire qui se perpétue ! Dans les deux récits, toutefois, l'enfant est en proie à une expérience hors du commun, accompagné par des êtres culturels (les génies d'un côté, les nains de l'autre) et des relations familiales signifiantes : le grand-père d'un côté, la belle-mère de l'autre. Dans les deux cas, l'enfant doit faire face à un monde inquiétant (qu'il soit intérieur ou extérieur peu importe, il ressemble à une forêt sombre), fait de menaces multiples mais aussi de promesses qu'il mettra à profit pour devenir un adulte idéal. Ainsi, tous les enfants du monde se donnent la main dans la façon de devenir un adulte !

Pourtant, la façon d'y arriver varie selon les cultures et leurs théories ne semblent pas unanimes : « Sarcle tous tes plants de sorgho, tu ne sais pas lequel portera des fruits et lequel restera stérile », dit un proverbe rwandais. « L'enfant ne devient pas forcément un homme bien élevé auprès de ses géniteurs », dit un proverbe arabe. « Le bâton va à l'encontre de la désobéissance », dit un autre. « Avec un bâton, on peut conduire des centaines de bêtes au pâturage mais pas des hommes », répond un proverbe toupouri du Tchad. Mais « un arbre ne peut être redressé que s'il est encore jeune », dit aussi un proverbe rwandais[2].

Les sociétés ont des rites, des mythes, des contes qui jalonnent cet apprentissage avec ou sans rituel : « Donner à un enfant un sens élargi de la communauté l'aide à ne pas dépendre d'un seul être », affirme Sobonfu Somé, femme spirituelle née au Burkina Faso. Mais aussi : « Il faut tout un village pour élever un enfant », confirme un autre proverbe africain. Nous pourrions aisément adopter ces maximes pour l'éducation de nos enfants, ici en Europe.

Mais ne nous arrêtons pas là en ce qui concerne les contes. Ils sont en effet des réservoirs de théories, de morale, d'apprentissage pour tous, enfants, formateurs et parents, car, dit Amadou Hampâté Bâ, un conte, « c'est un peu comme entrer à l'intérieur de soi-même. Un conte est un miroir où chacun peut découvrir sa propre image ». Dans notre société, ils ont cédé la place à une multitude d'autres récits, et nos théories psys (au sens large) deviennent elles-mêmes des récits qui font figure de vérité et de modèle.

Prenons l'exemple célèbre d'un autre mythe, celui d'Œdipe. Freud, mais aussi Rank, ont utilisé des mythes européens, celui-ci particulièrement, pour illustrer les mouvements psychiques qui introduisent à la résolution de conflits et à la différence générationnelle. Pour résumer brièvement la théorie freudienne : l'enfant éprouve du désir pour le parent de l'autre sexe, et de l'hostilité pour le parent du même sexe et doit faire face aux interdits fondamentaux que sont les relations sexuelles avec un parent et le parricide. Cette théorie met l'accent sur les désirs infantiles. Il ne s'agit pas de s'aventurer sur le terrain conflictuel entre anthropologues et psychanalystes sur la légitimité de cette interprétation, mais plutôt de pointer l'oreille à une interprétation venant de Devereux, psychanalyste et anthropologue, et surtout, freudien convaincu. Le complexe d'Œdipe ne serait-il pas la résultante de réactions infantiles aux désirs parentaux ? Ainsi, le pauvre Œdipe ne serait pas la victime de ses désirs transgressifs mais s'orienterait plutôt selon une fuite infernale des désirs cannibales et envieux des adultes à son égard… !

Quittons ce terrain miné et empruntons une solution latérale avec Suzanne Lallemand, la plus grande anthropologue de l'enfance, fine connaisseuse de l'œuvre de l'inventeur de la psychanalyse : le mythe d'Œdipe est une histoire mal embouchée d'un enfant auquel on ne reconnaît pas la double filiation : biologique et culturelle. C'est la théorie, universelle, que je préfère !

Cette petite réflexion sur les mythes et les contes nous rappelle que nos théories doivent se régénérer à plusieurs sources pour aborder notre monde multiculturel où nous devons, nous professionnels et parents, prendre en compte que nos enfants sont des êtres biologiques, doués d'un psychisme et voués à s'affilier à différentes cultures. Cela concerne les enfants nés de parents étrangers, les enfants qui ont eux-mêmes migré, ou bien encore les enfants de couple mixte, ou tout simplement les enfants curieux et avides de notre monde globalisé.

Ainsi, le mythe de la tour de Babel nous renvoie à l'inverse de son sens habituel et traditionnel de destruction de l'unicité originaire pure autour d'une seule langue. Il peut être un mythe positif qui ouvre à la nécessité de communiquer et de traduire dans un monde ouvert à la différence. La diversité des langues, fruit de la dispersion biblique des hommes qui voulaient construire une tour et une ville jusqu'au ciel, est une chance, à condition de traduire. L'importance accordée à la traduction dépend de la manière dont on considère l'étranger, soit la façon dont on articule les différences. C'est sur cette affirmation que s'ouvre la magnifique exposition « Après Babel, traduire » au Mucem[3] de Marseille. La traduction concerne les mots bien sûr, mais aussi toutes les théories que nous avons à construire pour accueillir notre jeunesse métissée et lui promettre un avenir accueillant ; car « le vieux se chauffe avec le bois récolté dans sa jeunesse » !

---

1. Souleymane Djigo Diop fut un pédagogue émérite, auteur ou coauteur de nombre de manuels de lecture utilisés dans les écoles sénégalaises. Il est mort en 2002. Il est le neveu du conteur, romancier et poète Birago Diop. Parmi ses écrits, citons : *Ami et Rémi*, les quatre tomes de *La brousse et la savane racontent* et les cinq tomes de *L'enfant-roi*, tous édités par Les classiques africains.
2. Merci à mes collègues auprès desquels j'ai récolté tous ces proverbes : Saskia, Aïcha et Pierre.
3. Jusqu'au 20 mars 2017.

À partir de témoignages et de sa propre expérience, Patricia Denat, assistante familiale en banlieue toulousaine, aborde dans cette rubrique l'accueil à domicile au quotidien.
denat.patricia@neuf.fr

Ma sœur

Elle a débarqué dans nos vies sans prévenir,

Petite bulle de bonheur, ma sœur.

J'avais dû pressentir l'évènement dans leur sourire, qui n'était déjà plus tout à fait que pour moi, dans leur regard tourné vers un autre avenir.

En filigrane elle prenait place dans leur cœur, ma sœur,

Le mien n'était pas encore assez grand.

Son image se dessinait peu à peu dans leurs mots et elle prenait forme dans mes peurs imaginées : pas de consistance dans cette présence-là, et pourtant elle me les prenait, elle les détournait de moi, je n'étais plus l'objet unique de leur amour, et je ne savais pas que cet amour était bien assez grand pour elle, pour moi, pour d'autres peut-être... Alors j'ai eu besoin de m'agiter pour exister, ne pas être oublié sur ce nouveau chemin qui m'était inconnu, leur rappeler que j'étais encore un peu « le petit », leur petit, demandant des couches, quémandant leurs câlins avec plus d'insistance. J'ai voulu retarder l'heure du coucher, friand d'un peu plus de temps avec eux, j'ai crié plus fort pour être sûr d'être entendu, et j'ai occupé tout leur espace car elle n'avait pas encore sa place auprès de moi, ma sœur.

Je voyais le ventre de ma mère s'arrondir, je m'en étonnais, m'en inquiétais, m'en souciais. Il a bien fallu m'expliquer cet évènement bien trop important pour moi. Il a fallu me rassurer, me serrer très fort pour m'assurer d'être aimé, me laisser cette place partout où je la demandais, dans ma chambre comme dans leur espace de vie, et dans ce lieu qui serait le sien aussi...

Alors elle m'a ouvert son univers, ma sœur, j'ai pu m'y glisser sans bruit, toucher du doigt ses peluches qui avaient la douceur des miennes, me lover dans ses coussins qui m'accueillaient, moi, son frère.

Ils m'ont parlé de ces moments merveilleux que nous allions partager, comme ma cousine qui jouait si bien avec son petit frère. Et je me suis pris à imaginer mille folles aventures avec cette nouvelle venue : elle courait à mes côtés, riait de mes farces, virevoltait de mon énergie, elle me devenait sympathique, ma sœur.

C'est ainsi que son futur est devenu mon présent. Avec le temps, j'ai pris moins de place pour lui laisser la sienne, j'ai réclamé moins d'amour pour lui en laisser un peu, j'ai déposé un doudou dans son lit pour qu'elle soit rassurée, ma petite sœur.

Un jour, je suis parti chez mes grands-parents. Mes parents étaient occupés à l'accueillir, ce bébé attendu. Moi, je me suis blotti dans les bras de mamie, ça sentait bon le gâteau, comme d'habitude. Je suis monté sur le tracteur de papi, c'est ce que font les grands frères, pour aider. Puis nous sommes rentrés à la maison tous ensemble, et elle était là, toute petite, si petite dans son lit. Elle dormait avec le doudou que je lui avais donné, et j'ai bien vu qu'elle ne pouvait pas jouer avec moi, pas tout de suite. Il fallait d'abord l'aider à grandir, c'est ce que font les grands frères qui savent tant de choses ! Alors j'ai caressé doucement sa petite main, j'ai rejoint les bras de maman qui m'a serré très fort, pour m'assurer de son amour, j'ai grimpé sur les genoux de papa qui m'a raconté une histoire, de celles qui assurent que les petits garçons n'ont pas fini de rêver parce qu'ils grandissent.

Aujourd'hui, elle anime notre maison de ses cris et de ses rires de bébé. Elle bouscule souvent mes jeux, mais mes parents s'occupent d'elle pour me laisser ma liberté de faire et d'imaginer sans elle. Elle fait partie de ma vie tout en me laissant mener la mienne. Elle m'appelle et je lui apprends, elle ouvre ses grands yeux sur mon monde et je prends très à cœur de protéger le sien, elle a pris toute sa place dans mes jeux, dans ma vie, dans mon cœur, ma petite sœur. Elle vit dans mes colères comme dans mes joies ; complice de mes aventures, elle court à mes côtés, rit de mes farces, virevolte de mon énergie, elle est mienne, elle est nôtre, elle agrandit notre famille et nos possibles.

Et je l'aime, Stella.

Enzo

Chronique de grossesse, par Michel Briex,
gynécologue obstétricien au CH de Libourne (33)
michel.briex@ch-libourne.fr

Pas comme avant

Mme H. est âgée de 32 ans, elle est actuellement enceinte de son second enfant, je la rencontre en consultation au tout début de cette grossesse. Je n'étais pas présent pour la naissance de son premier mais je l'avais suivie en consultation : elle revient me voir en toute confiance. La naissance du premier a eu lieu par césarienne, en raison d'anomalies du rythme en fin de travail. La césarienne s'est déroulée dans de bonnes conditions (code orange, c'est-à-dire dans une urgence relative). Son aîné est maintenant âgé de 2 ans, il est en parfaite santé.

Lors du suivi de cette seconde grossesse, nous abordons le mode de naissance du bébé et je lui explique qu'en l'absence de facteur de risque surajouté pour sa grossesse actuelle, une épreuve du travail (soit une tentative d'accouchement par les voies naturelles) est envisageable, mais que bien entendu, il faudrait pour cela que le travail se déroule normalement. Je lui propose de réévaluer la situation ultérieurement lorsque nous aurons tous les paramètres en main (position du bébé, poids estimé de ce dernier, etc.).

Cette annonce faite, elle paraît gênée, pas très enthousiaste, mais pas non plus très opposante ou angoissée à l'idée d'accoucher. Dans le dossier médical, à la page dédiée au résumé de l'entretien du 4e mois, je ne relève aucun point particulier, si ce n'est une « grossesse bien investie, bon souvenir de la naissance précédente ». Je lui demande comment, de son point de vue, cette naissance s'est déroulée, et elle confirme qu'elle comme son compagnon (présent dans la salle d'opération) en gardent un excellent souvenir.

À la consultation suivante, nous réabordons incidemment le sujet, et là elle m'avoue être particulièrement inquiète à l'idée de mettre son bébé au monde par les voies naturelles. Lorsque je lui demande de préciser ses craintes, elle semble traumatisée à l'idée de pouvoir présenter des séquelles périnéales qui pourraient affecter sa vie sexuelle mais aussi sa continence urinaire. Elle raconte que sa sœur qui vit dans le nord de la France et dont elle est assez proche a accouché deux ans auparavant d'un bébé de poids normal, mais que depuis elle a gardé des séquelles fonctionnelles périnéales pour lesquelles la prise en charge qui lui a été proposée n'a rien apporté ; il s'agit de problèmes d'incontinence aux gaz, de rares fuites d'urine lorsqu'elle fait du sport, mais surtout, après plusieurs mois difficiles, de douleurs importantes pendant les rapports sexuels. Elle n'a observé qu'une réduction de ces douleurs qui persistent, et surtout une sensation de béance vulvaire marquée, responsable d'inconfort sexuel et de difficultés orgasmiques. Comme souvent, après s'être entendu dire par la sage-femme et son médecin « ça va passer, c'est normal », puis après l'échec de la prise en charge – « vous n'avez rien, tout est parfait » –, elle est découragée voire déprimée, et sa vie personnelle comme sa vie sexuelle s'en ressentent avec même des craintes que son conjoint ne supporte pas qu'elle ne soit plus « comme avant ».

Mme H. ayant eu son bébé la même année que sa sœur, lorsqu'elle compare ses propres séquelles visibles et fonctionnelles de la césarienne avec ce que vit sa sœur, le bénéfice d'un accouchement naturel devient un peu plus difficile à argumenter. C'est avec ce récit que la patiente se livre davantage et explique qu'elle a vu des vidéos d'accouchement qui l'ont impressionnée, elle est effrayée à l'idée de la distension vulvaire lors du passage du bébé par les voies génitales, et des séquelles qu'il va inévitablement lui laisser. Lors d'un examen, j'avais à peine remarqué à quel point son sexe est mis en valeur : épilation intégrale, discret tatouage pubien et piercing clitoridien. Je peux comprendre que dans un tel contexte, l'idée d'une distension impressionnante (même pour des professionnels de la naissance) puisse lui faire craindre des modifications de son corps, et de son sexe en particulier. Je lui explique que cette image de la sortie du bébé en gros plan ne sera pas la sienne, que son point de vue sera forcément différent, et que même si cet organe ne semble pas de prime abord prêt à permettre le passage d'un bébé, il peut le faire puisque la plupart d'entre nous sont venus au monde de cette manière.

Mais pour elle, la demande est plus simple et pragmatique : elle veut savoir précisément si la même chose que sa sœur risque de lui arriver si elle accouche.

Que répondre à cette question si nous voulons délivrer une information honnête, comme doivent le faire tous les professionnels de santé ? La réalité n'est pas simple car les séquelles périnéales sont fréquentes et en dehors des complications les plus sévères comme une déchirure périnéale concernant le sphincter anal et le canal anal (1% des naissances environ), il existe des conséquences urinaires, sexuelles et défécatoires en l'absence de déchirure avérée de naissance « difficile ».

Dans une enquête publiée en 2015, les auteurs ont adressé un questionnaire à 198 femmes ayant accouché un an auparavant[1]. Les résultats peuvent effrayer car, sur les cent symptômes du questionnaire, 64% des femmes en présentaient au moins un. On notait des degrés variables d'incontinence urinaire chez 9 à 12% des femmes, 10% présentaient une incontinence anale aux gaz, et 37% décrivaient des douleurs lors des rapports sexuels à des degrés divers. Bien sûr, il ne faut pas s'arrêter à ces chiffres, car on sait aussi que la plupart de ces symptômes se traitent efficacement et qu'une rééducation bien conduite basée sur des symptômes (et non pas systématique) est en mesure de réduire les séquelles. Par ailleurs, un certain nombre de situations à risque permettent de limiter les conditions de survenue de ces problèmes, plus fréquents en cas de gros bébé, de travail long ou d'extraction instrumentale.

Dans le cas de Mme H., la situation est difficile car si elle ne demande pas une césarienne dès maintenant (ce qui aurait le mérite d'être clair), je pense qu'elle espère secrètement qu'il y aura une raison de la faire. Comment lui répondre honnêtement et l'aider dans ses choix ?

On sait depuis longtemps que la césarienne n'est pas la panacée pour réduire les risques de survenue de problèmes fonctionnels. Si elle peut éviter de manière fiable les risques de déchirure périnéale ou du sphincter anal, elle ne fait que réduire les risques d'incontinence et de prolapsus (d'un tiers à la moitié selon les études), dont une partie est liée à une prédisposition personnelle et aux contraintes mécaniques sur le plancher pelvien et le petit bassin provoqués par la grossesse elle-même.

Un travail australien récent a évalué ces problèmes en début de grossesse et à distance de l'accouchement chez 872 femmes ayant déjà des enfants et des symptômes, afin de connaître les conséquences de l'accouchement chez ces patientes à risque[2]. À un an, 73% présentaient des problèmes urinaires, 49% des problèmes défécatoires, 14% un prolapses, et une plainte sexuelle dans 58% des cas. 71% des femmes de ce groupe avaient plusieurs problèmes associés, et les problèmes s'aggravaient à distance chez 15%. Il ne semble pas pour les auteurs que la césarienne protège efficacement, en revanche, elle prévient mieux l'aggravation des symptômes préexistants.

Ces symptômes ne sont pourtant pas rares et existent chez beaucoup de femmes avant même la première grossesse: dans un article des mêmes auteurs sur les 1484 participantes à l'enquête[3], 61% avaient des problèmes urinaires, 41% des problèmes défécatoires, 5% un prolapsus et 41% de l'inconfort sexuel. 57% avaient plus d'un symptôme. Ces situations sont connues chez les nulligestes et confirment les résultats d'autres enquêtes faites dans les campus aux États-Unis dans les années 1990-2000 où l'on retrouvait des chiffres comparables. On note quand même que si on réévalue ces symptômes dans ces mêmes groupes après prise en charge adaptée en rééducation périnéale, les chiffres sont bien différents et les symptômes plus rares.

Pour Mme H., la question n'est pas tranchée à ce jour puisqu'elle ne sera à terme qu'en fin d'année, mais il est certain que si je lui dis sans entrer dans les détails qu'elle risque deux fois moins de rencontrer les problèmes de sa sœur avec une césarienne qu'avec une naissance par les voies naturelles, son choix sera vite fait. La césarienne est devenue une intervention courante (la plus pratiquée dans le monde) dont les suites sont habituellement simples et les complications assez rares (même si elles peuvent être sévères) dans nos pays à faible natalité et un bon niveau de médicalisation. Si d'ailleurs on informe, comme cela nous est actuellement recommandé et opposé, toutes les parturientes en énumérant pour elles comme pour leur bébé tous les risques, fréquents comme rares (c'est-à-dire à partir de 1% de fréquence), les demandes de césarienne risquent d'augmenter encore davantage. Pour nous, cela revient pour des cas similaires à trouver un juste milieu entre la nécessité de l'obligation légale de tout dire et la difficulté de trouver une façon de le dire n'induisant pas une surmédicalisation.

L'histoire n'est pas terminée, je vous la raconterai dans une prochaine rubrique. Pour l'instant, je lui ai précisé que pour la prise en charge des séquelles d'accouchement, sa sœur n'avait probablement pas frappé à la bonne porte et lui ai donné les coordonnées d'un confrère lillois à même de l'aider.

---

1. M. Lipschuetz, S.M. Cohen, M. Liebergall-Wischnitzer et coll., "Degree of bother from pelvic floor dysfunction in women one year after first delivery", *Eur. J. Obstetr. Gynecol. Reprod. Biol.*, n° 191, août 2015, p. 90-94.
2. C.M. Durnea, A.S. Khashan et coll., "The role of prepregnancy pelvic floor dysfunction in postnatal pelvic morbidity in primiparous women", *Int. Urogynecol. J.*, n° 25, vol. 10, oct. 2014, p. 1363-1374.
3. C.M. Durnea, A.S. Khashan et coll., "An insight into pelvic floor status in nulliparous women", *Int. Urogynecol. J.*, *op. cit.*

La santé de bébé commentée par
Dominique Sandre, pédiatre à Dijon.
sandredominique@wanadoo.fr

Faut-il parler au bébé ?

L'être humain est un être de parole, dès l'origine, parce qu'il est parole lui-même[1]. Le bébé est parlé par ses parents, bien avant sa conception. « L'enfant n'est pas issu *ex nihilo*. Il ne vient pas de rien ou de n'importe où. Il est conçu dans le langage, au confluent de deux histoires qui s'inscrivent en lui chacune à sa façon, et qui lui impartiront l'une et l'autre de réparer toutes les deux à la fois. C'est pour cela qu'il a été fait[2]. » Dès le début du 3e trimestre de grossesse, le fœtus perçoit et discrimine la voix maternelle qui se détache du bruit de fond intra-utérin. Et les futures mamans n'ont pas attendu la médiatisation des recherches sur la sensorialité fœtale pour parler et chanter à leur bébé *in utero*. Encore que certaines pouvaient croire à la perception par leur fœtus d'éléments environnementaux et émotifs à un âge où il n'entendait pas encore. Et, paradoxalement, on pouvait attribuer aux fœtus des capacités intégratives et affectives avancées alors qu'on les niait chez les bébés nés prématurément au même âge gestationnel[3]. Je dois beaucoup aux psychanalystes qui ont travaillé avec moi dans mon unité de réanimation néonatale que j'ai dirigée de 1976 à 2006. Elles m'ont aidé à organiser les soins somatiques et psychiques autour du pivot de la parole adressée au nouveau-né et à ses parents, et ont contribué à la circulation d'une libre parole entre tous les membres de l'équipe soignante, sans hiérarchie[4]. Et dans mon travail de pédiatre au CAMPS de Côte- d'Or, j'ai toujours veillé à restituer à l'enfant ce qui se disait « autour de lui » pendant la consultation. Car quel professionnel de la petite enfance n'a-t-il pas rencontré des parents racontant de sombres histoires de famille devant leur enfant, en affirmant que celui-ci n'était pas au courant, puis que de toute façon il ne comprenait rien ? Comme si les possibilités de compréhension des enfants – même quand ils maîtrisent le langage – n'étaient pas pour autant reconnues surtout lorsqu'elles gênaient les parents[5].

Septembre 2016. Je viens de faire valoir mes droits à la retraite, après quarante-huit ans de pratique de la pédiatrie en hôpital et au CAMPS, pendant lesquels j'ai été confronté aux difficultés de l'émergence du langage chez les jeunes enfants et à la manière dont les parents me parlaient de leur bébé, ou parlaient à leur bébé pendant la consultation. Que signifiait cette question qu'on me posait souvent : « Faut-il que je parle normalement à mon bébé ? » Que la norme était le langage entre adultes[6] ?

Octobre 2016. Comme tout retraité, je voyage. Je monte dans le TGV Paris-Brest. Mon wagon est comble, mais silencieux. Aucune conversation. Presque tous les passagers ont le casque audio ou l'oreillette reliés à l'ordi portable ou au smartphone. Le TGV quitte la gare, cahote et grince sur les aiguillages de banlieue, atteint la campagne, accélère, et le silence revient. C'est alors que s'élèvent des onomatopées, des cris et des pleurs, émis à l'évidence par un très jeune enfant. Je cherche à mettre un visage sur ces émissions sonores. En tournant la tête, je découvre sur ma droite un petit garçon, debout sur le siège côté fenêtre. Il a les cheveux si blonds qu'il paraît presque chauve. Sa mère est assise côté couloir. Elle a posé une main sur son ventre, arrondi par une grossesse d'environ cinq mois. Elle ne semble pas affectée par l'agitation psychomotrice de son fils qui ne tient pas en place, monte et descend de son fauteuil, se met debout sur le siège, colle son nez contre la vitre sans paraître s'intéresser au paysage qui défile. Outre son agitation, ce jeune enfant me frappe par son aisance corporelle et sa maîtrise de l'équilibre. Le TGV a atteint sa vitesse maximale, le wagon tangue. Mais lui reste debout sur le siège sans aucun appui manuel. Dans cette position, il attire l'attention de sa mère par une série d'onomatopées (hin, hin) qui vont *crescendo*, et la regarde avec fierté comme pour dire : « Tu vois comme je suis grand. Je suis debout sans me tenir. » Du moins, c'est ce que son corps veut exprimer, car cet enfant – très compétent sur le plan moteur – ne dit aucun mot. La mère regarde son fils, mais face aux prouesses motrices qu'il déploie devant elle, elle ne lui adresse aucune parole ni mimique de satisfaction. Alors que l'enfant sollicite avec insistance une réponse de sa part. Cette jeune femme, à l'élégance discrète, qui va bientôt être mère pout la seconde fois, reste pour moi étrangement calme devant l'agitation de son fils, que je continue d'observer avec l'œil du pédiatre. Ce jeune enfant est bien dans la communication visuelle (il croise le regard de sa mère) et gestuelle (il tend le bras et pointe de l'index l'objet qu'il veut entendre nommer par sa mère). Son comportement le situe à la croisée de la troisième étape du développement de l'autonomie et de la quatrième période du rapprochement[7]. Il a encore des traits de la « *practising period* » de Margareth Mahler, comme en témoignent sa curiosité vis-à-vis de l'environnement du wagon, son besoin de manipuler, de toucher à tout, et son désir d'autonomie que traduisent ses nombreuses tentatives d'enjambement du corps maternel qui lui barre l'accès au couloir. Mais d'autres traits comportementaux annoncent la période de rapprochement : accrochage à sa mère, besoin de contact avec son corps, désir de partager avec elle ses découvertes exploratoires, et demandes réitérées de réponses à ses incessantes sollicitations. Quand cette mère ne lui répond pas, il se met à crier de plus en plus fort et finit par pleurer. Et là, elle lui propose : « Tu veux un câlin ? » À plusieurs reprises pendant le voyage, le même rituel va se dérouler sous mes yeux. La mère s'allonge dans son fauteuil, l'enfant vient se coucher contre elle, ventre à ventre. Il colle son oreille sous le sein gauche de sa mère, comme s'il voulait retrouver la sensation des battements cardiaques maternels perçus pendant sa vie fœtale (interprétation de ma part…). Ses deux bras et ses deux jambes pendent de chaque côté du corps de sa mère sans qu'elle esquisse le moindre geste de maintien avec ses mains ou de contenance avec ses bras. Cet accueil corps à corps semble apaiser l'enfant un court instant, puis il s'ébroue, se relève, et reprend son activité motrice et ses onomatopées interrogatives : « Hin ? Hin ? Hin ? » Pendant les trois heures de voyage entre Paris et Saint-Brieuc, je n'entendrai rien d'autre : aucune lallation imitative, aucun cri d'animal, et je ne verrai aucune gestuelle significative (au revoir de la main). À deux reprises seulement, il dira distinctement « papa » en montrant la nuit derrière la fenêtre. Du côté maternel, en miroir, je n'entendrai que de courtes phrases, prononcées pour poser un interdit. Quand l'enfant veut rabattre la tablette du dossier devant lui, elle pousse un « non » énergique. Quand il tape de la main sur la vitre, elle lui dit « non, on ne descend pas ». Quand il montre son anorak pendu au-dessus de lui, elle répond « non, on n'est pas arrivés ». Quand il agite devant elle l'emballage vide du paquet de gâteaux qu'il a dévorés avec application, elle lui lâche « non, y en a plus » d'un ton définitif. Et quand il pose sa petite main à plat sur le ventre de sa mère, elle lui répond « le bébé, il dort », petite phrase que j'entends pour ma part comme : « tu ferais bien de faire comme lui ». Cette mère, calme, trop calme, ne manifestera son agacement qu'une seule fois en proférant : « Écoute, Loïc, arrête ! » Au moins l'avait-elle nommé une fois pendant tout le voyage, et je savais désormais que ce petit garçon s'appelait Loïc. Mais la phrase prononcée sur un ton exaspéré n'ayant pas l'effet escompté, la mère se lève et fait marcher son fils devant elle dans le couloir central que Loïc arpente avec détermination. Au retour de cette courte pérégrination, je pus contempler de face son visage ravi. Il regardait droit devant lui, mais malgré l'appel insistant de mes yeux, nos regards ne se croisèrent pas.

Trois heures de voyage en train dans un espace confiné, c'est bien long pour un enfant de cet âge. Cela aurait pu être le moment d'un temps d'intimité partagée. Mais ce fut plutôt le voyage des occasions manquées. Pas de narration d'histoires « à la bouche », comme disaient mes propres enfants, pas de lecture de petits livres illustrés, moments où le parent narrateur ou lecteur joue avec sa voix pour se mettre dans la peau des personnages ou des animaux anthropomorphisés. La voix de cette maman pour son enfant n'avait rien d'un « opéra ». Aucune musicalité dans sa voix, dont les éléments auraient pu créer une bulle sonore, susciter chez Loïc des émotions, faire naître chez lui des images, accompagner ses mouvements corporels, et contribuer à aider l'émergence d'un langage dans lequel il n'était pas encore. « Car pour entrer dans le langage le bébé a besoin, non de savoir, mais d'éprouver, de ressentir profondément que le langage de sa mère le touche et l'affecte, et que celle-ci est touchée en retour par ses premières émissions vocales[8]. » À aucun moment cette mère n'aura proposé à Loïc des jeux chantés qui ont une fonction d'apprentissage gestuel, corporel, langagier, des jeux qui permettent d'entendre des mots, des jeux de navettes, qui éloignent, qui rapprochent, qui mettent en scène la séparation, des jeux qui aident à entrer dans une dimension symbolique du langage[9]. Comme l'a dit Françoise Loux : « Tout apprentissage de la parole est centré sur une reconnaissance du corps, pratiquée dans des relations ludiques entre la mère et l'enfant. »

L'observation du fonctionnement interactif si particulier de cette dyade mère-bébé suscite en moi une foule de questions. Comment s'était déroulée la grossesse pour Loïc ? Quel avait été l'environnement de sa naissance ? Avait-il été posé sur le ventre de sa mère ? Avait-elle pu le prendre dans ses bras ? Lui avait-elle parlé ? Leurs regards s'étaient-ils croisés ? Par la suite, comment s'était mis en place le dialogue tonico-prosodico-mimo-émotionnel entre cette mère et son bébé ? Dans les premiers mois de la vie de Loïc, quelles avaient été ses capacités et celles de sa mère à se mettre en phase sur le plan émotionnel, à harmoniser leurs affects et à « accorder leurs instruments » ? Cette mère était-elle libre de ses émotions ? S'autorisait-elle à en éprouver certaines ? Ou était-elle envahie par cette nouvelle grossesse ? Et comment se passait cette dernière ? Je sentais que chez elle la souplesse, la fluidité, et l'expression des émotions étaient perdues, du moins transitoirement. Ce couple mère-bébé en était-il arrivé à une rupture de l'accordage affectif[10] ?

Le TGV commence à ralentir à l'approche de Saint-Brieuc. La mère se lève et fait enfiler à l'enfant l'anorak qu'il a si souvent pointé pendant le voyage. Loïc est métamorphosé, calme, le visage et les deux mains collées à la vitre, scrutant la nuit. À l'entrée en gare, il descend de son siège et précède sa mère vers la portière. Il fait très sombre et je ne vois pas si Loïc et sa mère sont attendus sur le quai.

Le TGV reprend sa course à travers les Côtes-d'Armor, et là, à mon insu, une vision vient interrompre le fil de mes questionnements : deux photographies de l'album familial que j'ai si souvent feuilleté pendant mon enfance. La première date du 22 juin 1941, prise par mon père dans la chambre de la maternité parisienne où je viens de naître. Ma mère est assise dans son lit, penchée sur moi. Je suis pris dans l'ovale de ses deux bras, sa main gauche épouse mon occiput et soutient ma tête, sa main droite est posée sur mon ventre comme pour me dire « je suis là ». Je me tiens droit, tout le bas du corps enserré dans un lange épais. J'ai les yeux grands ouverts, mon regard rivé à celui de ma mère qui me parle. Mon visage est sérieux, je fronce un peu les sourcils, très attentif aux paroles que ma mère m'adresse. Le relâchement de mes deux bras le long du corps et mes mains bien ouvertes témoignent du ressenti de sécurité intérieure que me procure l'ensemble cohérent du *holding* maternel, de l'échange des regards et du bain de langage qui m'enveloppe. Au dehors de cette chambre, le monde est pris dans la spirale mortifère de la guerre. Quelques heures avant ma naissance, l'Allemagne nazie venait d'envahir l'URSS.

La seconde photo date de décembre 1941, prise par ma mère dans notre logement de Vitry-le-François (ville de la Marne qui sera rasée par le bombardement nocturne d'août 1944). Mon père est assis à son bureau et ma mère m'a posé sur ses genoux, dans les plis de la blouse grise qu'il enfile pour écrire. Je suis bien calé dans le creux de son bras gauche. Le logis est plongé dans le black-out imposé par la défense passive.

Seul le halo lumineux de la lampe de bureau nous enveloppe, mon père et moi. Mon père incline son visage vers moi et me sourit. Le clair-obscur de la photo traduit bien l'aisance d'un portage paternel familier. Je me suis endormi, pris avec mon père dans une bulle lumineuse, porté par son corps, et présent dans ses pensées. La saga familiale n'en finira pas de raconter que les pas cadencés d'une patrouille allemande, dont les bottes vinrent brutalement fouler les pavés de notre rue, ne me réveillèrent pas. Cette parenthèse de paix, ce « moment de grâce » en pleine guerre, inspirèrent à mon père un long poème écrit quand j'eus 18 mois, qui parlait de moi, et dont je cite cet alexandrin : « Ensorcelé par le chapeau de lampe vert / Quand tu veux soulever la jupe des lumières ». Je relis souvent ces vers, je les ai lus à mes enfants et à ma petite-fille Charlotte. Ainsi, mon père continue à nous parler, à travers les générations, et au-delà de sa mort.

Faut-il parler au bébé ? Bien sûr, car « les bébés ont le langage, ils sont, comme tout être humain, façonné par lui. Avant même de savoir parler, ils peuvent ainsi souffrir de ce qui leur est tu[11] ».

Mais les mots seuls ne suffisent pas, ils doivent être pris dans un ensemble relationnel cohérent : corporel, ludique, émotionnel et psychique. « Le développement précoce du langage ne peut être conçu en dehors de toute la dynamique des interactions précoces, et notamment des interactions fantasmatiques, dynamique dont les représentations mentales de la psyché des parents constituent le maillon opérationnel[12]. »

---

1. F. Dolto, M. D. Levy, *Le pouvoir de la parole. Parler juste aux enfants*, Paris, Mercure de France, coll. « Le petit Mercure », 2002.
2. A. Naouri, « Que peut la psychanalyse pour l'exercice de la pédiatrie ? », dans D. Brun (sous la direction de), *Les parents, le pédiatre et le psychanalyste* », Paris, PAU éd., 1995, p. 43-55.
3. M. C. Busnel, C. Granier-Deffere, « L'audition prénatale. Quoi de neuf ? », *Spirale*, n° 59, septembre 2011.
4. D. Sandre, N. Danesi, « Réanimation néonatale. Le bébé et ses parents entre ruptures et liens », dans M. Grosclaude, *L'enfant réanimé. Clinique de la rupture et du lien*, Toulouse, érès, coll. « La vie de l'enfant », 2007, p. 159-206.
5. C. Eliacheff, À *corps et à cris*, Paris, Odile Jacob, coll. « Poches », 2000.
6. E. Avignon, « Juliette au pays des phatèmes », *Autrement*, n° 72, 1985, p. 122-125.
7. A. Watillon-Naveau, *La* nécessité de parler aux bébés, Bruxelles, Fabert éd., coll. « Le temps d'arrêt », 2015.
8. B. Golse, *L'être bébé*, Paris, Puf, 2006.
9. E. Resmond-Wenz, « Rythmes et comptines. Une autre voix », dans *Les bébés et la culture*, Toulouse, érès, coll. « 1001 BB », 2003.
10. D. Stern, *Le monde interpersonnel du nourrisson*, Paris, Puf, 1989.
11. C. Eliacheff, *op. cit.*
12. B. Golse, *op. cit.*

Le quotidien des techniciens de l'intervention so
et familiale par Christine Faure, directrice génér
et Géraldine Silvestre, adjointe à la direction
de l'Aide aux mères et aux familles à domicile
(AMFD) à Marseille
http://www.amfd13.org / contact@amfd13.org

Épisode 1

La naissance de jumeaux…

Quoi de mieux, pour comprendre le métier de TISF, que de vous proposer une lecture en immersion totale !

Un petit rappel préalable s'impose pour planter le décor. Le projet d'intervention de TISF en périnatalité, dans lequel s'inscrivent l'association et le conseil départemental 13, existe depuis maintenant dix ans. L'axe choisi est la prévention précoce et a pour objectif d'intervenir dès la sortie de la maternité, voire en anténatal, pour faire en sorte que les mères et les pères, ou des familles présentant une situation de fragilité, soient accompagnés au plus tôt.

Initiées par les puéricultrices PMI au sein des maternités, les interventions de TISF, qui s'organisent en cinq interventions de quatre heures, permettent de prendre en compte les différents niveaux de parentalité, de proposer et de mettre en œuvre des apprentissages, un espace de transmission. En effet, la période périnatale est un moment essentiel où l'attention portée à la relation précoce entre le bébé et sa mère, son père, va permettre de mettre en œuvre la parentalité naissante.

Il est à noter que le projet périnatalité implique une articulation rapide des professionnels pour permettre la mise en œuvre des interventions dès la sortie de la maternité, ou en anténatal si besoin. Le dispositif se veut souple et réactif. « Ce qui nous a plus dans le dispositif, c'est la réactivité du système que nous allions mettre en place. À domicile, on a trouvé ça super » (PMI). Ainsi, l'équipe repère sur sites, informe les familles et se met en relation avec l'AMFD (Aide aux mères et aux familles à domicile) lorsqu'une fragilité est repérée (approche globale, au sens d'une prise en compte de la situation de la mère). Ce n'est pas un diagnostic comme l'entend la médecine à travers une reconnaissance des signes (objectif), mais le repérage d'une fragilité, dite « universelle », à travers la rencontre avec la mère (observation et écoute). L'hypothèse est de dire que l'accouchement et la maternité engagent la sécurité émotionnelle de la mère et comportent le risque de fragiliser la fonction parentale et l'environnement familial.

L'intervention des TISF, en s'ancrant dans la proximité et la prise en charge concrète du quotidien, permet une parole sur les difficultés rencontrées avec un travailleur social du quotidien. Ainsi, par son action, il s'agit de créer une ambiance, des attentions, des solutions pour faciliter les choses et permettre aux membres d'une famille de trouver, au fur et mesure, leur place et leur rythme. L'intervention s'inscrit dans une réelle coconstruction entre la TISF et la famille, l'idée étant de valoriser les potentialités.

Pour ce faire, une fiche d'évaluation est élaborée avec la famille pour cibler les points sur lesquels va s'installer la relation de confiance, mère, père, bébé, TISF. Cette fiche prend en compte l'état général de la mère, du père et du bébé, l'organisation et l'entretien du lieu de vie et les soins centrés sur le bébé (hygiène, respect des rythmes, alimentation, interactions).

Le TISF, en tant que travailleur social du domicile, sait repérer comment organiser le retour de la famille au domicile en lui permettant de s'adapter au mieux à ce changement de vie, et mettre en place un relais auprès des PMI et des équipes spécialisées si nécessaire.

Mme D. et ses trois enfants

Mme D. a un premier enfant de 2 ans et demi et vient d'accoucher de jumelles. À partir de la demande adressée par une puéricultrice PMI de l'antenne hospitalière, une prise de contact téléphonique est faite par l'association dans les quarante-huit heures, afin de présenter les interventions et leur déroulement. Le premier contact établi avec cette mère permet de prendre du temps afin de connaître les attentes et les besoins de la famille.

Lors de la première intervention, les jumelles alors âgées de 15 jours sont en bonne santé. Évidemment, la mère est très fatiguée par le rythme des bébés. Elle ne dort plus dans sa chambre pour ne pas empêcher le père de dormir : elle dort donc sur le canapé, ses jumelles à proximité. Le domicile est entretenu mais il est nécessaire de soulager la famille dans cet aspect du quotidien. La relation avec la TISF s'établit très rapidement. Lorsque celle-ci l'invite à aller dormir, la réaction qui s'ensuit est éloquente ! « J'ai le droit ?! » Enfin du repos dans son propre lit ! Par la suite, la TISF est très attendue pour que cette mère puisse se reposer. Elle lui demande également des conseils mais davantage pour se rassurer que par ignorance. Elle est à l'écoute des besoins de ses bébés, la communication et le lien sont engagés. Elle est entourée par sa famille, mais il lui est difficile de se reposer sur son entourage par volonté de « ne pas embêter ».

L'aîné dort jusque tard dans la matinée. La TISF initie un nouveau rythme car il va entrer à l'école pour une période d'adaptation par demi-journées. Cet enfant est très éveillé et parle très bien. Sur la fin des interventions en périnatalité, madame est toujours un peu fatiguée mais soulagée par la présence de la TISF. Un problème de santé apparaît chez l'une des jumelles : elle fait un bruit anormal en respirant. Un humidificateur d'air est préconisé, sans que cela entraîne d'amélioration. Un rendez-vous médical permet de diagnostiquer que sa trachée n'est pas suffisamment solide. Cela ne constitue rien de grave mais demande tout de même une vigilance, car peuvent s'ensuivre des fausses routes, y compris pendant la nuit. L'amélioration de ce problème ne se fera qu'avec la maturation de la trachée. Autant dire que le sommeil serein n'est pas encore à l'ordre du jour... La mère dort toujours sur le canapé avec cette jumelle, alors que l'autre dort dans sa chambre. L'intervention de la TISF se poursuit dans le cadre d'une prise en charge de la CAF, procurant soutien moral et physique à cette mère plusieurs fois par semaine. Elle la sollicite d'ailleurs très peu pour les tâches ménagères, son besoin est vraiment de pouvoir se reposer lors de la venue de la TISF. Du repos avec de surcroît l'esprit tranquille !

Mme M. et de ses jumeaux

Mme M. est une jeune mère qui a donné naissance à ses premiers enfants, des jumeaux, un garçon et une fille. Le père est très souvent en déplacement et est donc peu présent. Le fils aîné de monsieur vit avec eux. La grand-mère maternelle est régulièrement présente.

Dès la première intervention, la TISF voit une mère paniquée par rapport à ses bébés. Les bébés dorment très peu. Le garçon est très en demande de sa mère, alors que celle-ci confie à la TISF qu'elle est davantage attirée par sa fille. Il lui est difficile de répondre aux besoins de ses deux enfants et elle sent bien qu'elle a un comportement différent avec chacun d'entre eux. Mais le bébé garçon a des ressources et sait s'imposer à sa mère ! Par exemple, il prend tranquillement son biberon avec la TISF, jusqu'à ce que sa mère entre dans son champ de vision... C'est en cela que les interventions ont tout leur intérêt : permettre à cette mère d'avoir du temps pour faire connaissance avec chacun de ses bébés, en la secondant auprès d'eux et dans les tâches ménagères ; lui libérer du temps pour qu'elle puisse aller à l'extérieur prendre du temps pour elle et ainsi revenir tranquille auprès d'eux. La TISF l'a également aidée à mobiliser ses propres ressources, pour mieux comprendre et répondre aux besoins de chacun de ses enfants. La mère était très centrée sur les soins. À mesure qu'elle voyait l'intervenante jouer avec les bébés, elle a pu à son tour découvrir tout le plaisir de ces jeux.

La TISF a aussi transmis à cette mère des recettes pour concocter de bons petits repas à ses bébés. Elle l'a aussi aidée à passer les repas plus sereinement, en laissant les enfants toucher les aliments pour qu'ils se familiarisent avec la nourriture. Cette mère s'est d'ailleurs montrée très créative dans la préparation des repas. Elle en retirait une grande fierté et prenait en photo ses préparations et présentations pour les montrer à la TISF.

C'est avec tout le travail mené et la relation tissée avec cette professionnelle que cette mère a pris confiance en elle. À la fin des interventions, elle est autonome concernant les enfants et le logement.

« Dessine-moi une TISF »

L'idée est de donner la parole aux enfants, à travers le dessin, et ainsi d'observer comment ils se représentent le rôle de ce professionnel au sein de la famille.

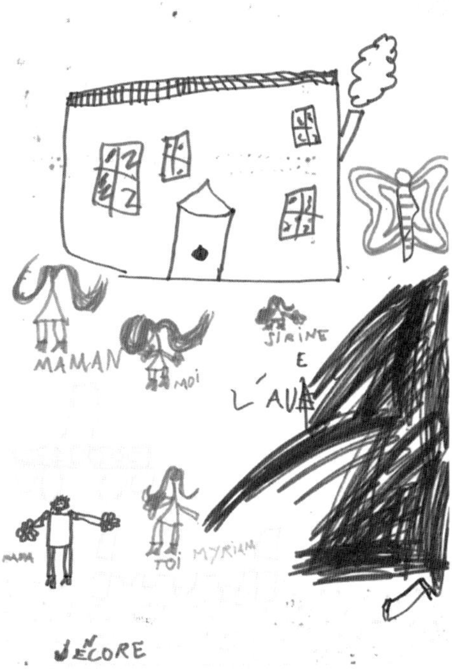

Dessin réalisé par Maéline, 6 ans.

Maéline a une petite sœur de 2 ans et un petit frère de 2 mois. Sa mère avait eu les premières interventions de TISF en périnatalité lors de la naissance de sa deuxième fille. À la naissance de son troisième, elle accepte à nouveau le soutien de la TISF au domicile et poursuit, sans hésiter, dans le cadre d'une prise en charge de la CAF. En effet, madame a besoin d'être soutenue au niveau du quotidien et auprès de ses enfants qui demandent une attention constante. Monsieur travaille et est soutenant auprès de sa femme. Pour Maéline, la TISF fait partie de la famille. De couleur rose, comme sa maman et sa sœur, elle travaille, comme son père, qui est juste à côté de la voiture, son moyen de transport…

Merci aux TISF pour leur vive participation, et rendez-vous dans les prochains numéros pour de nouvelles histoires…

La pause philo de Laurent Bachler,
professeur de philosophie à Chambéry,
laurent.bachler@neuf.fr

La stratégie de l'enfance

« Si les adultes font croire aux enfants qu'eux-mêmes sont des adultes, les enfants, eux, "laissent" croire aux adultes qu'eux-mêmes sont des enfants. Des deux stratégies, la dernière est la plus subtile, car si les adultes croient qu'ils sont des adultes, les enfants, eux, ne croient pas qu'ils sont des enfants. Ils le sont, mais ils n'y croient pas. Ils naviguent sous le pavillon de l'enfance comme sous un pavillon de complaisance[1]. »

Jean Baudrillard

« Les enfants naviguent sous le pavillon de l'enfance comme sous un pavillon de complaisance. » Par cette formule saisissante, le philosophe Jean Baudrillard pointe ce qu'il nomme une stratégie « lascive ». Nous construisons notre identité en *laissant* les autres nous mettre dans une position ou une posture, en *laissant* les autres nous dire qui nous sommes. Nous subtilisons ainsi aux autres une part d'énergie, une « énergie volée », pour découvrir ce que nous sommes.

Pour autant, cela ne fait pas de notre identité quelque chose de figé et d'aliénant. Le risque que nous courons à vivre sous le regard de l'autre et dans les relations à l'autre serait finalement de dépendre de ces relations et de ce regard. Prisonnier de ce jeu de regard, nous serions alors soumis à l'autre. Finalement, j'ai besoin de l'autre pour qu'il me dise ce que je suis, ce que je dois être, et même ce que je veux être. Je n'existe que dans le regard de l'autre. Je suis donc totalement dépendant de lui, soumis à l'autre, contrôlé par l'autre.

C'est pourquoi Jean Baudrillard défend cette idée paradoxale : il vaut mieux être contrôlé par quelqu'un d'autre que par soi-même. Comment comprendre ce paradoxe ? Cela tient au fait que dans la soumission à l'autre, au moins nous avons quelque chose à quoi nous opposer, un point sur lequel exercer notre résistance et notre contestation. Cela implique donc que, certes, nous prenons appui sur le regard de l'autre pour définir ce que nous sommes, mais nous gardons la liberté de refuser, à tout moment, cette identité, cette image, ce rôle. Nous gardons la liberté de ne pas nous réduire à ce que l'autre pense de nous. Nous gardons la liberté de laisser croire